Klaus Conrad

Die beginnende Schizophrenie

Klaus Conrad

Die beginnende Schizophrenie

Versuch einer Gestaltanalyse des Wahns

Edition Das Narrenschiff
im
Psychiatrie-Verlag

Klaus Conrad. Die beginnende Schizophrenie.
Versuch einer Gestaltanalyse des Wahns.
Unveränderte Neuausgabe der 1. Auflage 1959,
erschienen im Thieme-Verlag, Stuttgart
4. Auflage 2013
ISBN 978-3-88414-525-8

Bibliografische Information der Deutschen Nationalbibliothek
Die Deutsche Nationalbibliothek verzeichnet diese Publikation in der Deutschen Nationalbibliografie; detaillierte bibliografische Daten sind im Internet über https://portal.dnb.de abrufbar.

www.psychiatrie-verlag.de

Psychiatrie Verlag GmbH
Ursulaplatz 1
50668 Köln
info@psychiatrie-verlag.de

Umschlaggestaltung: Dorothea Posdiena, Fröndenberg
Satz: Psychiatrie Verlag, Köln
Druck: CPI Druckdienstleistungen GmbH, Erfurt

Inhalt

Zur Neuausgabe

Klaus Conrads »beginnende Schizophrenie« ist ein Klassiker. Seit Eugen Bleulers »Dementia Praecox oder die Gruppe der Schizophrenien« hat kein Buch unser Bild von der Krankheit in vergleichbarer Weise geprägt. Seit dem Erscheinen der ersten Auflage im Jahre 1959 haben Generationen von Psychiaterinnen und Psychiatern und Mitglieder anderer in der Psychiatrie tätigen Berufsgruppen die Conrad'sche Darstellung in sich aufgesogen, haben gelernt, ihre Kranken auf diese Weise besser zu verstehen.

Seit der Thieme Verlag, in dem die ersten Auflagen erschienen waren, das Buch nicht mehr aufgelegt hat, hören wir immer wieder Bedauern darüber, dass es nicht mehr verfügbar ist, hören wir von »Raubkopien« und von Verleihzirkeln kostbarer Einzelexemplare. Mit anderen Worten: Klassiker mögen zwar in die Bibliothek gehören. Aber es gibt Klassiker, die auch nach 50 Jahren gelesen werden wollen. Dafür, dass Klaus Conrads beginnende Schizophrenie dazugehört, gibt es gute Gründe. Zum einen sind Darstellungsweise und Inhalt gerade im Zeichen einer reduktionistischen, klassifikatorischen Ära der Psychiatrie unverändert aktuell, unverändert eindrucksvoll. Zum anderen ist seit etwa zehn Jahren kein anderes Thema der Psychiatrie in Klinik und Forschung von vergleichbarer Bedeutung, wie eben die beginnende Schizophrenie.

Früherkennung schizophrener Psychosen war das Leitthema der 90er-Jahre; das wird sich auch im ersten Jahrzehnt dieses Jahrhunderts nicht ändern. Allerdings ist die Perspektive eine andere. Zwar geht es bei der Früherkennungsforschung auch um lebensgeschichtliche Aspekte; geht es auch um die Wahrnehmung und Einordnung so genannter Prodromalsymptome, auch um die Erkennung versprengter früher psychotischer Zeichen und Signale. Im Mittelpunkt vor allem der Forschung aber stehen andere Faktoren: Die Suche nach neurobiologischen Frühzeichen, auch nach solchen, die sich bereits in der Kindheit manifestieren; die Suche nach frühen kognitiven Anzeichen, die auf eine spätere Psychose hinweisen könnten, die Entwicklung von psychologischen Testbatterien, die eine Früherkennung erleichtern sollen.

Gerade deshalb ist Conrads ergreifende Schilderung der beginnen-

den Schizophrenie, sein »Versuch einer Gestaltanalyse des Wahns« auf dem Hintergrund phänomenologischer und psychopathologischer Denkansätze, sehr wohl auch unter Einbeziehung psychodynamischer Aspekte, von unschätzbarem Wert.
Dies ist der Grund, weshalb Beatrice Alder und ich seit einigen Jahren versucht haben, eine Neuausgabe zu bewerkstelligen. Wir danken der Familie des früh verstorbenen Klaus Conrad von Herzen dafür, dass sie uns das nun ermöglicht hat.

Basel, im Februar 2003
Asmus Finzen

»Ich glaubte, ich strebte zum Licht, aber es war immer nur die Angst vor dem Dunkeln ...«
Ein Kranker in der beginnenden schizophrenen Psychose bei der Exploration (vgl. S. 147).

Vorwort

Diese Studie knüpft an eine Forschungsrichtung der allgemeinen Psychopathologie an, die eine große Vergangenheit hat, aber nur noch eine geringe Gegenwart: die Psychopathologie von K. Jaspers und der Heidelberger Schule (Wilmanns, Gruhle, K. Schneider, Mayer-Gross, Bürger-Prinz u. a.). Obwohl wir unmittelbar ihre Ergebnisse fortführen, wird dennoch manches neu erscheinen, weil wir versuchen werden, jenes so hoffnungsvoll begonnene, dann aber so frühzeitig stecken gebliebene Werk mit neuem Handwerkszeug anzupacken. Wir glauben nämlich die Gründe zu kennen, warum jener Weg nicht recht weiterführte, so viel man sich auch von ihm versprochen haben mochte. Ja, selbst dieses Steckenbleibens scheint man sich kaum recht bewusst geworden zu sein, meint vielmehr, psychopathologische Forschung sei überhaupt zu einem Ende gelangt; der Hügel wäre abgetragen; das Bergwerk sei erschöpft (K. Schneider 1952). Wir indessen glauben,es liege an der zu jener Zeit einzig vorhandenen Psychologie (W. Wundt), deren letztes Ziel es war, Psychisches in seine Grundelemente und Grundfunktionen zerlegen zu wollen. Wie sollte es gelingen, mit einem solchen Instrument Probleme wie den Wahn anzufassen, dessen Wesen sich allsogleich verflüchtigt, wenn man nur den Versuch macht, ihn als Störung irgendeiner »psychischen Funktion« verstehen zu wollen. Der Eindruck der Trübung einer Flüssigkeit verschwindet bekanntlich, wenn man von dem Glase, das sie enthält, nur einen kleinen Teilausschnitt zu sehen bekommt. Sollte es mit der Trübung des Geistes nicht ähnlich sein?

Sicher ist es kein Zufall, dass gerade jetzt dieser Versuch einer Wiederbelebung des Gedankengutes von Jaspers und seinen Mitarbeitern gemacht wird. Das lähmende Nichtweiterkommen hatte verständlicherweise zu anderen Versuchen geführt, psychopathologische Forschung weiterzutreiben. Aber wie es oft geschieht, können neu aufgeworfene Straßen leicht wertvolle alte Wege verschütten. So entstand Gefahr, wichtiges und lange erarbeitetes Wissensgut könne gänzlich verloren gehen. Die Diagnose der Schizophrenie ist förmlich ins Gleiten geraten. Niemand scheint auch nur Ähnliches zu meinen, der dieses Wort ausspricht und niemand weiß mehr vom andern, was er eigentlich darunter versteht. Es ist hohe Zeit, sich wieder einmal darauf zu besinnen, was bisher darüber erarbeitet wurde und zu fragen, welche Richtung der Weg der Forschung künftig nehmen solle.

Dieses Buch sollte schon vor 16 Jahren geschrieben werden. Äußere Umstände verhinderten es, denn es waren unruhige Zeiten. Dann konnte sich der Autor nicht mehr entschließen, das umfängliche Bündel alter Krankenpapiere nochmals aufzubündeln, zumal andere Aufgaben ihn davon abzogen. So blieb das damals, in den Jahren 1941/42 gesammelte Material 16 Jahre liegen. Wenn es nach dieser langen Wartezeit nun doch noch zu einer Bearbeitung kam, so empfindet niemand ihre Unzulänglichkeit stärker, als der Autor selbst. Es scheint ihm allerdings – und das war ein weiterer Anlass zur Bearbeitung –, dass die damaligen phänomenologischen Analysen keineswegs an Aktualität verloren haben; im Gegenteil.

Es ist immer schwer, ein Buch zur richtigen Zeit zu schreiben. Mitunter wird es zu früh geschrieben, dann versteht niemand, was man will oder man schreibt es zu spät, dann interessiert es niemanden mehr. Man kann es nie im Voraus wissen und immer nur hoffen, den richtigen Zeitpunkt gewählt zu haben.

K. Conrad

Die gegenwärtige Situation

Die Psychiatrie als Wissenschaft befindet sich in einer Krise. Lange Zeit hindurch ein etwas zurückgebliebenes Kind der naturwissenschaftlichen Medizin, bestand doch zunächst die Hoffnung, sie könnte den Vorsprung der übrigen medizinischen Disziplinen durch beschleunigte Reifung wieder wettmachen. Es musste aber wohl schon als Keim in ihr gelegen haben, sich nicht harmonisch zu einem, von den anderen ehrenwerten medizinischen Disziplinen anerkannten, naturwissenschaftlichen Lehrfach entfalten zu können. Mitten in ihrer Reifung begann – schleichend zunächst und in ihren Folgen kaum erkannt – um die Jahrhundertwende eine große Gegenbewegung gegen ihre geradlinige Fortentwicklung als Naturwissenschaft. In ihrem antinaturwissenschaftlichen Wesen war sie vielleicht am ehesten an dem befremdlichen Interesse erkennbar, das sie dem menschlichen Traumleben entgegenbrachte. Von da an war die Einheit der Psychiatrie als einer Wissenschaft in Frage gestellt. Es gab bald eine psychoanalytische und eine Schulpsychiatrie. Während diese weiterhin den Anschluss an die Naturwissenschaft anstrebte und durch Vervollkommnung der psychiatrischen Krankheitslehre und Semiologie das gewaltige Lehrgebäude der heutigen Schulpsychiatrie aufrichtete, baute jene ihrerseits ihre fundamentalen Erkenntnisse der Gesetzlichkeit des menschlichen Seelenlebens zu einem nicht minder imponierenden Lehrsystem aus. War das Ziel der Schulpsychiatrie die Erklärung abnormer psychischer Seinsweisen aus der Gehirnfunktion, ihre Rückführung auf somatische Ursachen und ihre Beschreibung in der Terminologie objektiver Wissenschaft, so bemühte sich die Psychoanalyse mehr und mehr um eine Auslegung abnormer Erscheinungen im Sinne gewisser fundamentaler axiomatischer Bilder, wie etwa demjenigen des Oedipusmythos. Sie entwickelte sich zu einer verstehenden Wissenschaft im Sinne der Geisteswissenschaften.

In der Tat hätte ein überragender Geist diese Entwicklung schon im vorigen Jahrhundert voraussehen können. Denn es ist nicht einzusehen, warum der *Mensch als Subjekt* nicht das gleiche wissenschaftliche Interesse beanspruchen sollte, wie der *Mensch als Objekt*. Gilt also unser Interesse dem geisteskranken Menschen überhaupt,

warum sollte Wissenschaft ihn nur in seinem Objekt-Sein, und nicht ebenso auch in seinem Subjekt-Sein zu studieren trachten?
Die Beschäftigung mit dem Menschen als einem Subjekt erhielt nun freilich ihren entscheidenden Anstoß nicht durch die Psychoanalyse SIGMUND FREUDS, der sich selbst auch niemals für etwas anderes, als für einen Naturwissenschaftler hielt, sondern durch dessen Zeitgenossen und Landsmann E. HUSSERL, im französischen Sprachraum im etwa gleichen Sinn durch H. BERGSON. Die von den Begründern der modernen Phänomenologie ausgehende wissenschaftliche Bewegung ist der eigentliche Anlass dessen geworden, was man heute als die Krise der Psychiatrie bezeichnen kann. Und zwar »Krise« deshalb, weil man sich beständig zu einer Entscheidung aufgerufen fühlt. Ein friedliches Nebeneinander zweier verschiedenerAspekte des Geisteskranken – eines Aspektes von außen und eines von innen – ist heute kaum mehr möglich, seit der Aktualität, die die sich täglich neu stellende Frage gewann, ob wir z. B. die schizophrenen Erlebnisse unserer Kranken aus ihrer Lebensgeschichte zu »verstehen« trachten sollen oder ob wir uns begnügen dürfen mit ihrer Erklärbarkeit aus Anlagefaktoren oder aus chemisch-physiologischen Prozessen des Organismus, die wir freilich noch nicht näher kennen. Zu dieser Stellungnahme sind wir heute gezwungen einfach deshalb, weil sie unser therapeutisches Handeln mehr und mehr bestimmt. Denn wenn auch BINSWANGER, der Schöpfer der verstehenden Psychiatrie des menschlichen Daseins, noch vor zwölf Jahren betonte, dass auch nach seiner Überzeugung Schizophrenie eine organische Krankheit sei, so hat sich doch ganz konsequent der Gedanke der Psychotherapierbarkeit, ja der Heilbarkeit der Schizophrenie durch Psychotherapie (SECHEHAYE, ROSEN, BENEDETTI, WENDT u. a.) an seiner Daseinsanalytik entzündet. Mehr und mehr breitet sich die Meinung aus, Schizophrenie sei überhaupt keine Krankheit, der Begriff decke »nicht einmal eine Gruppe ihrem Wesen nach verwandter Krankheiten« (ZUTT), vielmehr sei sie einfach eine Form menschlichen Scheiterns, ein Zeichen, dass ein in eine Krise Geratener nicht im Stande war, sie zu bestehen, kurz, eine der zahlreichen Möglichkeiten der Nichtbewältigung des Daseins als Aufgabe.
Hier also gilt: Hic Rhodos, hic salta. In einer seiner ersten sorgfäl-

tigen Analysen, dem Fall »Ilse«, schildert BINSWANGER die Lebensgeschichte einer Frau, deren ganzes Leben bis in die Kindheit zurück im Zeichen einer Dissonanz der von ihr heiß geliebten Eltern stand. Um den angebeteten, jedoch kalt-tyrannischen Vater zu einer Aufgabe der tyrannischen Knechtung der ebenso geliebten Mutter zu bewegen, bringt sie das mystische Opfer ihrer rechten Hand, die sie in Gegenwart ihres Vaters in die Ofenflamme hält, sich dabei schwere Verbrennungen zuziehend. Als der Vater sein Verhalten gegenüber der Mutter dennoch nicht ändert, also keinen »neuen Bund der Liebe« mit ihr knüpft, wie sie gehofft, verfällt sie in eine schwere, sicher schizophrene Psychose mit Erregungszuständen und Selbstmordtendenzen, Personenverkennung und massenhaften Beziehungsideen, aus der sie erst nach 13-monatiger Anstaltsbehandlung, angeblich auf die Dauer geheilt, nach Hause entlassen werden kann. Der Sinn ihres schizophrenen Wahnsinns, der in der Pluralisierung des Vaters und in der Verwandlung des singularen Du und dualen Wir in die Pluralität des Ihr und Wir gesehen wird, wird also aus dem lebensgeschichtlichen Zusammenhang, aus der Thematik dieser Lebensgeschichte »verstanden«.
Es zeugt sicher für die selbstkritische Haltung des Autors, dass er sich selbst in dieser Studie die Frage vorlegt: Was wäre aus Ilse geworden, wenn der Vater das Opfer angenommen, wenn er einen neuen Bund mit ihr geschlossen hätte und ihre Liebe zu ihm dadurch »gereinigt« worden wäre? Er gibt darauf die Antwort: »Es ist möglich, wenn auch nicht sicher, dass die Krankheit zum Stillstand gekommen wäre oder eine andere Form angenommen hätte.« In dieser Antwort überrascht lediglich die Einschränkung – »wenn auch nicht sicher« –. Wir sind hier nämlich an dem entscheidenden Punkt und fühlen uns ein wenig im Stich gelassen. Denn sind wir überzeugt, den Wahnsinn als lebensgeschichtliches Phänomen wirklich richtig »verstanden« zu haben, dann dürfte es keine solche zweifelnde Einschränkung mehr geben. Wir müssten zu unserer Analyse stehen und bekennen: Sicher wäre die Psychose zum Stillstand bzw. *überhaupt nicht zum Ausbruch gekommen!*
In der Möglichkeit zu diesem: Was wäre geschehen, wenn ...? – eine Frage, die sich mir bei der Lektüre jeder daseinsanalytischen Studie fortwährend aufdrängt – liegt nun ein Charakteristikum jeder

historischen Wissenschaft, bei deren Gegenstand es sich ja immer um Einmaliges, nicht Wiederholbares, handelt. Natürlich kann man die Frage niemals empirisch klären, weil man die Zeit nicht zurückdrehen kann. Immer aber kann man wenigstens sich selbst die Frage stellen, denn ihre, wenn auch nicht erweisbare, Antwort ist im Grunde der einzige Prüfstein für die Richtigkeit der entwickelten Gedanken. Ohne Beantwortung dieses: Was wäre geschehen, wenn ...? bleibt man gänzlich außerhalb jeder Verantwortung hinsichtlich der entwickelten Gedanken. Die Beantwortung kommt also beinahe einem *Bekenntnis* gleich, demjenigen des schöpferischen Künstlers vergleichbar, der sich zu seinem Werk bekennt und dem auch niemand beweisen kann, eine falsche Aussage gemacht zu haben. Auch in seiner daseinsanalytischen Auslegung kann der Autor nicht beweisen, Recht zu haben, niemand kann aber auch den Gegenbeweis erbringen. Vielmehr bekennt er sich zu einer bestimmten Auffassung hinsichtlich dieser geschichtlichen Einmaligkeit eines schizophrenen Daseins, z. B. dass der Sinn des Wahnsinns von »Ilse« in ihrer ganz spezifischen Vater-Thematik liegt und überlässt es dem anderen, sich zu ihm oder gegen ihn zu bekennen. Nur wenn der andere die Quellen in ähnlicher Weise zu studieren vermochte, wird er freilich seinerseits ein Bekenntnis, für oder gegen ihn, ablegen können. Denn auf die Zeugnisse des Autors allein wird er sich kaum verlassen dürfen, da dieser ja nur das ihm für seine Auffassung wesentlich scheinende aus der Unsumme möglichen Erlebnismaterials vorgelegt hatte. Es will uns scheinen, als hätten wir den Raum der Wissenschaft in seinem eigentlichen, kritisch-ernpirischen Sinn verlassen und den nicht minder lockenden des intuitiven Künstlers betreten.

Unser Einwand gilt dabei nicht im gleichen Maße allen historischen Wissenschaften, wo die Quellen ja allgemein zugänglich zu sein pflegen, sodass jeder sie benützen und einer Auslegung der einmaligen geschichtlichen Epoche oder Erscheinung eine andere Auslegung entgegenstellen kann. Das eben ist bei der Auslegung der Erlebnisse eines Kranken nicht möglich, nicht nur aus praktischen Gründen, sondern grundsätzlich, weil der Psychotherapeut, selbst ein Subjekt, die Subjektivität des Kranken außerordentlich stark mitbestimmt, mit anderen Worten: das Erlebnismaterial des Kranken, das der Psychotherapeut A erhält, wird sich wesentlich von demjenigen unterscheiden, welches der Psychotherapeut B von dem gleichen Kranken zur Auslegung vorgelegt bekäme.

Die Misslichkeit der Unbeweisbarkeit wird vollends sichtbar, wenn, wie im Fall »Ilse«, ein paranoider Verfolgungswahn sich im Durchschreiten einer lebensgeschichtlichen Krisensituation entwickelt und deshalb aus dieser Krise heraus nicht nur in seiner Thematik (in seinem Sosein, nach K. Schneider), sondern auch in seiner Entstehung überhaupt (in seinem Dasein) »verstanden« werden soll. Scheint der Zusammenhang zwischen Krise und Psychose dem einen lediglich eine zufällige Koinzidenz oder nur in der Thematik zwingend, nicht aber in der Entstehung, so ist er für den anderen eine anthropologische Tatsache, an der nicht zu zweifeln ist. Und keiner kann jemals den anderen überzeugen.

Gibt es also ganz allgemein, wie bei jeder verstehenden Wissenschaft, grundsätzlich keine Möglichkeit des Beweises, sondern nur ein mehr oder weniger Verständlichmachen, und im Besonderen der daseinsanalytischen Auslegung eines schizophrenen Daseins praktisch auch nicht einmal die Möglichkeit einer Gegenauslegung, so muss weiter die Frage gestellt werden, ob man auf daseinsanalytischem Weg dem *Problem Schizophrenie* überhaupt näher kommen *kann*. Denn wir erfahren ja nichts über den Weltentwurf in der Schizophrenie, sondern immer nur – und zwar grundsätzlich – etwas über den Weltentwurf des einmaligen, nicht wiederholbaren Daseins »Ilse« oder »Ellen West« oder »Jürg Zünd« usw. Das spezifisch Schizophrene – wenn es ein solches geben sollte – könnten wir auf dem Wege der daseinsanalytischen Interpretation niemals finden. So viele schizophrene Kranke, so viele verschiedene Weltentwürfe. Das wäre übrigens nicht anders, wenn wir an die Stelle schizophrener etwa paralytische Kranke setzen würden.

Diese Einwände richten sich nicht gegen die phänomenologische Forschungsrichtung als solche, vielmehr lediglich gegen die Forderung einer phänomenologischen Anthropologie. Sie hat, wie wir glauben, notwendigerweise ihren Raum außerhalb des Medizinischen – auch bei Einbeziehung des Menschen als Subjekt.

Einwände sind aber ebenso auch gegen die klinische Psychopathologie berechtigt. Wir zitieren hier Zutt: »Ein Kranker fühlt die Blicke der Anderen auf sich gerichtet, er fühlt sich beobachtet und bespitzelt. Schließlich glaubt er unter Hypnose zu stehen, sodass er sogar Bewegungen unter dem Einfluss anderer ausführen muss. Seine vier Wände vermögen ihn vor diesem Andrängen anderer nicht mehr zu schützen. Horchapparate sind eingebaut. Ja nicht einmal die Grenzen seines Körpers bergen ihn, fremde Gedanken erreichen ihn als Stimmen. Es ist das alltägliche Bild eines sog. paranoiden Verfolgungswahns, das wir hier skizziert haben, und es ist hinzuzufügen, dass dieses skizzierte Syndrom bei der Mehrzahl sog. schizophrener Krankheiten mehr oder weniger ausgesprochen und vollständig zur Beobachtung kommt. Man kann sich nun mit der Feststellung begnügen, es handele sich da um Wahnstimmung, eingliedrigen Wahneinfall, zweigliedrige Wahnwahrnehmungen, akustische Halluzinationen, Körperhalluzinationen und Ich-Störungen. Diese Symptome seien ein sinnloses Nebeneinander prozessbedingter Funktionsstörungen.« Zutt fügt hinzu: »Das eben glauben wir nicht mehr. Wir wundern uns sogar, dass das anthropologisch Fragwürdige, das Vorläufige einer solchen Deskription nicht als unbefriedigend, ja geradezu als beunruhigend empfunden wird. Uns scheint, es handele sich bei einem solchen Verfolgungswahn um etwas anthropologisch Sinneinheitliches.«

Die klinische Psychopathologie hatte, namentlich durch Jaspers in den ersten ,Jahrzehnten unseres Jahrhunderts, einen großartigen Aufschwung genommen, dann aber blieb sie – fast möchte man sagen: bestürzend rasch – stecken. Seit vielen Jahrzehnten ist sie keinen Schritt mehr weitergegangen. Das Aufzählen schizophrener Symptome, die beziehungslos nebeneinander stehen, ohne dass auch nur der Versuch einer psychologischen Ordnung gemacht wurde, geschweige denn einer subtilen Erlebnisbeschreibung alles dessen, was hier zusammengetragen wurde, konnte, wie Zutt ganz richtig feststellt, nicht dazu ermutigen, den angefangenen Weg weiterzugehen. Ein ermüdendes Aufspalten der Phänomene des Wahns in Wahnwahrnehmungen, -einfälle, -vorstellungen, -bewusstheiten usw., so als wären Wahrnehmungen und Vorstellungen, Einfälle und Bewusstheiten scharf trennbare Elementarfunktionen, in die notwendig die Phänomene des Wahns zerlegbar sein müssten, tat das Übrige. Darin liegt wohl der letzte Grund, warum psychopathologische Forschung mit solchem Elan sich dem gänzlich anders gerichteten Kurs der anthropologischen Phänomenologie zuwandte. So stehen wir heute in der Tat in der Krise, nämlich vor der alternativen Entscheidung: Sollen wir uns mit der Aufzählung mehr oder weniger spezifischer »schizophrener« Symptome begnügen und auf ihre hirnpathologische, also letztlich physische Klärung hoffen, und damit das Schizophrene dort belassen, wo es seit JASPERS (1913) stehen geblieben ist; als ein gemeinsames »Unverständliches«: – »wir haben die Intuition von einem Ganzen, das schizophren heißt, aber wir fassen es nicht, sondern zählen eine Unmenge von Einzelheiten auf und sagen ›unverständlich‹ und jeder begreift dies Ganze mir in eigener neuer Erfahrung in Berührung mit solchen Kranken« – oder sollen wir uns trotz gewisser, sich nicht leicht beruhigender Einwände, wie wir sie eben andeuteten, dem gänzlich andersartigen Kurs überantworten, wie ihn die phänomenologische Anthropologie aufzeigt; das hieße aber: Verzichten darauf, Psychopathologie als Wissenschaft zu treiben; wir müssten uns dann aus dem Forscher in einen Dichter wandeln.

***

Ich habe indessen schon vor einigen Jahren darauf hingewiesen*, dass diese Alternative in Wahrheit nicht besteht, weil es einen *dritten Weg* gibt, der die Nachteile des einen Weges vermeidet, ohne diejenigen des anderen dafür in Kauf nehmen zu müssen.

Der Keim zu jener scheinbarenAlternative wurde wohl von JASPERS selbst gelegt; nach seiner Darstellung können wir das einzelne psychische Phänomen entweder »kausal« zu »erklären« versuchen – dann stößt man alsbald auf die Veränderung des organischen Substrates, verschiebt das Problem ins Physische und wandelt das psychopathologische in ein physiopathologisches Problem um, es hierdurch einer naturwissensehaftlichen Behandlung zugänglich machend – oder wir können es auf anderes Seelisches zurückführen, wodurch wir das Phänomen »verstehen« – dann bewegt man sich in Richtung auf ein geisteswissenschaftliches Suchen nach Sinn-

---

* CONRAD, Die Gestaltanalyse in der Psychiatrie. Stud. Gen. 5, 503 (1952).

zusammenhängen in der Art der historischen Wissenschaften und wandelt das psychopathologische in ein hermeneutisches Problem um. Ein Drittes gibt es bei JASPERS nicht. Dementsprechend entstanden auch jene zwei divergierenden Richtungen: Die eine Entwicklung verlor den Bereich des Psychischen aus den Händen, um den Fortschritt unserer Erkenntnisse in der Gehirnpathologie, Gehirnphysiologie, Endokrinologie und Erbbiologie zu suchen; ein halluzinatorisches Erlebnis ist nicht mehr anders als durch einen hirnelektrischen Befund bestimmter Rindenpartien, eine psychopathische Charaktereigenschaft nicht anders, als durch eine bestimmte konstitutionelle Drüsenformel ausdrückbar. Die andere Entwicklung vertiefte geisteswissenschaftlich den Bereich der Sinnzusammenhänge im Psychischen so weit, dass das einzelne Phänomen, also etwa das halluzinatorische Erlebnis, erst aus der Thematik des je einmaligen und unwiederholbaren Weltentwurfs, aus dem In-der-Welt-Sein dieses individuellen Daseins verständlich wird. Man scheint also nur hirnphysiologisch erklären oder geisteswissenschaftlich interpretieren zu können, ein Drittes kennt JASPERS nicht (vgl. hierzu die Kritik von MATUSSEK, HÄFNER und das Gleichnis der drei Hügel von K. SCHNEIDER).

Wir wollen den Versuch machen, Psychopathologisches wieder psychologisch anzupacken. Zu glauben, man hätte das Wesen einer Halluzination erklärt, wenn man ihr somatisches Korrelat im Hirnstrombild registriert hat, scheint uns ebenso verfehlt, wie die Meinung, man hätte Klarheit über sie gewonnen, wenn man ihren Sinn aus dem Weltentwurf dieses Daseins verstanden zu haben glaubt. Beide Wege führen aus dem eigentlich Psychischen hinaus, einmal ins Infrapsychische, nämlich ins *Physische*, das andere Mal ins Ultrapsychische, nämlich ins *Metaphysische**. Psychopathologie aber ist in erster und wesentlicher Hinsicht angewandte Psychologie, ist also eine Teildisziplin der Psychologie. Was man an Phänomenen auffindet, muss man zunächst einmal psychologisch analysieren.

»Psychologische Analyse« kann nun freilich wieder sehr Verschiedenes meinen. Sie kann einmal nach dem Vorbild der Chemie die

---

* »So wird Psychiatrie tatsächlich im letzten Ende zur Metaphysik.« (K. SCHNEIDER, Psychiatrie heute, Stuttgart 1952)

Zerlegung des Phänomens in Elemente versuchen, etwa in diejenigen der alten Assoziationspsychologie – ein recht unfruchtbares Unternehmen, das die Phänomene des Wahnes oder des Zwanges, der Depersonalisation oder der Ichspaltung vergeblich in das vorgefasste Einteilungssehema von Störungen des Wollens, Fühlens, Denkens usw. zu pressen versuchte –, zum anderen kann sie nach dem Vorbild von Psychoanalyse, Existenzanalyse oder Daseinsanalyse, die Auslegung und Sinndeutung einzelner Gehalte des individuellen Weltentwurfs unter dem Gesichtspunkt der ihm zugrunde liegend gedachten Thematik anstreben.

Nun aber kann man phänomenale Tatbestände auch gänzlich ohne Hinblick auf Existenz, Weltentwurf oder Dasein, also ohne die geringsten anthropologischen Ansprüche, rein als solche einer Analyse unterziehen. In sehr bedeutsamer Weise haben dies etwa LEWIN und seine Schüler hinsichtlich gewisser situativer Ganzheiten, gewisser Handlungsverläufe oder Erkenntnisprozesse getan. Jeder »Situation« kommt eine gewisse »Topologie« zu, sie hat den Charakter eines »Feldes« mit seinen »Feldkräften«, »Barrierenwirkungen«, gerichteten oder ungerichteten Entladungsmöglichkeiten, Spannungen usw. Man untersuchte die Folgen unerwarteter Unterbrechungen von Handlungsvollzügen, die Wirkung von Erfolg und Misserfolg auf den einzelnen Handlungsvollzug, studierte die Sättigungserscheinungen wiederholter Handlungen und ihre Wirkungen auf das Versuchsfeld oder die Entstehung und die Bewegung des Affektes in der Ärgersituation.

In ähnlicher Weise hat DUNCKER das Problem der Lösung von Denkaufgaben analytisch untersucht. Dass es sich bei all dem um *phänomenologische Analysen* handelt, wird niemand bestreiten. Gleichwohl haben diese Analysen so gut wie nichts mit den Forderungen der phänomenologischen Anthropologie zu tun. Der jeweilige Weltentwurf der Versuchsperson interessiert nicht. Gegenstand der Untersuchung ist die aktuelle Thematik und ihre intentionalen Modi, z. B. Veränderungen des Modus der Wahrnehmung (im Affekt etwa), so weit wir aus dem Wahrgenommenen daraus Schlüsse ziehen können. Immer freilich gilt die Forderung der Phänomenologie, nur das wirklich im Bewusstsein Vorhandene zu vergegenwärtigen: »Wir müssen alle überkommenen Theorien, psychologischen Konstruktionen, alle bloßen Deutungen und Beurteilungen beiseite lassen, wir müssen uns rein dem zuwenden, was wir in seinem wirklichen Dasein verstehen, unterscheiden und beschreiben können.«* Und im Besonderen gilt: »In der Histologie wird verlangt, man solle sich bei der Hirnrindenuntersuchung von jedem Fädchen, jedem Körnchen Rechenschaft geben. Ganz analog fordert die Phänomenologie: man soll sich von jedem seelischen Phänomen, jedem Erlebnis Rechenschaft geben, das in der Exploration der Kranken und ihren Selbstschilderungen zu Tage tritt. Man soll sich auf keinen Fall mit dem Gesamteindruck und einigen ad hoc herausgeholten Details zufrieden geben, sondern von jeder Einzelheit wissen, wie man sie aufzufassen und zu beurteilen hat.«[1]

Dieser ungeheure Bereich subtiler Erlebnisbeschreibung und Erlebnisanalyse ist von der Psychiatrie bisher in keiner Weise ausgeschöpft. Es liegt seit vielen Jahrzehnten als ein Brachfeld vor uns und wartet der Bebauung. Wir bezeichnen die Form eines solchen analytischen Bemühens als *Gestaltanalyse*. Denn alles Erlebte ist gestaltet und die Analyse phänomenaler Tatbestände ist immer Analyse von Gestaltungen.

Wir wollen im Folgenden die Erlebnisstruktur des frischen *schizophrenen Schubes* einer solchen Gestaltanalyse unterziehen. Es bedarf hierzu nicht der großen analytischen Bemühungen um die gesamte Lebensproblematik des Kranken von der frühesten Kindheit an, wie die Daseinsanalyse sie fordert. Das Anliegen der Daseinsanalytik verhält sich zu demjenigen der Gestaltanalyse – um es an einem Gleichnis klar zu machen – wie das Anliegen der *Biografik* von J. S. Bach, eines seiner Werke, etwa die »Kunst der Fuge«, aus der Thematik des ganzen Bachschen Weltentwurfs, aus seiner Lebensgeschichte und der Art seiner Frömmigkeit, aus der Beziehung zu seinen Söhnen und dem Geiste seiner Epoche usw. zu verstehen, sich zu dem Anliegen der *Musikwissenschaft* verhält, die das Werk lediglich hinsichtlich seines Aufbaues aus einem mehrtaktigen Thema und seiner Verarbeitungsweise, hinsichtlich seiner Kontrapunktik und Stimmführung usw. analysiert, wozu, wie leicht er-

---

* Jaspers, Allgem. Psychopathologie, 4. Aufl., S. 48.

sichtlich, die Kenntnis der Lebensgeschichte oder Lebensproblematik J. S. Bachs gänzlich ausgeklammert werden kann.
Es sind in der Tat zwei sehr verschiedene Fragen, die von der *Daseinsanalyse* einerseits, der *Gestaltanalyse* andererseits gestellt werden. Keine ist der anderen vorzusetzen, ja sie vermöchten einander sehr wesentlich zu ergänzen. Freilich ist der Gegenstand der Letzteren, die Fuge – um im Gleichnis zu bleiben – einer wissenschaftlichen Analyse viel eher zugänglich, als es der Gegenstand der Ersteren ist, das einmalige und unwiederholbare Leben J. S. Bachs. Man könnte also die Frage aufwerfen, ob die *Gestaltanalyse des Wahns* nicht der *Daseinsanalyse des Wahnkranken* vorhergehen sollte.
Zunächst möchten wir den schizophrenen Schub eines unserer Kranken in extenso darstellen, nicht weil er Besonderheiten bietet, die etwa nur diesen Fall charakterisieren, vielmehr gerade umgekehrt im Hinblick auf seine besondere Typik und die gute Selbstdarstellung, die wir von ihm erhielten. Anhand dieses Falles wollen wir erste Richtpunkte gewinnen für die Analyse des Erlebnismaterials aller anderen Fälle. Im Hauptteil soll dann die *Phasengesetzlichkeit innerhalb des einzelnen schizophrenen Schubs* näher untersucht werden. Unser letztes Ziel soll immer sein, an die Stelle der Unverbundenheit der schizophrenen Symptome, ebenso auch der schizophrenen Verlaufsgestalten, einen Strukturzusammenhang setzen zu lernen, der uns das Gesamtgeschehen unter einheitlichen Gesichtspunkten begreifen lässt.

Der Fall Rainer als Schulfall eines schizophrenen Schubes*

Nr. 69, Rainer N., geb. 1921, Finanzanwärter, kommt aus einem RAD-Lager aus Südfrankreich am 29.1.1941 zur Aufnahme. Es bestand ein schwerer Beziehungswahn. Patient war nicht geordnet zu explorieren, da er ständig der Meinung war, man wüsste alle seine

* Inaug.-Diss.: H. H. Hauswaldt, Zum Problem des initialen schizophrenen Strukturwandels, Marburg 1942.

Gedanken; er war äußerst misstrauisch, verkannte Personen und hatte vorübergehend einen schweren Erregungszustand, der ihn für Tage auf die unruhigste Station brachte. Langsam besserte sich der Zustand. Bei den etwa acht Wochen nach seiner Aufnahme einsetzenden Besprechungen berichtete er, noch stark unter Wahnerlebnissen stehend, zusammenfassend:
(1) Er war als Kind gesund, habe gut gelernt, besuchte vier Jahr Volksschule, drei Jahre Mittelschule, ein Jahr höhere Handelsschule und drei Jahre Realgymnasium. Ostern 1939 hatte er sein Zeugnis bekommen und eigentlich nicht daran gedacht, abzugehen. Es war damals jedoch bei ihm der Eindruck entstanden, die Eltern machten ihm den Vorwurf, ihn so lange erhalten zu müssen. Heute zweifle er, dass dies als »Vorwurf« gemeint war, vielleicht sollte es eher ein »Ansporn« sein. Denn gesagt habe der Vater nichts Diesbezügliches zu ihm. Aber irgendetwas drückte ihn. Außerdem hatte ihn sein Vater auf die Finanzlaufbahn als einer Möglichkeit ohne Abitur aufmerksam gemacht, sodass er sich kurz entschloss, eine Bewerbung nach Leipzig zu richten. Er wollte nicht mehr dauernd das Bewusstsein haben, sich von den Eltern durchschleppen zu lassen. Er wurde angenommen. Bald habe er diesen Schritt freilich bereut, als sein bester Schulfreund zwei Jahre später sein Abitur machte und nun Offz.-Anwärter werden konnte, ein Weg, der ihm ohne Abitur versperrt blieb. Er ging ans Finanzamt zur Vorbereitung, dann in die Reichsfinanzschule nach H., wo er die Prüfung bestand und im Beamtenverhältnis als Finanzanwärter anfing. Im Oktober 1940 zog er zum RAD ein. Im November 1940 kam er mit seiner Truppe nach Frankreich, wo sie an Flugplätzen eingesetzt waren, Straßen bauten und Bäume fällte.
(2) Er war der Truppälteste. Seit sie in Frankreich waren, hatte er das Gefühl, als erwarte man von ihm besondere Leistungen. Er stand unter Spannung. Es wurde viel von Beförderung gesprochen. Er hätte selbst gern die Offz.-Laufbahn eingeschlagen. Da ihm aber das Abitur fehlte, musste er sich dies aus dem Kopf schlagen. Er habe damals viel darüber nachgedacht und überlegt, ob er vielleicht beim RAD bleiben und die Führerlaufbahn einschlagen sollte, da er Freude an dem Betrieb hatte. Diesen Gedanken ließ er aber wieder fallen, da er ja schon seine Prüfung als Finanzbeamter gemacht hatte.

Gerade um diese Zeit gingen viele Gedanken an die Gestaltung seiner Zukunft durch seinen Kopf, wobei der Wunsch zur Off.-Laufbahn immer wieder auftauchte.

(3) Längere Zeit schien ihm, als liege etwas in der Luft; was es war, konnte er selbst nicht sagen, vielleicht stand ein besonderer Einsatz bevor. Es wurden nun »Gerüchte« laut, dass er und zwar als Einziger des Lagers, Truppführer werden sollte. Das wurde so »herumgesprochen«, so hinten herum. Es wurden keine Namen genannt, aber es schien doch klar, dass er gemeint war. Daraufhin wurde er stark angefeindet. Man war jedenfalls neidisch. Alles stand ihm auf einmal feindlich gegenüber. Bei einer Rast während einer Übung waren die Brotbeutel nicht ordentlich ausgerichtet; der Obertruppführer sagte zu ihm: »Machen Sie es ordentlich, Sie sind mir dafür verantwortlich ...«, eine Anspielung auf seine Beförderung; ähnliche Anspielungen wurden dauernd gemacht.

(4) Er sprach mit niemanden, da er den Neid der andern fürchtete. Das ging so zwei bis drei Tage. Man warf ihm Blicke zu, verweigerte ihm, einen Schluck aus der Flasche zu tun oder gab sie ihm mit eigentümlichen Blicken; man war alles andere als kameradschaftlich.

(5) Bald entnahm er Gesprächen, dass er nachts eine »Rolle« bekommen, vielleicht im Freien an einen Baum gebunden und irgendwie gekennzeichnet werden sollte und zwar sollte ihm – wie er später zu erkennen glaubte – mit einem glühenden Eisen ein Mal eingebrannt werden in Form von Hammer und Sichel. Man machte ihm auch hierüber gewisse Andeutungen (s. u.). Er beschloss natürlich, in der Nacht munter zu bleiben und sich entsprechend zur Wehr zu setzen. Nachts im Schlafsaal war alles sehr verdächtig, er hörte deutlich am Knacken des Bodens bzw. der Betten, wie man sich heranzuarbeiten versuchte. Er sprang aus dem Bett in die Nähe des Ofens, um bei dessen sehr schwachen Schimmer seine Gegner erkennen zu können. Er sah auch, wie ein glühender Punkt, wohl das glühend gemachte Ende des Ofeneisens, geschwenkt wurde und zwar in der Form von Hammer und Sichel. Das war es, woran ihm klar wurde, was beabsichtigt war. Als er darauf losstürzte, um den Gegner zu packen, war die Erscheinung verschwunden. Hinter dem Ofen war wohl noch Platz, wo einer verschwinden konnte. Draußen

hörte er häufig Stiefelschritte, in der Nebenbaracke viel Gepolter, einmal wurde an die Tür geklopft, jemand mit Stiefeln ging an der Tür vorbei, auch hörte er das Klirren von Koppeln usw. Aus all dem erkannte er, dass man auch draußen informiert war. Sobald er aber aus dem Bett gesprungen war, wurde in der Stube wieder alles ruhig; kaum legte er sich wieder, ging das »Ranarbeiten« von neuem los, sodass er immer wieder aus dem Bett sprang, um bereit zu sein. Einmal drehte er auch kurz das Licht an, konnte aber nichts erkennen. Vielleicht hatten sich die Kerle rasch zu den anderen in das Bett gelegt; vielleicht war auch das Licht zu kurz aufgedreht, auch war es nicht hell genug. Die Wache kam herein und er merkte sofort, dass auch sie »instruiert« war. Sie war auch sonst öfter gekommen, um nach dem Feuer zu sehen, diesmal war es aber anders. Als man ihn am Ofen stehend fand, bekam er eine Verwarnung; als sich dies jedoch wiederholte und er gegen 4 Uhr morgens wieder anstatt im Bett beim Ofen stehend gefunden wurde, bekam er von der Wache den Befehl, sich anzukleiden. Er wurde im Wachlokal festgesetzt. Auch dort war man ganz deutlich »im Bilde«. Als er am Morgen wieder in seine Baracke kam, wussten alle Bescheid, eine feindliche Atmossphäre umgab ihn. Sogar sein bester Freund fragte »unschuldigerweise«, was eigentlich los wäre. Jeder verstellte sich, man wollte jedenfalls sehen, wie er reagiere.

(6) Heute wisse er, dass alles nur eine Drohung war. Er erkläre sich heute die Sache so, dass die Zeit im RAD nur eine Vorbereitungszeit war und er für die Offz.-Laufbahn geprüft werden sollte. Man musste wohl zu einer Entscheidung kommen, weil die Zeit der Rückkehr nach Deutschland nahe gekommen war.

(7) An dem betreffenden Morgen sprach er mit niemanden, machte sich fertig, wobei man ihm Schwierigkeiten über Schwierigkeiten machte. Beim Bettenbau stellte man sich in den Weg; der Eimer zum Waschen war plötzlich weg, als er sich waschen wollte; wenn er irgendwo vorbei wollte, versperrte man den Platz, machte Gebärden und Redensarten. Alles war voll kleiner Gehässigkeiten. Dies rieb ihn völlig auf. Auch bei der Arbeit setzte sich dies fort. Einer schüttelte einen Baum, sodass der Schnee über ihn fiel, beim Sägen arbeitete sein Partner »leer« und ließ ihn die ganze Arbeit tun. Sogar die besten Freunde kippten langsam ab, einer nach dem andern

verließ ihn. Bald war er ganz allein. Dies regte ihn so auf, dass er schließlich zu heulen anfing. Es ging ihm so nahe, dass die gute Kameradschaft so in Hass umkippte.

(8) Man brachte ihn auf die Heilstube und der Zugführer sprach mit ihm. Er hatte danach dlas Gefühl, man habe den Plan, ihn zu befördern, fallen gelassen. Man wollte ihn unter allen Umständen bloßstellen, indem man ihm Fallen stellte, sodass er sich öffentlich blamieren musste. Die geplante Beförderung müsste wohl vom Gau kommen und wenn er öffentlich kompromittiert gewesen wäre, hätte er sie ablehnen müssen. Darauf zielte man jedenfalls ab. Er wurde in das Bett gesteckt, bekam Tabletten, vermutlich, um künstlich das Fieber hochzutreiben.

(9) Plötzlich kamen ein Arzt und Sanitätssoldaten. Er musste sich wieder anziehen und wurde in ein Auto verfrachtet. Merkwürdigerweise hatte er im Augenblick, als er ins Auto stieg, das Gefühl, man wollte ihm wieder eine Chance geben. Es war ihm ganz klar, dass er für die Offz.-Laufbahn geprüft werden sollte. Es wurde von Papieren gesprochen und er sollte nach B. gebracht werden. Beim Losfahren glaubte er zu hören, wie der Fahrer fragte: »Lazarett oder Flugplatz?« Wenn es zum Flugplatz ginge, sollte er wohl nach Deutschland fliegen, um auf die Offz.-Schule zu gehen. Als man losfuhr, fiel ihm gleich auf, dass man nicht den richtigen Weg nahm, sondern kreuz und quer fuhr, damit er die Orientierung verliere.

(10) Man bot ihm eine Zigarette an und er wusste gleich, dass sie irgendwie präpariert war mit einem Stoff, um seinen Willen zu lähmen oder ihm etwas vorgaukeln zu können.

(11) Auf der Straße sah er häufig schwarze Gestalten, auffällig oft kamen Wehrmachtsautos und Motorradfahrer entgegen oder überholten sie. Auf einem freien Platz stand Infanterie; gerade, als sie vorbeifuhren, machten sie einen bestimmten Gewehrgriff; das sollte heißen, er solle sich zusammennehmen. Häufig sah er Ortsnamenschilder, die sich auf sein früheres Leben bezogen und Erinnerungen wachriefen. Er war überzeugt (und ist es heute noch), dies alles sei vorbereitet gewesen. Der Motor fing an zu klopfen; auch das eine eingefädelte Sache. Man blieb stehen, jedenfalls, um zu verhindern, dass er zu recht zum Flugplatz käme. Das Auto hielt gerade vor einem Eisenbahnschild, auf dem ein »N« stand. Dies sollte wohl

»Nein« heißen, als Zeichen, dass seine Hoffnungen zunichte wären. Dann aber ging es wieder weiter.

(12) Als man sich B. näherte, wurde die Landschaft freundlicher und damit auch seine Stimmung. Ein Ortsschild »Gradigan« bedeutete, dass es nun »gerade wieder bergan« gehe, auch sah er Wagen mit einer grünen Plane, was ihm wieder »Hoffnungen« machen sollte. Nur ab und zu sah er noch ein paar schwarze Gestalten. Im Ürigen waren auch die Leute auf der Landstraße instruiert, sie sahen alle so sonderbar auf das Auto. Auf die Frage, ob denn die Ortsbezeichnung seinetwegen gefälscht worden sei, meint er zögernd, er glaube es schon, wenn es natürlich auch kühn sei, so etwas zu behaupten.

(13) Er fasste nun wieder Mut, versuchte seine Begleiter ins Gespräch zu ziehen: diese waren aber sehr einsilbig. Sie haben jedenfalls auch während der Fahrt Anweisungen bekommen. Als schon innerhalb B.s ein Straßenbahnführer dem Fahrer eine drohende Bewegung machte und schimpfte, bedeutete dies, seine Begleitung habe sich eben nicht ordentlich ihm gegenüber verhalten.

(14) In B. kam er ins Lazarett, auch dort schien es ihm zunächst hoffnungsvoller. Als seine Personalien aufgenommen wurden, hatte der Schreiber eine »grüne« Unterlage, auch sah er ein »grünes« Karteiblatt, man wollte ihm »Hoffnung« machen. Er musste sich dann ins Bett legen, in einem Raum, der mit seinen vergitterten Fenstern an ein Gefängnis erinnerte. Die zahlreichen Leute beobachteten ihn ständig, einer bot ihm eine Zigarette an, aber schon nach den ersten Zügen bekam er ein Flattern vor die Augen. »Und nun beginnt erst das eigentliche Theater, bisher war alles nur Vorspiel.« Der Kranke erzählt die Geschichte mit einem naiven, fast kindlichen Humor, der aber überschattet wird von dem Ingrimm über die Art, wie man ihm mitgespielt habe. Alle Erlebnisse hatten für ihn zur Zeit seines Berichts noch volle Realität, es bestand damals nicht die geringste Einsicht in das Krankhafte des Zustandes.

(15) Er lag in einem Bett an der Wand. Die Leute führten Gespräche, aus denen zu entnehmen war, dass er sich in einem Konzentrationslager befand. Der Eindruck der Benebelung durch die Zigarette hielt ziemlich lange an, er bemühte sich mit Macht, dagegen anzukämpfen. Er war jedoch wie gelähmt und wusste einfach nicht, was man wollte. Erst nach einiger Zeit bekam er wieder einen kla-

ren Blick. »Man bot mir ziemlich unverhohlen Feindschaft an.« Man war ihm keineswegs gut gesinnt. »Ich wusste natürlich nicht, dass dies alles nur eine Prüfung war.«
Alle waren zu seiner Beobachtung da; aus den Gesprächen erkannte er mit Erstaunen, dass man sein Privatleben gut kannte. Anspielungen auf seine Familie wurden gemacht. Dann wurden blutrünstige Gespräche geführt, von Schädeleinschlagen.
(16) Draußen hörte er das Klirren eines Koppelschlosses, dann die unverkennbare Stimme seines Oberfeldmeisters und Obertruppführers; sie schienen Anordnungen zu treffen. Auch vernahm er ein Schlurfen draußen, später Tiere brüllen. Er hatte plötzlich den sicheren Eindruck, er solle umgebracht, auf viehische Weise abgeschlachtet werden.
(17) Er wurde dann von einem Arzt vernommen; dieser hatte dasselbe Aussehen wie sein Onkel, der Zahlmeister ist. Diese Ähnlichkeit lähmte ihn. Auch die Stimme war dieselbe gütige Stimme seines Onkels. Er begann den Zusammenhang zu verlieren. Es schien ihm übernatürlich zuzugehen. Auch Kameraden von seinem Trupp waren da, jedenfalls so zurechtgemacht. Er wisse jetzt, dass auch der Arzt nur so zurechtgemacht war, um seine Reaktionsfähigkeit zu prüfen. Dieser diktierte seine Aussagen in die Maschine, aber verdreht, wie er sie nie gemacht hatte. Er widersprach, aber man ging darüber hinweg. Er musste sich dann auf den Tisch legen und war überzeugt, dass er nun abgeschlachtet werden solle, denn der weiße Kittel des Arztes wies einige Blutspritzer auf. Es war aber nur eine ärztliche Untersuchung, die zum Schein vorgenommen wurde. Er lag wie tot und starr auf dem Tisch. Auch bei der Blutentnahme glaubte er wieder, nun sei es sein Ende. Dann brachte man ihn zurück ins Bett. Vorübergehend kam ihm der Gedanke, das Gebrüll, das er draußen hörte, deute an, er solle durch Hypnose in ein Tier verwandelt werden.
(18) Er merkte damals schon, an der Gedankenübertragung, dass er unter Hypnose stand. Man wollte alles aus ihm herausziehen. Alle konnten seine Gedanken erkennen. Wenn er irgend etwas dachte, wurde ihm von den anderen angedeutet, dass man den Gedanken erkenne.
(19) Eine klare Erinnerung an diese Zeit fehle ihm. Dunkel wisse er

noch, dass ihm eingefallen sei, er habe in seinem Portmonee noch eine Rasierklinge; daran Denken und Hinspringen war eins. Er legte sich wieder auf das Bett – er war gerade allein im Raum – und schnitt sich die Pulsader auf, da ihm ein schneller Tod lieber war, als diese qualvolle Hinmarterung. Er hielt die Hand aus dem Bett und glaubte zu verbluten, doch hörte das Blut von selbst zu laufen auf. Er merkte genau, dass die Leute draußen auf dem Balkon durch Gedankenübertragung genau wussten, was er tat. Als einer hereinkam und die Bescherung sah, stellte man sich jedoch sehr aufgeregt. Er bekam einen Verband und kam in eine anderes Haus. Dort ging die Tortur weiter. Schon die schwarzen Wände und Gitter deuteten auf furchtbare Quälerei. Wieder musste er zum Arzt und glaubte, hingerichtet zu werden; er hoffte, nun wenigstens vorher betäubt zu werden. Es wurden aber nur die Klemmen aus seiner Schnittwunde entfernt. Es war also nur ein Aufschub.

(20) Es fehlt ihm nun wieder für längere Zeit völlig die Erinnerung, sie sei wie ausgelöscht. Als er wieder erwachte, war er in Paris. Von der Reise, sowohl vom Beginn wie vom Ende, wisse er nichts. An der Wunde konnte er feststellen, dass einige Tage vergangen waren.

(21) Er konnte auch damals noch nicht über alle seine Erlebnisse sprechen, weil er viel zu ängstlich war und seine ganze Umgebung als feindlich empfand. Nur einem ganz vertrauten Menschen, etwa dem Vater, hätte er das alles erzählen können. Er überlegte, ob man ihn zum Morphinisten machen wolle. Eine Packung Zigaretten war so seltsam; ein angeblicher Kranker, eine eigenartige Person, hatte so einen sonderbaren Geruch aus dem Mund, eine metallische Ausdünstung. Man wollte ihn wohl betäuben, auch sei man dem Rauch seiner Zigarette ängstlich ausgewichen.

(22) Man schien sich nach außen den Anschein zu geben, als ob er ein gewöhnlicher Patient wäre. Trotzdem drehte sich alles um ihn. Er bekam eine Broschüre über Religion in die Hand, darin fielen ihm zwei Briefe auf, aus denen er schloss, dass man ihm Feigheit vorwarf. Er wurde daraufhin rauflustig und wollte mit irgendjemanden Raufhändel anfangen, weil in diesem Brief von Unterordnung einerseits, von kämpferischer Auffassung andererseits die Rede war.

(23) Seine Gedanken wurden weiter überwacht, man rückte immer näher an ihn heran, wenn er etwa den Gedanken an Flucht hatte,

obwohl er sich äußerlich nichts anmerken ließ. Wenn er irgendeinen solchen Gedanken hatte, fasste man ihn scharf ins Auge oder räusperte sich auffällig, sodass er sich ständig zusammennehmen musste, um immer nur harmlose Gedanken zu haben. Dies zermürbte ihn ungeheuer und strengte ihn an.

(24) Schließlich kam er hierher nach Marburg. Auf dem Transport war er ganz klar, glaubte einmal, man wolle ihn auf die Schienen legen; die anderen waren zu seiner Beobachtung da; sonst bemerkte er aber nichts Auffälliges. Auf Station 6 ging die Beobachtung weiter, vor allem merkte er die Gedankenübertragung.

(25) In Zeitschriften, die er bekam, stellte er lauter Fehler fest. Menschen in Stellungen, die gar nicht möglich waren, auch im Text verschiedene Fehler, die alle absichtlich gemacht waren, um ihn zu prüfen. Er spielte manche Gesellschaftsspiele mit, wobei ihm sofort auffiel, dass alles mögliche nicht stimmte und die Leute immer genau die Zahlen würfelten, die sie im Spiele brauchten. Beim Schach warfen sie die Figuren um und stellten sie anders wieder auf und immer unterstützten sie sich gegenseitig und arbeiteten ineinander. Alles war sehr schlau eingefädelt. Es ergötzte ihn anfangs, zuletzt ärgerte es ihn. Welchen Zweck man verfolgte, war nicht klar, aber man wollte seinen Aufmerksamkeit prüfen.

(26) Auf eine Karte, die er nach Hause geschrieben hatte, bekam er einen Brief von den Eltern, sie wunderten sich nicht, dass er in Marburg sei, da sie schon von seiner »Krankheit« verständigt worden seien. Es waren also drei Möglichkeiten: Entweder, sie wurden gezwungen, so zu schreiben; oder man hatte ihnen vorgespiegelt, dass er »krank« sei oder sie schreiben es, obwohl sie wussten, dass er nicht »krank« sei. Deshalb kam ihm auch die »Visite« so lächerlich vor, eine Art Theater.

(27) Die Nächte waren furchtbar. Er fühlte, wie seine Gedanken dauernd beobachtet wurden. Auf die Frage, woran er dies merkte: »Aus zahlreichen Bemerkungen. Zum Beispiel wurde gesagt: das Radio funktinierte prima, oder: heut hat es aber schwer eingeschlagen; oder man räusperte sich in auffälliger Weise bei besonderen Gedanken, die er dachte. Er dachte an Flucht aus der Station, da sagte ein Kamerad zu ihm: »Na, Rainer, wollen wir heute die Pferde vorspannen lassen und losfahren?«

Er dachte, er müsste sich bald wieder rasieren, da fährt ein anderer über den Bart und spricht vom Rasieren. Um nun den anderen seine Gedanken nicht zu verraten, bemühte er sich angestrengt, namentlich nachts, an harmlose Dinge zu denken. Auch hatte er das Empfinden, ständig unter hypnotischem Druck zu stehen, wodurch er sehr angegriffen wurde. Die Kameraden schliefen oft tagsüber, jedenfalls, um ihn nachts besser beobachten zu können.

(28) Er hatte nun den Eindruck, alles sei nur eine Probe, ob er zum Offizier geeignet sei. Als Dr. T. einmal sagte: »Na, immer noch schlapp, Rainer?«, war dies eine ernste Kritik an seinem gesamten Auftreten. Man drängte ihn jedenfalls zu einer Entscheidung, man erwartete einen körperlichen Einsatz. Als es Käse gab, an dem man die Fetttröpfchen sah, zeigte man ihm dadurch, dass in dem Käse ein »Schwitzmittel« sei: der Käse schwitzte. Das bedeutete, auch er müsse sich einmal »einsetzen«. Er wollte selbst einen Kampf herbeiführen, um sich auch körperlich zu bewähren.

(29) Er sprang zum Schrank, um seinen Anzug zu bekommen, dabei entwickelte sich ein Handgemenge mit dem Pfleger, das ihm nur lieb war. Dabei ging sein Hemd in Fetzen. Er bekam eine Spritze, sehr bald zitterten ihm die Knie, er wurde auf Station 7 geführt; gleich darauf wusste er nichts mehr von sich. Als er wieder erwachte, war er nur von dem einen Gedanken beherrscht, er müsse einen körperlichen Einsatz zeigen. Deshalb wollte er sich immer von neuem auf die Pfleger stürzen. Er wusste, dass er gegegn die Pfleger zu kämpfen hatte, nicht gegegn die anderen Leute im Saal.

(30) Einmal sah er, wie ein Finger gegen die Tür deutete, in welcher drei Pfleger standen. Wie ein Wilder stürzte er sich auf die Leute, im Handgemenge erkannte er den einen als einen Herren von der Reichsfinanzschule in H., der ihn seinerzeit vom KZ erzählt hatte. Der Pfeger S. erinnerte ihn an den Leiter jener Schule. Im Verlauf des sich nun entwickelnden Kampfes wurde er wieder ins Bett gebracht und sollte den Kopf unter die Decke stecken. Das empfand er als entehrend.

(31) Das Gleiche wiederholte sich nun immer wieder. Obwohl er genau wusste, was ihm bevorstand, habe er doch immer wieder den Kampf gesucht. Er stand unter dem Eindruck eines Artikels, den er in einer militärischen Zeitschrift gelesen hatte, wo von der »Er-

ziehung zur Härte« gesprochen wurde. Man wollte ihn hier wohl zum Manne erziehen. Immer war er sich schon zu weichlich erschienen. Er schlug dem Pfleger den Becher aus der Hand und griff ihn an, um zum körperlichen Einsatz zu gelangen. Einer der Pfleger sagte einmal zu ihm: »Ja, glaubst du denn, dass wir uns von dir schlagen lassen?« Damit habe er ausdrücken wollen, er solle schlagen, um geschlagen zu werden. Er wurde immer wieder ins Bett gedrückt und festgebunden.

(32) Er fürchtete, in den ruhigen Saal verlegt zu werden, weil er glaubte, dann wäre die Chance vorüber. Vor lauter Anstrengung und Wehren drehte sich schließlich alles um ihn und er glaubte, wahnsinnig zu werden. Er war mir noch von dem einen Gedanken beseelt: Jetzt musst du weiterkämpfen, alles steht auf dem Spiele, man verlangt es von dir. Er war mit Handtüchern gefesselt an allen vier Extremitäten. Jemand sagte, er könne auch mit dem Kopf darunter, das hieß, er dürfe sich niemals ducken. Dennoch war schließlich sein Widerstandswillen völlig gebrochen. Er wusste, entweder zerbrechen die Fesseln oder zerbrichst du.

(33) Seine Gefühlslage während dieser Zeit war keineswegs Angst. Er war sich durchaus klar, es sei kein Spaß, sondern hoher Ernst, hatte aber nicht das Gefühl der Erniedrigung, im Gegenteil; er empfand sich als richtiger Partner behandelt. Das einzige Gefühl, das ihn beherrschte, war die Sorge, nicht stark genug zu sein. Deshalb verlangte man immer mehr Anstrengungen von ihm. Doch hatte er durchaus das Gefühl, sehr ernst genommen zu werden. Das Führerwort stand vor ihm: »Wer nicht kämpfen will bis in den Tod, der verdient das Leben nicht.« Er glaubte, es gebe für ihn nur die eine Wahl, durchzustehen oder ewig als Nervenkranker hier zu bleiben. Er hatte auch oft das Bewusstsein, dass die Nation dann ewig bestehen bleibe, wenn Menschen in der Weise wie er hier, spartanisch erzogen würden. Er meinte, wenn er durchhalte, dann biete man ihm das, was er wolle: die Offizierslaufbahn.

(34) Schließlich aber war sein Widerstand gebrochen, es war aus. »Dann kam erst das seelische Nachspiel.« Er sprach mit niemandem, weil er eben nicht durchgehalten hatte. Er konnte nicht mehr. Er war hoffnungslos und zu Tode erschüttert. Außer einem alten Mann, der manchmal mit ihm sprach, traute er niemanden. Immer

noch stand er deutlich unter Hypnose; so bekam er einmal zu trinken aus einem Becher, der fast leer war. Er trank aber immer weiter und weiter, obwohl der Becher längst leer sein musste. Er war völlig entkräftet, konnte keinen Widerstand mehr leisten. Auch die ständige Beobachtung zermürbte ihn. Er wollte raus, obwohl er wusste, dass damit seine Chance vorbei sei.

(35) Im ruhigen Saal ging die Sache, wenn auch in milderer Form, weiter.

Alle wimmerten oder schlurften oder husteten immer gerade dann, wenn er einschlafen wollte. Es war jedenfalls beabsichtigt, ihn nicht schlafen zu lassen; auch nachts wachte er oft auf. Einmal schrieb einer an den Rand einer Zeitung einen Namen: Will Holtkamp. Dies sollte heißen: »Willst du heute Kampf?« Er konnte aber einfach nicht mehr kämpfen, er war jeder Handlungsfreiheit beraubt. Manchmal meinte er auch, man wollte es nur gut mit ihm und alle Feindschaft wäre nur ein Schein. Man wollte ihm zu seinem Ziel verhelfen. Aber immer wieder sah er, dass er doch im KZ sei. Er gab schließlich den Widerstand auf und übernahm die Rolle des Nervenkranken, wie man das von ihm wollte. Man wusste infolge der Gedankenübertragung ja doch, wie es in seinem Inneren aussah. Er war seelisch und körperlich fertig. Immer noch versuchte man mit allen Mitteln, seine Aufmerksamkeit zu erregen, etwa mit Speisen, die oft sehr sonderbar waren, Leberwurst, die wie Blutwurst aussah, oder durch die Reihenfolge, aber alles war so offensichtlich gestellt, um seine Aufmerksamkeit zu prüfen, dass er nicht mehr darauf achtete.

(36) Schließlich kam er wieder auf Station 6; dasselbe Spiel, er stand dauernd unter Prüfung, wurde ständig beobachtet. Es wurde ihm nun langsam klar, dass diese Beobachtung schon weit zurückreichte und dass er jedenfalls schon vor der Arbeitsdienstzeit beobachtet wurde. Er kam sich vor, wie ein gefangener Vogel und wehrte sich dagegen, dass sein Geist vergiftet werde.

Nach weiteren zwei bis drei Wochen kam er schließlich auf die offene Station. Das Gefühl, in einem KZ zu sein, habe er nun nicht mehr. Alles war die Prüfung wegen der Offizierslaufbahn und er war endgültig durchgefallen. Er glaube nun, als »Nervenkranker« oder auch als »geheilt« nach Hause geschickt zu werden und warte auf die Entscheidung.

(37) In seiner ganzen Darstellung wirkt der Patient durchaus ehrlich, hält mit nichts zurück, bemüht sieh, sich klar und deutlich auszudrücken, redet auch nicht herum, hat einen normalen Satzbau. In seiner Motorik wirkt er manchmal etwas kindlich und naiv. Ein Grimassieren ist nicht zu sehen, doch ist der Gesichtsausdruck noch am ehesten etwas gespannt, beobachtend, ernst und zusammengefasst. In der Darstellung häufig humoristische Züge und Lächeln. Man hatte den Eindruck, dass der Patient von den schweren Zuständen Abstand gewonnen hat, im Grunde aber an dem Wahninhalt der Prüfung für die Offz.-Laufbahn festhält. Patient wurde in den weiteren Wochen regelmäßig exploriert, um über seine gegenwärtige Erlebnisweise ein noch genaueres Bild zu erhalten. Aus diesen Explorationen seien nur noch wenige Notizen hervorgehoben.

(38) Der Patient schildert auf Befragen, auch wenn er ganz alleine sei, habe er niemals das Gefühl, aus der Beobachtung herausgelassen zu werden. Niemals, keine Sekunde habe er das Gefühl, unbeobachtet zu sein. »Ich weiß überhaupt nicht mehr, auch in Zukunft nicht, ob irgendwann etwas Zufall ist. Das ist ein Eindruck, der lähmt. Gegen die Gedanken kann ich nichts tun, sie kommen von selbst. Es ist peinlich, dass mein ganzes Innenleben so ausgebreitet vor jedem Menschen liegt. Deshalb verschließt sich alles in mir. Früher war ich im Gegenteil viel offener, heiter und fröhlich. Ich hatte ja bisher auch keine großen Erlebnisse. Das ist eben jetzt der Lebenskampf in kleinem Maßstab.« Er habe jetzt immer das Gefühl der Unsicherheit, fühle sich den meisten nicht gewachsen. Manchmal merke er sogar, dass man im Voraus wisse, was er dächte.

(39) Als er einmal gefragt wird, ob er das Gefühl habe, als ob auch Naturvorgänge irgendeine Beziehung zu ihm hätten, wie etwa Bäume oder Blumen, antwortete er, darauf habe er, ehrlich gesagt, bisher nicht geachtet: »Sie waren kein Gegenstand für mich; ich war immer mit der Zukunft beschäftigt.« (Wie ist es, wenn die Sonne scheint?) »Dann kommt mir alles viel besser vor, dann kann ich mich eher freuen. Ich begrüße jetzt eigentlich die Sonne mehr als früher. Früher war sie mir etwas Selbstverständliches. Wenn ich jetzt draußen in Wind und Sonne bin, dann fühle ich mich freier und so, als ob irgendetwas von mir abgeschüttelt werde.« (Fällt Ihnen nicht auf, dass die Sonne manchmal scheint und manchmal nicht?) – Es zie-

hen während der Exploration wiederholt Wolken vor der Sonne vorbei. – Patient ist durch die Frage etwas verdutzt. »Ich halte mich in den Grenzen des Möglichen; das wäre ja direkt als krankhaft zu bezeichnen, wenn ich mir einbilden würde, dass auch die Sonne beeinflusst ist. Das wären Wahnvorstellungen. Dabei könnte man durchaus intelligent sein, aber das wäre doch ein Wahn ...« (dann nachdenklich) »... ich bin mir natürlich darüber klar, dass man in meiner Sache es auch so drehen kann ...« (Halten Sie es für möglich, dass auch die Sonne beeinflusst wird?) (nachdenklich): »Das könnte höchstens durch eine Spiegelung sein, man könnte so etwas schon vorspiegeln ...«

(40) Patient kommt sehr gedrückt zur Exploration, weil er doch verloren sei. Er werde nie mehr an Menschen glauben können. »Eine Menschenkenntnis gibt es ja nicht, die Menschen nähern sich mir in den verschiedensten Masken, in unscheinbaren Verkleidungen, keiner ist echt, keiner ist ehrlich, alles verstehen sich, alle zeigen sich anders.« (Sind wirklich alle Menschen im Saal Ihretwegen da?) »Ja, selbstverständlich.« (Welches ist der richtige Beruf dieser Leute?) »Zum Beispiel der S. gibt sich den Anschein eines Spießbürgers, eines Schwätzers, ich würde ihn sonst nicht für ernst nehmen (Altersmanie), in Wirklichkeit halte ich ihn für einen sehr gebildeten Menschen und die Schwatzhaftigkeit für den Ausfluss seiner Bildung. Es ist nämlich eine Kunst, so schwatzhaft zu sein, und es ist sehr geschickt, wie er vom eigentlichen Thema immer abkommt. Man muss kolossal aufpassen. In Wirklichkeit ein sehr gebildeter Mensch.« (Beruf?) »Ich vermute, dass er die Beobachtung berufsmäßig ausführt.« (Pat. K. – schizophrener Defekt.) »Auch K. spielt fabelhaft, ich glaube, dass er in Wirklichkeit Bauer ist. Er hat ja keine Geistesgröße, er spielt den schwerfälligen, unbeholfenen Bauern.« Es komme ihm ab und zu der Gedanke, dass hier auch andere beobachtet werden sollen, so wie er, die aber gegen ihn ausgespielt würden, so wie er gegen sie ausgespielt werde. Dieser Gedanke wird jedoch wieder verworfen. Es sei nicht wahrscheinlich.

(41) (Auf die Frage nach dem Zweck der Beobachtungen): Das sei alles, um seine Aufmerksamkeit und seinen Scharfsinn zu prüfen. (Nie Zweifel?) »Anfangs Zweifel in der ersten Zeit, aber dann, wie ich das alles erlebte, ist aller Zweifel geschwunden. Man bezweckt

damit, mich im Gefühl zu wiegen, ich werde nicht geprüft, wenn ich draußen bin. Man versucht alles, die Beobachtung so unauffällig wie möglich zu machen und es wird ja auch ganz richtig gemacht.« Zum Beipsiel bei Streitigkeiten im Saal nehme er Anteil oder Partei für irgendeine Seite, ohne im Augenblick an irgendeine Beobachtung zu denken. »Erst dann fällt mir ein, dass ich ja nur geprüft werde und wieder einmal gründlich reingefallen bin.« So sei es auch mit den Dingen draußen, mitunter nehme er an irgendetwas heftig Anteil und merke erst nachträglich, dass er wieder »reingefallen« sei. (Wieso der große Apparat?) »Ist mir auch vollkommen unerklärlich. So bedeutungsvoll kam ich mir bisher nicht vor.«

(42) (Beschäftigung?) Etwas Ernstes lesen würde er gern, aber er sei nicht aufnahmefähig, es störe die Umgebung, der Lärm, die Ablenkung. »Ich habe auch dazu nicht die richtige Einstellung. Am liebsten billige Romane, auf die ich früher mit Missachtung heruntersah; bin für das Große und Schöne nicht aufnahmefähig. Es fehlt mir dazu die Einstellung, so wie auch beim politischen Geschehen. Ich kann mich nicht auf das Unpersönliche konzentrieren. Ich würde es als grotesk empfinden, etwas Feinsinniges zu lesen und in Wirklichkeit sieht es doch so wüst in mir aus.«

(43) Er träume fast jede Nacht über Erlebnisse von früher, heute z.B. über Hersching, wo er die Schule besucht habe. Er wisse am Morgen genau, was er geträumt habe. Im Traum habe er nicht das Gefühl, beobachtet zu werden, während er im Halbschlaf das Gefühl schon wieder habe; das sei ihm aber jetzt schon vollkommen selbstverständlich, es gehöre mit dazu, er könne sich es schon gar nicht mehr anders vorstellen.

(44) Es wird nun der Versuch gemacht, ihm klar zu machen, es könne sich bei ihm um einen Wahn handeln. Anhand der ganzen Anamnese wird ihm die Möglichkeit vor Augen gestellt, dass die Veränderung in ihm selbst liege und dass dies wahrscheinlicher sei, als sie in die Außenwelt zu verlegen. Es gäbe nur diese beiden Möglichkeiten, die seltsamen Vorgänge zu deuten. Und da sei es einfacher, wenn man die Veränderungen bei ihm annehme, als den ganzen, riesigen Apparat für wirklich zu halten.

Dieser Gedanke wird von ihm völlig abgelehnt. Es könne schon sein, dass es derartige Kranke gäbe, aber bei ihm sei nicht krankhaft, was er erlebt habe. »Ich bin natürlich so fest verwachsen mit allem, dass ich das gar nicht aufgeben kann. Das ist meineÜberzeugung, da kann man eben nichts dagegen machen.« Versucht oberflächlich auf den Gedanken des Ref. einzugehen, um ihn sofort mit irgendeinem seiner gegenwärtigen Erlebnisse zu entkräften. Nach nochmaliger eingehender Diskussion meint er: »Ich habe es ja auch in Betracht gezogen, aber ich konnte eben zu keiner anderen Überzeugung gelangen, ich kann mir die Frage tausendmal am Tage vorlegen und werde immer wieder zu dem gleichen Schlusse kommen.« Man wusste ja schon wochenlang vorher, wie er reagieren werde, da er so reagierte, wie jeder vernünftige Mensch auf derartige Machenschaften reagieren musste. Und so konnte man alles vorbereiten. (Gibt es überhaupt Verfolgungswahn?) »Ja, sicher, das ist es ja gerade, dass bei mir die selben Erscheinungen bestehen, wie bei wirklich Kranken; das ist ja, was mich so in Raserei versetzt. Jeder Laie, der draußen steht, muss ja sagen, das gibt es ja nicht, das ist ja vollkommen ausgeschlossen. Was ich erlebt habe, das kann nur ›krankhaft‹ sein. Und das Übelste ist, dass meine Eltern auch die Hand im Spiele haben.« Als weiterhin versucht wird, den Patienten zu einem Zweifel an der Realität seiner Erlebnisse zu bringen, wird immer deutlicher, dass er gar nicht darauf eingehen will. Einmal meint er: »Stürzen Sie mich doch nicht noch einmal in diesen furchtbaren Zweifel! Entlassen Sie mich und ich werde zeitlebens in dem schönen Wahn leben, dass mir eine Chance geboten wurde. Es ist doch das größte Erlebnis, das ich überhaupt hatte. Ich will diesen Gedanken gar nicht aufgeben. Ich will mich nicht wieder in diese furchtbaren Zweifel stürzen.«

(45) Eine Aussprache wenige Tage, nachdem er im Kolleg vorgestellt worden war, wobei das primäre Wahnerleben vor dem Patienten erörtert wurde, ergibt, dass er plötzlich weitgehend korrigiert hat. Er lässt die Ansicht durchaus gelten, es könne sich um eine Krankheit gehandelt haben, zweifelt jedoch, überlegt hin und her, warum dies so und jenes anders war; auch ginge die Gedankenkontrolle weiter. Erzählt wieder über den Pat. W., von dem er früher annahm, dass er die geistige Kontrolle habe und die ganze Bande hier lenke. Jetzt glaube er nicht mehr, dass dies so sei. Verliert sich in Grübeleien. In seiner Haltung wirkt er wesentlich besser,

lässt während längerer Perioden des Gesprächs die Ansicht durchaus gelten, dass er krank gewesen sei, um freilich immer wieder mit Einwendungen dagegen zu kommen. Schon zu Beginn gab er unumwunden zu, »dass Ihre Meinung, Herr Oberarzt, doch vielleicht richtig ist«.

(46) (Anders geworden?) Er sei nicht derselbe, nicht mehr so sorglos, wenn er jetzt vielleicht so scheine, so sei dies nur Absicht und gespielt. In Wirklichkeit sei er unstet und gedrückt durch die ganze Beobachterei. »Mir kommt es vor, als ob mein Leben von jetzt an unter einem Unstern steht, ich weiß nicht, wie das enden soll. Ein Makel hängt an mir, das ist es aber auch nicht, es ist mehr das Innere; ich fühle mich nicht mehr so unbeschwert, habe kein rechtes Vertrauen mehr zu dem, was ich unternehme. Es ist nicht, dass man einfach älter geworden ist. Es ist ein Makel, der auf mir liegt. Man kann's nicht ausdrücken, so etwas Gehetztes, Gepeinigtes habe ich an mir. Ich glaube, so wirklich froh kann ich niemals wieder werden, bin vielleicht auf dem besten Wege, ein Eigenbrötler zu werden. So einer, der für sieh lebt, Spießer oder Mucker ...«

(Makel?) »Das ganze Erleben lastet auf mir, das ist dauernd wie ein Schatten, der mich begleitet. Ich fühle mich ganz unglücklich« – seufzend –, »wer hat nur an diese Möglichkeit gedacht, an eine solche Entwicklung, wie ich sie hier durchgemacht habe. Ich will nicht sagen, dass ich sehr eingenommen von mir war, aber ich hatte die nötige Portion Selbstvertrauen. Wenn ich etwas unternahm, so habe ich gar nicht an die Möglichkeit eines Fehlschlages gedacht und jetzt denke ich bei allem: vielleicht, vielleicht auch nicht. Man könnte es auch eine ungenügende Willenskraft nennen. Ich lebe unter dem Eindruck, dass man mir den Stempel der Minderwertigkeit aufgedrückt hat, weil ich von der Meinung ausgehe, ich war nicht krank. Nun bin ich nicht mehr vollwertig wie andere Menschen.«

(47) Nach einigen weiteren Tagen wird der Patient in Begleitung seiner Eltern zur Heeresentlassungsstelle geschickt. Er verabschiedet sich in herzlicher Weise und dankt dem Ref. für die ihm erwiesene Freundlichkeit. In seinem Verhalten, seiner Motorik und seinem Ausdruck ist er recht locker und gar nicht gespannt. Die Eltern unterschreiben einen Revers, dass sie ihn auf eigene Verantwortung mit nach Hause nehmen; es wird ihnen die Gefahr des Selbstmords

eingehend vor Augen gestellt. Es wird außerdem geraten, den Patienten bei den geringsten Anzeichen einer Zunahme seiner Wahnideen in die zuständige Nervenklinik zu bringen, damit dort eine Insulinkur durchgeführt würde.

(48) Drei Wochen nach der Entlassung schrieb der Patient folgenden Brief:

Sehr geehrter Herr Dr. C.! Nachdem nun fast drei Wochen vergangen sind, seit man die Güte hatte, mich versuchsweise auf die Menschheit loszulassen, möchte ich Ihnen einmal meine Eindrücke seit meiner Entlassung aus dem Lazarett schildern. Zuerst war ich, wie wir ganz richtig vorausgesehen hatten, furchtbar misstrauisch und witterte überall Spione. Am zweiten und dritten Tage legte sich das bereits und heute habe ich die Freude, Ihnen aufrichtig versichern zu können, dass ich frei von diesem Gefühl bin. Ich will damit jedoch meine frühere Behauptung von einer Beobachtung vor und während meiner Lazarettzeit, an die ich nur mit Hass denke, nicht widerrufen. Auf Grund einiger angestellter Nachforschungen und Beobachtungen bin ich nun überzeugt, dass ich in meinen Annahmen viel zu weit gegangen war. Wenn ich nicht an einige wenige Umstände, die aber umso schwerer wiegen, mich halten könnte, ich würde mich wahrhaftig Ihrer Meinung anschließen. Ich stehe vor einem Rätsel und kann nicht vergessen!

Seien Sie nun zum Schluss noch einmal meiner größten Hochachtung versichert. Ich sehe in Ihnen immer den großen Arzt und Menschen, obwohl ich Ihre ärztliche Hilfe verweigert habe.

Ihr dankbarer R. N.

Kurze Besprechung und Arbeitsplan

An der klinischen Diagnose eines schizophrenen Schubes ist wohl kein Zweifel. Die *Schulpsychopathologie* hat es hier nicht schwer, einen großen Teil des Inventars schizophrener Symptomatik aufzuzählen: Wahnstimmung, Beziehungswahn, Wahnwahrnehmung, Personenverkennung, Gedankenausbreitung und -beeinflussung,

Hypnosegefühl, körperliche Beeinflussungserlebnisse, wenigstens im Sinne gewisser Vergiftungserlebnisse, ferner ein Suizidversuch und ein über mehrere Tage dauernder katatoner Erregungszustand. Von den mir bekannten, ausführlich phänomenologisch dargestellten Fällen der Literatur ist am ähnlichsten der Fall Else Brandt von G. Schmidt.

Dass alle diese Symptome sich als ein »sinnloses Nebeneinander prozessbedingter Funktionsstörungen« (Zutt) darstellen, wird auch der Vertreter der *klassischen Psychopathologie* nach der Selbstdarstellung des Patienten nicht aufrechthalten. In dieser Darstellung scheinen sie sich irgendwie um das Thema – einer Prüfung auf die Offizierstauglichkeit – hin zu *ordnen,* sie bekommen von hier aus wenigstens einen Schimmer von »Sinn«. Freilich bleibt im Sinne der Psychopathologie genügend viel Material immer noch sinnlos.

Ein recht anderes Ergebnis hätte die Behandlung des Materials durch die *phänomenologische Anthropologie:* Der durch den Arbeitsdienst zu größter Aktualität gelangte, gleichwohl unerfüllbare Wunsch nach der Offizierslaufbahn, lässt den Jungen auf seinem Lebensweg in eine Krise geraten; Krise wiederum im Sinne des Vor-einer-Entscheidung-Stehens gemeint. Das Wunschziel nach der Offizierslaufbahn erweist sich im gleichen Sinn *unerreichbar,* wie es sich ihm auch als *unaufgebbar* darstellt. Das erreichbare Ziel des Finanzbeamten wird im gleichen Maß entwertet, in dem sich das unerreichbare Offiziersziel idealisiert. Es hat nicht beides gleichzeitig Raum: die vernünftige Einsicht in die Unerreichbarkeit und der heiße, alle Schranken überspringende Wunsch nach Erreichbarkeit. Was kann daraus nur resultieren? Als Zeichen der Nichtbewältigung der Krise: der Wahn. Nur durch ihn wird das Unvereinbare vereinigt: er soll Offizier werden und soll es gleichzeitig doch wieder nicht; er soll geprüft und gleichzeitig doch wieder der Prüfung entzogen werden; Kameradschaft erweist sich als Feindschaft; die Selbstentwertung des Finanzbeamten, der nicht einmal Offizier werden kann, wandelt sich um in die Werterhöhung desjenigen, um den schließlich das gesamte Wehrmachtsgeschehen kreist; gerade die Unerfüllbarkeit des (Offiziers-)Wunsches, lässt, energetisch gedacht – im Sinne einer Stauung –, die Wunschdynamik gewissermaßen über ihre Ufer treten, sodass schließlich nichts mehr neben ihr Platz hat. Es gibt im Raume dieser Seele nichts mehr außer diesen einen Wunsch und die Welt fügt sich diesem einen Thema. Zugleich aber muss irgendwo der Riegel vor seine Erfüllung geschoben werden, sonst würde sich der ganze Mechanismus selbst entlarven. Nur in der Spannung kann er bestehen: man will mich zum Offizier machen, will es aber gleichzeitig verhindern.

So etwa sähe vielleicht der daseinsanalytische Ansatz zur Darstellung des hier vorliegenden Weltentwurfes aus. Sogleich aber meldet sich die Gewissensfrage: Was wäre geschehen, wenn ...? Wenn also zwei Jahre vorher das Abitur an Stelle der Finanzprüfung abgelegt worden wäre? Oder, wenn damals schon die Bestimmung herausgekommen wäre – wie sie in der Tat einige Jahre später kam –, dass das Abitur keine notwendige Voraussetzung für die Offizierslaufbahn bedeute? Wäre der Junge von seinem schizophrenen Schub verschont geblieben, einfach deshalb, weil zu einer Krise kein Anlass bestand? Oder wäre vielleicht zu dem gleichen Zeitpunkt eine Krise mit anderer Thematik aufgetreten und hätte schicksalsmäßig wieder zu einem schizophrenen Schub geführt? Niemand kann diese Frage beantworten. Wohl aber wäre ein *Bekenntnis zu* fordern, auch ohne die Möglichkeit empirischer Verifikation.

Wir lassen vorläufig die Frage offen. Eingedenk unseres Planes, den Wahn selbst und nicht die Möglichkeit seiner Auslegung im Sinne der lebensgeschichtlichen Situation zu analysieren, wenden wir uns zunächst dem Ablauf des Geschehens zu und versuchen, einige wichtige Etappen daran aufzuweisen.*

***

1. Wir hören von unserem Kranken, dass er um Ostern 1939, also etwa 18-jährig, den Eindruck hatte, als käme von den Eltern eine Art Vorwurf, ihnen mit dem Besuch der höheren Schule auf der Tasche zu liegen. Irgendetwas drückte ihn. Eine Notwendigkeit zum Aufgeben der höheren Schule bestand nicht, ja er hatte bis dahin nichts anderes im Sinn gehabt, als sein Abitur zu machen. Auch waren die Leistungen durchaus befriedigend. Wie wir später

---

* Der Gedanke wird auf S. 205 weitergeführt.

von den Eltern bestätigt bekamen, bedeutete sein rascher Entschluss, dass Abitur aufzugeben, in der Tat eine Enttäuschung für sie. Sie hatten sich also, entgegen der Annahme unseres Kranken, den Abschluss der höheren Schule gewünscht. Dem Eindruck des Vorwurfes entsprachen die Tatsachen sicher nicht.

Wir müssen uns vorstellen, dass der Junge damals unter einem unbestimmten Drucke stand, für den er den Namen »Vorwurf von Seiten der Eltern« fand. Fragte man ihn näher, woraus er denn schloss, dass man ihm einen Vorwurf mache, konnte er nichts Greifbares anführen und änderte deshalb im Gespräch den Ausdruck »Vorwurf« in »Ansporn« um, freilich unter dem Eindruck seines Wahns, der ja noch in voller Blüte stand, als er seinen Lebensbericht abgab. *Ansporn* ist gewissermaßen *Vorwurf* mit umgekehrtem Vorzeichen, nämlich ein Druck hin zu ... anstelle des Druckes weg von ... Das Erlebnis dieses *Druckes* war es also wohl, der sich in jener Periode bemerkbar zu machen begann. Mit dem Vorwurf oder noch genauer, der Vorhaltung entsteht erstmalig so etwas wie eine Barriere, denn jede »Vorhaltung« hindert das Vorwärtsschreiten eben durch dasjenige, was »vorgehalten«, nämlich vor den Weg gehalten wird.

So gab er sein ursprüngliches Ziel, das Abitur, auf und entschloss sich zu einer anderen Laufbahn. Diese Bahn- oder Richtungsänderung wirkt wie ein erstes Unglückszeichen auf einem Weg in die Irre.

Für die folgenden anderthalb Jahre fehlt uns Berichtsmaterial. Dann aber treffen wir ihn im Arbeitsdienst und hören wieder von dem »Druck«, als erwarte man von ihm besondere Leistungen. Auch wird von dem Gefühl der Spannung gesprochen (2). Endlich spitzt sich dieses Gefühl dahin zu, als liege etwas in der Luft, oder als stehe etwas bevor. Er kann selbst nicht sagen, was es war, sondern darüber nur Vermutungen anstellen.

Beschreiben wir die Dynamik dieses Feldes, so ist sie schon ein bis zwei Jahre lang charakterisiert durch eine leichte Spannungserhöhung, im Sinne eines Druckes und Andeutung von Barrieren, die zu einer Richtungsänderung des Kurses zwingen, sodann Ansteigen der Spannung im Felde und schließlich das Erlebnis des »Bevorstehens« von Etwas. Sprechen wir davon, dass etwas »bevorstehe«, so bezeichnet dies stets eine beträchtliche Einengung des psychischen Feldes.

Wir sind nicht mehr frei, können uns nicht mehr bewegen wie vorher, nicht mehr entscheiden, wie eben noch, sind in eine Bindung geraten, unser Weg ist eingeengt und auf das Bevorstehende hin gerichtet. Wir sind gezwungen, darauf zuzugehen. Das Bevorstehende ist immer entweder positiv oder negativ, niemals neutral, niemals steht uns etwas Belangloses bevor. Was uns bevorsteht, ist immer bedeutsam für unser Leben, ändert etwas daran, schafft in irgendeiner Weise eine neue Lage. Bevorstehendes zwingt unser Dasein in Barrieren und führt so zu einer Spannungserhöhung im Felde.

Diese Erhöhung der Spannung – hier etwa über einen Zeitraum von ein bis zwei Jahren zurückreichend – wollen wir, vor allem im Vorblick auf unser Gesamtmaterial, auf das wir näher zu sprechen kommen werden, als die *erste Phase* des hier näher zu analysierenden schizophrenen Schubes registrieren. Man pflegt gewöhnlich vom Prodromalstadium zu sprechen, doch ist der Ausdruck Prodrom = Vorläufer nicht genau. Er ist kein phänomenologischer, sondern ein nosologischer Begriff und sagt nichts aus über die Art des Erlebens. Wir bezeichnen deshalb diese höchst charakteristische Phase nach einem Ausdruck der Bühnensprache als das *Trema.* Damit bezeichnet bekanntlich der Schauspieler den Spannungszustand, den er vor dem bevorstehenden Auftritt durchmacht. Jeder, der in ähnlicher Weise sich selbst zu exponieren hat, also auch der Virtuose, der Vortragende oder der Prüfungskandidat, kennt ihn. Der Ausdruck »Lampenfieber« trifft zwei Seiten dieses Erlebens: das Gefühl des Fiebrigen und das »im Lichte« stehen, das von »Lampen-angeleuchtet-und-angestrahlt-Werden«, das ja beim Schauspieler oder Virtuosen realiter, beim Prüfling nur im übertragenen Sinne stattfindet.

Das Trema ist nicht immer identisch mit Angst. Freilich kann es durchaus bebende, quälende und kaum bezähmbare Angst sein. Aber die Spannung vor dem sportlichen Wettkampf, also dem »Turnier«, ist gleichfalls Trema, und doch oft recht fern von echter Angst, vielmehr kann die Freude überwiegen. Je stärker die Chancen für Sieg erlebt werden, desto geringer wird die Fraktion Angst, die in jedem Trema steckt, je übermächtiger hingegen das Bewusstsein der möglichen Niederlage besteht, desto stärker wächst diese Angstfraktion.

Versuchen wir, uns kurz im Hinblick auf Späteres die *Topologie* der das Trema erzeugenden Situation klar zu machen, so ist es stets eine sehr charakteristische: Das Gesamtfeld ist eingeengt, d. h. allenthalben von Barrieren umschlossen. Man befindet sich in einem Feld, das man nach keiner Seite mehr verlassen kann, in dem man in seiner Bewegungsfreiheit also äußerst beengt ist. Gewiss hat man noch eine relative Freiheit innerhalb des umschlossenen Raumes, aber eben nur die »Freiheit« des Gefangenen in seiner Zelle oder seinem Lager. Denn Barrieren verhindern, gleich Stacheldrahtzäunen, das »Aus-dem-Felde-Gehen«. Der Schauspieler kann zwar im letzten Augenblick absagen und sich indisponiert erklären usw. – das wäre die Flucht-aus-dem-Felde –, aber solange er dies nicht getan hat, sondern auf seinen Auftritt wartet, hat er keine Freiheit. Auch der Prüfling könnte im letzten Augenblick zurücktreten, aber so lange er es nicht getan hat, zeichnet ihm die Situation den Weg vor. Das Feld ist also von einer Außenbarriere umgeben. Und dieser äußerst eingeengte Weg führt zwangsläufig – zunächst durch eine Innenbarriere im Sinne einer Zeitgrenze getrennt –, an einen Punkt, der nun – und das ist das Wesentliche – im Überschreiten nur die beiden Möglichkeiten von Sieg oder Niederlage, von Selbstwertsteigerung oder Selbstwertminderung zulässt. Der Ausschluss eines den Selbstwert neutral belassenden Weges charakterisiert also die Situation. Erst im Durchschreiten dieses kritischen Punktes öffnen sich die Schranken, das Feld entledigt sich der Barrieren und der Weg ist, frei. Damit sinkt sofort – und zwar auch im Falle der Selbstwertniederlage, also etwa beim »Durchfallen« – die spezifische Spannung, das Trema ist verschwunden.

Wir können zusammenfassen: Der bis dahin in seinem Verhalten kaum auffallende Junge lebt seit ein bis zwei Jahren in einem veränderten »Felde«. Langsam haben sich Barrieren aufgerichtet, im selben Maße stieg die Spannung oder der Druck im Felde bis zu einer Kulmination, die als das »Bevorstehen« erlebt wird.

Da, wie wir zu zeigen gedenken, dieser ersten Phase des schizophrenen Schubes in allen unseren Fällen große Bedeutung zukommt, mussten wir ihr einen besonderen Namen geben. Es wird unsere Aufgabe sein, uns über die Gesetzlichkeiten des Tremas anhand weiterer Fälle ein genaueres Bild zu machen.

2. Rasch entfaltet sich nun – man könnte sagen: von einem Tag zum anderen – das, was keimhaft in geballter Spannung schon im Trema enthalten war: der Wahn. Zunächst faltet sich die Thematik nur aus. Schon vorher hatte der dumpfe Druck des Tremas zu einer Beschäftigung mit der beruflichen Zukunft geführt und der Plan, evtl. ganz beim Arbeitsdienst zu bleiben und dort die Führerlaufbahn einzuschlagen – eine neue Bahnänderung – wurde ernstlich erwogen. Jetzt werden »Gerüchte« laut, dass er als Einziger des Lagers zum Truppführer befördert werden soll. Auch jenes potenzielle Zugleich von Sieg und Niederlage faltet sich aus in dem Gegensatz von »Beförderung« und »Anfeindung«, die gleichzeitig erlebt werden. So viel über die thematische Seite des beginnenden Wahns. Sie aber erscheint uns hier nicht die wesentliche Seite zu sein. Viel bedeutsamer ist der *Wandel der Erlebnisstruktur,* der nun eingesetzt hat. Es hat sich das sog. abnorme Bedeutungsbewusstsein entwickelt, jener so überaus charakteristische Erlebnismodus, der, alle nur denkbaren intentionalen Modi umspannend, vom sinnlichen Wahrnehmen über das Vorstellen bis zu den unanschaulichen Bewusstheiten und Denkakten, jedem Phänomen eine völlig neue Tönung gibt und der in keiner schizophrenen Psychose völlig vermisst wird. Es ist nun für unsere gegenwärtige Situation in der Psychiatrie sehr charakteristisch, dass wir für diesen hochwichtigen, ja *zentralen Modus* noch nicht einmal eine handliche Bezeichnung besitzen, denn die Ausdrücke »abnormes Bedeutungsbewusstsein« (Jaspers) oder »Beziehungsetzung ohne Anlass« (Gruhle) – so sehr sie auch diesen spezifischen Erlebnismodus meinen – sind doch überaus unhandlich. Man kann sie weder einfach substantivisch, noch vor allem adjektivisch verwenden. Man würde sich überhaupt nicht verständlich machen, wenn man etwas sagen würde: die Schlafbaracke oder die Brotbeuteln oder der Obertruppführer bedeuteten »Abnormes« oder waren »abnorm bedeutungsbewusst«; oder wenn man erklären würde, das von einem heimlich rauchenden Kameraden geschwenkte glühende Zigarettenende im Dunkelraum der Schlafbaracke wurde »ohne Anlass in Beziehung gesetzt« zu dem politischen Zeichen »Hammer und Sichel«. Auch die Ausdrücke Wahn oder Wahnwahrnehmung oder Wahnerleben sind unpraktisch, einmal weil wir auch sie nicht adjektivisch verwenden

können – denn »wahnhaft« heißen bei Jaspers bekanntlich andere Phänomene, bei denen Wahn sekundär auf anderes Psychisches reduzierbar ist* –, und dann vor allem deshalb, weil der Begriff des Wahns viel zu allgemein ist, noch sehr viel anderes einbegreift, was mit dem abnormen Bedeutungsbewusstsein nichts zu tun hat und vor allem, weil er überhaupt nicht definierbar ist.

Wir sind also gezwungen, ein neues Wort einzuführen, das substantivisch und adjektivisch zu verwenden ist und genau dasjenige meint, was von Jaspers als das abnorme Bedeutungsbewusstsein eindeutig beschrieben wurde. Nehmen wir als das Paradigma dieses Erlebnismodus die Wahrnehmung, so ist diese stets begleitet von der Aussage des Kranken, er wisse es eben, dass es so sei und brauche dafür keine Beweise. So wusste unser Patient, dass der Gewehrgriff, den die Soldaten auf dem Exerzierplatz machten, bedeuten sollte, er solle sich zusammennehmen. Dieses schlichte Wissen um die Bedeutung, ohne danach fragen zu müssen, woher man es weiß, charakterisiert jede Wahnwahrnehmung. *Der Wahnkranke verhält sich wie der Mensch in der Offenbarung.* Die Bedeutung des Gegebenen ist ihm »offenbar« und deshalb kann er den Zweifel seiner Umwelt überhaupt nicht verstehen. Wir wählten deshalb für jenen Erlebnismodus des abnormen Bedeutungsbewusstseins die Bezeichnung der *Apophänie***: Der Gewehrgriff wurde, wie wir jetzt sagen können, apophän erlebt, der gespenstische Kampf gegen vermeintliche Widersacher in der nächtlichen Baracke hatte alle Kennzeichen der Apophänie, die Bemerkung des Truppführers mit den Brotbeuteln lässt zumindest schon den Verdacht auf apophänes Erleben zu.

Während nun zunächst nur die Wahrnehmungsgegebenheiten die Zeichen der Apophänie erhalten – besonders deutlich etwa auf der Fahrt in das erste Lazarett, wo kein Wahrnehmungsbestand davon frei war – waren der Innenraum, d. h. die Vorstellungsinhalte, die gesamte Welt innerer Gehalte und Bilder davon frei geblieben. Der

---

* K. Schneider gebraucht den Ausdruck wahnhaft als Adjektiv zu Wahn, für das andere setzt er: wahnähnlich.

** αποφαίνειν = offenbar werden. Mit 2 Acc. = jemand als etwas darstellen.

Selbstdarstellung entnehmen wir indessen, dass irgendwann im weiteren Verlauf nun auf einmal die Apophänie sich auch des Innenraumes bemächtigt: »Er merkte damals schon an der Gedankenübertragung, dass er unter Hypnose stand (18).« Hieran wird deutlich, dass auch seine eigenen Gedanken apophän erlebt werden, sodass wir nun erst von einer *Apophänie des Gesamtfeldes* sprechen können.

Für alles, was an Beständen im Außen- d. h. Wahrnehmungsraum apophän erlebt wird, findet der Kranke bald die Bezeichnung, es sei »gestellt«, für alles hingegen, was im Innen, d. h. Vorstellungsraum apophänen Charakter erhält, spricht der Kranke meist davon, es sei »gemacht«. Wir kommen auf all diese Phänomene noch ausführlicher zurück, da die Analyse der Topologie des apophänen Erlebnisfeldes einer der wesentlichen Gegenstände unserer Untersuchung ist.

3. Wenn auch Anhaltspunkte dafür bestehen, dass bis zum Ende des Schubes dieser apophäne Erlebnismodus nicht mehr aufhörte, ist doch eine wichtige Unterteilung zu machen. Zunächst nämlich bleibt, wie wir der Darstellung entnehmen können, die Sinnkontinuität, wenn auch apophän verändert, als solche erhalten. Der Kranke vermag die Situation als ein Ganzes überblicken, wenn auch in einer seltsamen Umstrukturierung. Die nächtliche Szene in der Baracke oder die Autofahrt oder die Lazarettaufnahme werden als das erlebt, was sie sind, eben als Barackenszene, als Autofahrt, als Lazarettaufnahme. Die Welt ist noch eine geordnete, ja sie hat eine eigenartige Zentrierung bekommen, also eine Art von Überordnung oder Ausrichtung, ähnlich wie die Eisenfeilspänchen sich im Magnetfelde »ausrichten«. Nun aber vollzieht sich ein Wandel insofern, als diese Sinnkontinuität vorübergehend in Gefahr gerät. Gewisse situative Bestände beginnen derart zu dominieren, dass sie die Sinnkontinuität zu sprengen drohen: Die ärztliche Untersuchung etwa wird als drohende Exekution erlebt, er glaubte, er sollte abgeschlachtet werden. Auch das, was nun folgt, hat einen viel stärkeren Bildcharakter, als das Erleben vorher, sodass man den Eindruck bekommt, gewisse Erlebnisbestände formieren sich zu asyntaktischen Bildern, die eine Sinnkontinuität nicht mehr erkennen lassen. Das Brüllen eines Tieres draußen – vielleicht gab es in der Nähe

des Lazaretts Tierställe oder es nahmen andere Geräusche die Physiognomie von Tiergebrüll an – bedeutete: er solle durch Hypnose in ein Tier verwandelt werden. Hier sind wir zumindest an eine Grenze gelangt. Noch einen kleinen Schritt tiefer und die Sinnkontinuität der Situation wäre völlig zerrissen, eine Überflutung asyntaktischer, archetypischer Bilder wäre die Folge, die aber immer noch die Erlebniszüge der Apophänie trügen.

Für diese weitere Phase, die in unserem Fall allerdings nur gestreift, nicht wirklich erreicht wird, führen wir gleichfalls eine neue Bezeichnung ein, die jene Form geoffenbarter Bilder, die in keinem realen Sinnzusammenhang mehr stehen, ausdrücken soll. Wir sprechen von der *apokalyptischen Phase* oder dem Stadium der *Apokalyptik**. Wir werden uns bei Besprechung katatoner Erlebnisse näher mit ihr zu befassen haben.

Diese Phase kann sich mehr und mehr vertiefen, sodass bald nichts mehr über gestaltete Erlebnisbestände zu erfahren ist. Wir sind dann ganz auf die Verhaltensbeschreibung des katatonen Verhaltens angewiesen. Die sprachlichen Äußerungen sind dann meist auch nur rein formal als Verhaltensweisen, nicht aber mehr hinsichtlich ihres Sinngehaltes zu verwenden.

Im Falle des tödlichen Ausgangs könnte man noch ein *terminales Stadium* abgrenzen, das im Grunde nichts anderes als ein toxisches Koma zu sein scheint. Erlebnisgehalte sind darin nicht mehr aufweisbar.

4. Gewöhnlich aber stellt sich nach einiger Zeit spontan eine Besserung ein. Auch in unserem Fall kommt es im Laufe der Beobachtung zu einer langsamen Entspannung des Feldes. Die Apophänie kann wenigstens für Teilbereiche aufhören, für andere kann sie weitergehen. So kann man hören, die Gedankenbeeinflussung habe aufgehört, man ließe ihn endlich in Frieden, aber die Beobachtung ginge dennoch weiter. Oder man hört umgekehrt, auf der Straße sei nun niemand mehr aufgestellt, die Leute gingen wie gewöhnlich ihrer Beschäftigung nach, aber beim Briefeschreiben würden die Gedanken immer noch vorgesprochen (vgl. später). Endlich hören wir von gewissen Zweifeln, dass es wirklich so sei, wie an-

---

* αποκαλύπτειν = offenbaren.

fangs angenommen, man sei doch vielleicht zu weit gegangen, usw. Dabei macht sich bei unserem Patienten ein deutlicher Widerstand gegen das Aufgeben seiner anfänglichen Thematik der Prüfung bemerkbar: »Stürzen Sie mich doch nicht noch einmal in diesen furchtbaren Zweifel!« (44)
Diese Fixierung, die ganz den Charakter einer neurotischen Fixierung hat, ist außerordentlich bedeutsam für die heute so aktuelle Frage der »Psychohygiene«. Wir werden ausführlich darauf zu sprechen kommen.
Wir wollen diese restitutive Phase als *Konsolidierung* bezeichnen und anhand des gesamten Materials näher zu studieren suchen.
5. Endlich hörten wir in den letzten Wochen unserer Exploration von unserem Kranken eigenartige Äußerungen über die erlebten Veränderungen, die mit ihm als Ganzem vorgegangen sind. Er werde nie mehr an Menschen glauben könne (40). Am liebsten lese er billige Romane, auf die er früher mit Missachtung heruntersah. Er sei für das Große und Schöne nicht mehr aufnahmefähig, er könne sich nur auf das Unpersönliche konzentrieren (42). Er sei nicht mehr so sorglos, vielmehr unstet und gedrückt: »Mir kommt es vor, als ob mein Leben von jetzt an unter einem Unstern steht ... ein Makel hängt an mir ... ich fühle mich nicht mehr so unbeschwert, habe kein rechtes Vertrauen mehr zu dem, was ich unternehme.« (46)
Es kündigt sich hier jene charakteristische Wesensveränderung an, die man gewöhnlich mit dem unschönen und ungenauen Ausdruck des schizophrenen »Defektes« zu bezeichnen pflegt. Wir beschränken uns auf die neutrale Bezeichnung des *Residuums*. Es handelt sich also in den oben wiedergegebenen Beispielen um residuale Zeichen oder genauer: um die *Zeichen eines residualen Antriebsverlustes*. Auch hierzu soll anhand des Gesamtmaterials eingehend Stellung genommen werden.
Mit dieser Phasengliederung haben wir einen Plan gewonnen, nach dem wir ein größeres Erlebnismaterial schizophrener Psychosen durcharbeiten wollen. Die Beschäftigung mit ausgewählten besonderen Einzelfällen ist phänomenologisch oberste Forderung, bringt aber immer Gefahren mit sich. Sicher bringt sie uns die wichtigsten Einsichten; immer aber müssen wir diese am unausgelesenen statistischen Material auf ihre Gültigkeit hin revidieren. Hierzu

bedarf es eines auslesefreien und statistisch brauchbaren Materials, selbst dort, wo wir nicht gleich auszuzählen vermögen. Ein solches Material kann aber den genau analysierbaren Einzelfall wieder nicht ersetzen. So werden wir auch im Nachfolgenden immer wieder auf unseren Schulfall Rainer Bezug nehmen müssen. Wann immer wir es mit dem Menschen zu tun haben, wird Wissenschaft keiner der beiden Erkenntnisquellen ganz entraten können.

Das Gesamtmaterial

Unser Material ist ein unausgelesenes Kollektiv frischer schizophrener Schübe, die in den Jahren 1941/42 als Soldaten in einem Heimlazarett Aufnahme fanden. Dass wir auf dieses alte Material zurückgreifen, hat seinen guten Grund. Die Erlebnisanalyse schizophrener Psychosen leidet seit jeher an der allzu großen und unübersehbaren Mannigfaltigkeit ihrer Wahnthematik. In diese ungeheure und nicht zu bewältigende Flut von Erlebnismaterial ist kaum jemals eine Ordnung zu bringen. Binswanger beschränkte sich deshalb auf jeweils einen Fall. Hier glaubte er, die Determination der Wahnthematik bis in die Kindheit zurückverfolgen zu können. Es musste nun – gewissermaßen im Vergleich zu den großen Einzelanalysen Binswangers – ein Material interessieren, das aus lauter Fällen bestand, die im Zeitpunkt, als die Psychose zum Ausbruch kam, alle »uniformiert« waren, d. h. dieselbe Ausgangsposition hatten. Alle unsere Fälle erkrankten als Soldaten während ihres Wehrdienstes, alle erkrankten im gleichen Kriegsjahr 1941/42. Nach der Überzeugung Binswangers dürfte dies für die Thematik des Wahns kaum eine Rolle spielen, der sich ja langsam als ein zum Scheitern verurteilter Weltentwurf von Kindheit an vorbereitete. Es wird sich jedoch zeigen, dass die Uniformierung der Kranken auch die Psychosen uniformiert. Ja, wir werden den Nachweis erbringen können, dass oft Zufälligkeiten zu Beginn des Wahneinbruchs die Thematik beeinflussen.

Unser Material besteht aus insgesamt 117 Fällen, die in den genannten Jahren das Lazarett mit der Diagnose Schizophrenie passierten. Alle Fälle, bei denen die Diagnose nicht mindestens im Sinne der Schizophrenie sehr verdächtig war, wurden von Anfang an eliminiert. Bei der jetzigen Durcharbeitung mussten gleichwohl fünf Fälle als sicher oder sehr wahrscheinlich nicht schizophren ausgeschlossen werden. Bei fünf weiteren Fällen musste im Hinblick auf die reaktive Auslösung und das rasche Abklingen die Verdachtsdiagnose »sensitiver Beziehungswahn« gestellt werden. Auch sie wurden aus dem Material ausgeschlossen, sollen aber abschließend im Anhang eine kurze Besprechung finden. Das Gesamtmaterial von 117 Fällen reduzierte sich also nach Ausschluss der beiden kleinen Gruppen auf 107 Fälle.

Den *Altersaufbau* des Materials mit dem Stichjahr 1942, dem Abschluss der Beobachtung*, zeigt Tabelle 1, die zugleich auch den Altersaufbau zur Zeit des ersten Schubs, bzw. der ersten sicheren Anzeichen schizophrener Störungen, enthält; die Zahlen weichen deshalb ein wenig auseinander, weil sich bei der Untersuchung ergab, dass bei einer Reihe von Fällen die ersten schizophrenen Manifestationen wesentlich früher eingetreten waren, aber bis zum neuen Manifestwerden nicht bekannt bzw. erkannt waren.

Hereditäre Belastung, d. h. Psychosen in der engeren Familie, ließ sich bei 28 (26 %) Fällen eruieren. Diese Ziffern sind jedoch kaum verwendbare Minimalziffern, wenn man bedenkt, dass zur Zeit der Untersuchung noch das Sterilisationsgesetz in Kraft war.

Angaben über *mangelhafte Schulleistungen* bekamen wir bei insgesamt 24 (23 %) Fällen. Hervorheben möchten wir drei Fälle, bei denen ausdrücklich durch die Angehörigen auf eine Leseschwäche hingewiesen wurde, die die Ursache für die schlechten Schulleistungen bildet. Bettnässen war in fünf Fällen zu eruieren.

Die Zahl ausgesprochen *psychopathischer Persönlichkeiten* war, soweit dies eruierbar war, erstaunlich gering, wenn man diesen Begriff eng fasste und vor allem früher durchgemachte psychotische Schübe, die zu Wesensveränderungen führten, ausschloss. Es blieben dann nämlich nur fünf Fälle übrig, auf die die Bezeichnung Psychopathie anwendbar war.

Fall 49 war sein Leben hindurch ein ausgesprochen unsteter Geselle gewesen, war nach Südafrika ausgewandert (Natal), fünf Jahre

* Verf. wurde damals an die Front versetzt.

Tabelle 1: Altersaufbau des Gesamtmaterials (vgl. auch Abb. 1)

Altersgruppe	Alter zu Beginn der ersten Krankheitserscheinung	Alter bei Ausscheiden aus der Beobachtung
–16 Jahre	3	–
17–19 Jahre	6	2
20–22 Jahre	21	18
23–25 Jahre	19	10
26–28 Jahre	18	20
29–31 Jahre	18	21
32–34 Jahre	7	15
35–37 Jahre	16	12
38–40 Jahre	4	9
41–44 Jahre	–	4

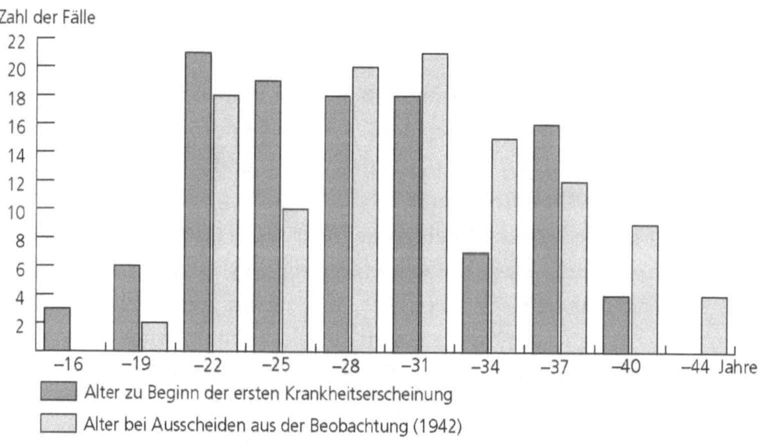

Abb. 1: Altersaufbau des Gesamtmaterials

später nach Deutschland zurückgekehrt; mit den Ersparnissen begann er ein Milchgeschäft, gab es aber nach wenigen Monaten wieder auf, um zur See zu gehen. Machte zwei Fahrten nach Ostasien, ging dann in den Heringsfischfang als Matrose, fing schließlich bei der Reichsbahn an und meldete sich bald darauf, nämlich 1940, zur Wehrmacht, wo ein Jahr später die Psychose manifest wurde. Wahrscheinlich hatte auch dieser Kanke schon früher einmal einen nicht erkannten Schub durchgemacht.

Fall 54 habe immer als exaltiert gegolten und war als Student bei den Kameraden unbeliebt wegen seines Geltungsbedürfnisses und pathetischen Wesens und seiner taktlosen Bemerkungen.

Fall 56 wurde von der Frau als subdepressive Persönlichkeit mit Neigung zur Eifersucht geschildert. Schon fünf Jahre vor dem Ausbruch der Psychose sei sie nach einem Spaziergang mit den Kindern einmal heimgekommen und fand ihren Mann dabei, das Bett abzuschlagen. Er sagte nur: »Du kannst ja jetzt gehen, wir sind fertig miteinander«, weil er sie bei einem anderen Mann vermutete. Als sie ihn aber beim Wort nahm und wirklich ihre Sachen zu packen begann, fing er an zu weinen und habe sie um Verzeihung gebeten.

Fall 30 gehörte der holländischen kommunistischen Partei an, trat aber nach den Einmarsch der Deutschen sofort in die holländische SS ein. Galt als »schwieriger« und ewig unzufriedener Mensch, der ständig in Opposition war.

Fall 19 wird gleichfalls als eine subdepressive, etwas lahme Persönlichkeit geschildert, was zehn Jahre vor Ausbruch der Psychose zu einem sehr schwach motivierten Selbstmordversuch geführt hatte.

Angesichts dieser geringen Zahl ausgesprochen psychopathischer Persönlichkeiten muss die Auffassung, das schizophrene Schicksal reiche bis in die Kindheit zurück und finde dort stets schon ihre bedeutsame Prägung, wohl einem gewissen Zweifel begegnen.

Nun ergab die genaue Durchforschung der Vorgeschichte eine überraschend hohe Zahl von Fällen, bei denen schon früher *Psychosen* abgelaufen waren. Zunächst finden sich einige Fälle, die wegen depressiver und unklarer Zustände in klinischer Behandlung gestanden hatten oder bei denen Anhaltspunkte für eine Psychose bestanden, die ohne klinische Beobachtung abgelaufen war.

Fall 62 war acht Jahre vorher vier Wochen in der Nervenklinik wegen »Depressionszustand bei Debilitas«. Der damals schon 35-jährige Mann mit einer Hasenscharte, hatte Angst, man wolle ihn verhaften und machte einen Suizdiversuch durch Erhängen. In der Klinik äußerte er: »Im Garten erzählen die anderen immer von einem Patienten Haupt, gerade als ob ich den erschossen hätte.«
Fall 34 hatte schon zwölf Jahre vorher, als 20-Jähriger, eine »Angstpsychose mit Schlaflosigkeit«. Sieben Jahre später hatte er eine Auseinandersetzung mit einem Arbeitskollegen, mit dem er nicht mehr arbeiten zu können erklärte. Er meinte, er wollte lieber sterben, als mit dem Menschen weiter zusammenzuarbeiten und äußerte Selbstmordideen. In der psychiatrischen Klinik wurde die Diagnose: »Depression und leichter Diabetes mellitus« gestellt. Im folgenden Jahr kam er in Haft auf Grund § 175 und erhielt zwei Jahre Gefängnis. Erst fünf Jahre später wurde der schizophrene Prozess manifest.
Fall 61 wurde 1939 (25-jährig) wegen eines Notzuchtverbrechens unter Anklage gestellt und zu anderthalb Jahren verurteilt. Als er aus dem Gefägnis kam, sei er verändert gewesen. Zu der Strafsache befragt, gab er später an, die Mädeln hätten ihn eben »hineingelegt«: sie hätten ihm »zu verstehen gegeben«, dass sie den Verkehr wollten und dann hätten sie ihn angezeigt.
Fall 100, wegen Betteln und Fahrraddiebstahls vorbestraft, war vorübergehend in einer Nervenklinik mit der Diagnose: »Verstimmungszustand eines selbstunsicheren Psychopathen«.
Fall 28 hatte mit 17 Jahren einen auffallend schwermütigen Zustand, der vom Nervenarzt als »Pubertätskrise« bezeichnet wurde.
Fall 46 hatte 1936 (22-jährig) eine Periode von Verstimmungen, vernachlässigte sich, habe in Bars herumgesessen, »wie so eine Art Zuflucht«, betrank sich häufig und ließ sich von seinem Vater nichts mehr sagen. »Ich war damals so, wenn ich einmal das Geld nicht bekommen hätte, dann hätte ich bestimmt einen Mord begangen. Wenn ich später darüber nachdachte, was ich meinem Vater damit antat, habe ich selbst darüber geweint.«
Fall 37 habe vier Jahre vorher (37-jährig) drei Nachbarn wegen Spionageverdacht zur Anzeige gebracht, auch auf der Straße verdächtige Beobachtungen angestellt, sei aber nicht in nervenärztlicher Behandlung gestanden.

Fall 10 hatte zwei Jahre vor der Einziehung (29-jährig) ein ähnliches Erlebnis: Im Restaurant saß ein Herr am Tisch, der derartig spionageverdächtige Äußerungen machte, dass er sofort darüber bei der geheimen Staatspolizei Meldung machte. Er habe später von dieser Sache nichts mehr gehört, machte aber dieses Erlebnis zu seiner jetzigen Wahnthematik.

Fall 72 war immer ein Einzelgänger, sei 1937 »aus dem Gleichgewicht« geraten. Er habe zu nichts mehr Lust gehabt, sei völlig teilnahmslos geworden und hatte in der Offiziersschule, die er damals besuchte, das Gefühl, man wolle ihn absichtlich ärgern, weil man wusste, dass er so empfindlich sei. Er kam dann 1941 als Wehrmachtsbeamter nach Norwegen, wo die Psychose zum Ausbruck kam.

Fall 27 sei mit 16 Jahren so widerspenstig gewesen, dass es zu unerträglichen Auseinandersetzungen mit den Eltern kam, die ihn über den Jugendpfleger in die Nervenklinik brachten, wo die Diagnose: »jugendlicher Psychopath« gestellt wurde. Bei der Wehrmacht fiel er dann sehr bald als Hebephrener auf.

Die Fälle zeigen, dass oft schon lange Jahre vor dem Manifestwerden der Schizophrenie leichte Psychosen ablaufen, die nicht als schizophren, vielfach auch nicht einmal als psychotische Erscheinungen erkannt werden, dennoch aber im Rückblick als erste schizophrene Manifestation angesehen worden müssen. Gerade dieses kurze Aufflackern, diese kritischen Vorzeichen haben durchaus Krankheitscharakter. Wir werden im Abschnitt über die Verläufe darauf noch zu sprechen kommen.

Endlich fanden sich 13 Fälle, die vor ihrer Einziehung zur Wehrmacht schon sichere *schizophrene Schübe* durchgemacht hatten, die als solche auch diagnostiziert wurden. Die Ausheilung war aber offenbar so gut, dass bei der Musterung nichts mehr davon erkannt wurde, zumal die Patienten selbst die Sache verschwiegen.

Fall 101 hatte 1924 (23-jährig) einen sicheren schizophrenen Prozess, der jedoch eigenartig »organisch« anmutete: Im Mai dieses Jahres schwerer grippaler Infekt, viel geschlafen, langsame Rekonvaleszenz. Im Oktober desselben Jahres Cripperückfall mit psychotischen Manifestationen, aus denen sich rasch eine schwere katatone Psychose mit Katalepsie, Stupor und Amimie entwickelt. Obwohl man die Diagnose einer Enzephalitis ernstlich in Erwägung zieht,

entschließt man sich zur Diagnose Schizophrenie. Langsame Ausheilung. 1929 heiratete der Patient, hatte zwei Kinder und wurde 1941 eingezogen. Hier meldete er sich nach drei Monaten krank, war ängstlich, glaubte erschossen zu werden, entwickelte deutliche Beziehungserlebnisse, verfiel schließlich in einen Stupor. Langsame Aufhellung. kann nachträglich kaum Angaben machen, sondern bagatellisierte die Erkrankung. Postenzephalitische Züge fehlen.
Fall 38 war während der Lehrzeit fünf Monate in Anstaltsbehandlung.
Fall 4 machte mit 16 Jahren einen psychotischen Zustand durch, bei dein von »manisch-depressiven Zügen bei dem Verdacht auf Hebephrenie« gesprochen wurde.
Fall 85 erkrankte 1929 an einer schizophrenen Psychose. Erst 1933 – die vier Jahre hatte er zu Hause herumsitzend zugebracht – fing er langsam wieder an zu arbeiten, begann sich wie früher wieder für den Fußball zu interessieren, nahm dann eine Stellung als Reisevertreter an, heiratete 1937, wurde 1940 Telefonist in einem großen Betrieb, meldete sich dann freiwillig zur Wehrmacht, wurde aber nach vier Wochen wegen »Schwäche« entlassen, wurde 1941 nochmals eingezogen und schon nach acht Wochen aus ähnlichen Gründen entlassen. 1942 wurde er nochmals eingezogen, und nun vom WBK wegen »Simulationsverdacht« zur Begutachtung geschickt.
Fall 57 erkrankte in den Jahren zwischen 1932 und 1939 fünfmal an kurz dauernden katatonen Psychosen (periodische Katatonie).
Fall 19 beging 1931 (24-jährig) einen motivarmen Suizidversuch, kam 1933 in die Anstalt mit einer schizophrenen Erkrankung, wurde im folgenden Jahr wieder entlassen, ging 1939 zur Marine, wurde dort wegen einer »Nervensache« entlassen, 1941 zur Wehrmacht eingezogen.
Fall 32 machte 1934 eine schizophrene Psychose durch, war dann völlig frei und berufstätig, bis er 1941, kurz nach seiner Einziehung, neuerlich erkrankte.
Fall 51 verbrachte die Zeit von Ende 1936 bis Mitte 1937 mit einer Schizophrenie in einer Anstalt und war dann frei bis zu seiner Einziehung, wo er sofort auffiel, weil er »keine Lust zum Dienst« hatte. Er machte eine längere Leidenszeit mit zahlreichen Disziplinarstrafen durch, bis man die wahre Natur der Sache erkannte.

Die Fälle 8, 29, 41, 93 machten in ähnlicher Weise kurze schizophrene Schübe durch, die als solche auch diagnostiziert waren, wurden dann wieder berufsfähig und erkrankten erst nach ihrer Einziehung zur Wehrmacht.

Fall 9 endlich stand zwei Jahre vor der Einziehung unter Anklage wegen eines Sittlichkeitsdeliktes an Jugendlichen. Er wurde zu einem Jahr Gefängnis verurteilt und nach der Entlassung aus dem Gefängnis sehr bald zur Wehrmacht eingezogen, wo er noch zwei Arreststrafen wegen Disziplinwidrigkeiten bekam. Die nachträgliche Exploration ergab mit voller Sicherheit, dass schon das Sittlichkeitsdelikt in die Zeit einer schizophrenen Psychose fiel.

Der Überblick zeigt, wie leicht offenbar von Musterungskommissionen, aber sicher auch von anderen ärztlichen Institutionen, zurückliegende schizophrene Prozesse übersehen werden können. Dies ist an sich nichts Neues. Es erscheint uns aber doch notwendig, darauf hinzuweisen, dass in allen diesen Fällen die militärische Einziehung ein *grober Missgriff* war. Die Wiedereingliederung in den Beruf nach einem durchgemachten schizophrenen Schub bedeutet eine Art Kompensation, die oft nur mit Mühe und durch glückliche Umstände zu Stande kommt. Die Einziehung kann nun, wie die vorstehenden Fälle zeigen, sehr rasch eine *Dekompensation* herbeiführen, die u. U. nicht wieder gut zu machen ist. Wenn in einem solchen Fall nachträglich Entschädigungsansprüche geltend gemacht werden, sollte man nicht so einfach darüber zur Tagesordnung übergehen mit dem Hinweis auf das »anlagebedingte Leiden«. Nun fanden sich bei dem Versuch, die Zeit vor dem Ausbruch der Psychose phänomenologisch zu erhellen, noch einige Berichte, die vielleicht in die Psychopathologie des Alltags gehören, d. h. nichts mit der Jahre später eintretenden Psychose zu tun haben, die aber gleichwohl auch ein erstes *Wetterleuchten* sein könnten.

Fall 36 hatte vor sechs Jahren einmal »so ein komisches Gefühl, als wenn die Wände des Zimmers auf mich fielen« –, war damals überhaupt in schlechter Verfassung, wollte sich erschießen. Die Sache habe sich jedoch bald behoben.

Fall 42 gab an, vor vielen Jahren eine »Vision« gehabt zu haben. Er habe damals einem religiösen Jugendbund angehört und dabei sogar eine Art Gottesdienst abgehalten. Eines Nachts im Bett – der Mond

schien ins Zimmer – habe er plötzlich einen Christuskopf gesehen, mit einer Dornenkrone. Auch sah er die Bibel aufgeschlagen und konnte darin lesen, dass er (Patient) ein Berufener sei, der der Menschheit etwas zu bringen habe. Er fügt hinzu, vielleicht sei es ein Traum gewesen, er habe es lange vergessen, nun sei es ihm vor kurzem wieder eingefallen.
Fall *94* berichtet gleichfalls über ein Traumerlebnis, das allerdings dem Beginn der Psychose nur kurze Zeit vorherging. Er träumte, er würde sich mit seinem Lehrer unterhalten und wäre plötzlich gänzlich wahnsinnig geworden. Er sah alles durcheinander stürzen, das Haus brannte, alles sah so geisterhaft aus, so gespensterhaft, auch die Eltern waren so verändert, er wisse gar nicht, wie er das beschreiben solle. Der Traum habe ihn noch lange ins Wachen hineinverfolgt.
Fall 46 hatte in der Rekrutenzeit eine Arreststrafe bekommen, weil ihm beim Gewehrreinigen ein Schuss los ging. Er wisse noch, dass er damals gewusst hatte, dass noch eine Kugel im Lauf steckte. Er habe auf einmal nur den Abzughebel gesehen und gleichsam, wie in einem unüberwindlichen Zwang gehandelt. Er musste einfach den Abzug niederdrücken. Er habe aber die Mündung nach oben gehalten, sodass nichts passiert sei.
Fall 73 sei als Junge von 17 Jahren einmal in einer Wirtschaft gewesen. Da habe ihn ein Mann angeschaut, »so als ob er mich hypnotisieren wolle«. Und später sei es ihm so vorgekommen, als wenn dieser Mann sein Geschlechtsteil in die Hand genommen hätte. Er habe es dann wieder vergessen, aber von Zeit zu Zeit habe er dann immer wieder das Gefühl gehabt, »als wenn ich schwul wäre«, doch habe er niemals homosexuelle Handlungen verübt, sei vielmehr gut verheiratet und habe sechs Kinder.
Fall 3 hatte als 18-Jähriger ein seltsames Einschlafbild, dessen er sich heute noch entsinnen kann: Er sah einen Kerl mit rotem Halstuch auf sich zukommen. Als er sich aufrichtete, war das Bild weg. Viel später, nämlich kurz vor Beginn der Psychose, während des Frankreichfeldzuges, sah er, als er auf der Pritsche lag, eine Negerfratze vor sich. Auch dieses Bild sei sehr rasch verschwunden gewesen. Er glaube, nicht geschlafen zu haben. In dieser Zeit hätte man Angst vor herumstrolchenden Negersoldaten gehabt.
Fall 30 hatte einige Monate vor Beginn der Psychose, als er über eine

Brücke ging, das seltsame Erlebnis, als wäre alles umgedreht, was links war, schien auf einmal rechts, auch alle Gedanken waren umgedreht und indem er stadtwärts ging, hatte er das Gefühl, aus der Stadt herauszugehen. Dieses Gefühl war nicht natürlich, sondern schien ihm »künstlich erzeugt« zu sein. Auch die Leute meinten, »ja«, wenn sie »nein« sagten. Nach einigen Stunden war dies abgeklungen. Patient hatte sich in dieser Zeit aus der holländischen kommunistischen Partei gelöst und war in die SS eingetreten.

Endlich sei noch darauf hingewiesen, dass eine nicht unbeträchtlich große Zahl von Fällen ihre akute Manifestation der Schizophrenie nicht bei der Truppe, sondern im Lazarett erlebten, wohin der Kranke wegen einer anderen, mit der Psychose offenbar in keinem Zusammenhang stehenden körperlichen Störung gekommen war.

1. Die *Fälle 20* und *117* erkrankten im Lazarett, wo sie wegen einer Granatsplitterverletzung lagen.

2. Die *Fälle 1* und *21* kamen wegen Erfrierungen in Behandlung, wobei *Fall 1* im Lazarettzug, von der Front kommend, akut psychotisch wurde, *Fall 21* hingegen nach Abheilung seiner Erfrierung auf dem Genesungsurlaub psychotisch erkrankte.

3. Die Fälle *28* und *113* standen in ohrenärztlicher Behandlung wegen Mittelohrvereiterung, als die Psychose ausbrach. Bei *Fall 113* hatte sich an die Ohreneiterung noch eine Sepsis angeschlossen, an diese ein Abszess am Hals in Karotisnähe, sodass nur fünf Bluttransfusionen das Leben retteten. Nach der sehr langsamen Erholung traten auf dem zweiten Genesungsurlaub, den er vom Lazarett aus erhalten hatte, die akuten Verfolgungsideen auf.

4. Der *Fall 110* lag wegen einer Knieeiterung im Lazarett, wo er geschnitten worden war.

Der *Fall 109* wurde wegen einer Mandeleiterung operiert und wurde psychotisch auf dem Weg zurück zur Truppe.

Der *Fall 24* fiel nach einer Drüsenoperation am Hals, als er zur Truppe zurückkehrte, auf, wurde deshalb dem Nervenarzt vorgestellt, der ihn jedoch voll dienstfähig erklärte. Kurz darauf brach die Psychose aus und äußerte sich damit, dass er eines Morgens den Kompaniechef mit Handschlag begrüßte.

Der *Fall 18* kam wegen einer Gonorrhoe in Lazarettbehandlung, wo er allerdings sofort durch sein seltsames Verhalten auffiel.

Der *Fall 6* schüttete, als er aus der Narkose nach Blinddarmoperation erwachte, dem Sanitätsdienstgrad den Tee ins Gesicht und war von diesem Augenblick an so psychotisch, dass er sofort dem Psychiater vorgestellt wurde.

5. Die *Fälle 16* und *47* kamen ins Revier, der eine wegen Grippe – auf dem Genesungsurlaub wurde er psychotisch –, der andere wegen Muskelrheuma; im Revier weigerte er sich, sich Spritzen geben zu lassen und wurde darauf sofort wieder zur Truppe geschickt, wo er nach wenigen Tagen akut zu halluzinieren begann.

Die *Fälle 32* und *116* kamen in die Heimat wegen Magen-Darmstörungen, der Erstere hatte schon im Jahre vorher dieselben Störungen, die aber gut ausgeheilt waren und erkrankte nun neuerdings unter Ulktisverdacht. Im Lazarett begann die Psychose mit einem akuten Angstzustand. Der Letztere machte zuerst eine Angina durch, erkrankte, kaum wieder bei der Truppe an einem akuten Magen-Darmkatarrh, und entwickelte im Lazarett den Beziehungswahn.

Auch der *Fall 42* hatte ständig mit Durchfällen zu tun, war deshalb auch in Lazarettbehandlung, erkrankte an seiner Psychose, als er kurze Zeit wieder bei der Truppe Dienst machte.

Man wäre geneigt, angesichts dieser Verläufe einen Zusammenhang zwischen der körperlichen Störung und der schizophrenen Psychose zu vermuten, entweder in dem Sinn, dass die körperliche Erkrankung eine Art Widerstandsherabsetzung bewirkt und somit zur Auslösung der Psychose beiträgt, ähnlich wie etwa die Schwangerschaft und die Entbindung eine gewisse Auslösungsbereitschaft für schizophrene Psychosen bei Frauen zu haben scheint; umgekehrt ließe sich auch vermuten, dass manche dieser körperlichen Erkrankungen schon Manifestationen des schizophrenen Prozesses sind, also gewissermaßen die psychotische Psychogenie der körperlichen Erkrankung. Am ehesten wäre dies bei vegetativen Störungen, wie Magen-Darmstörungen, denkbar. Man muss aber doch wohl auch den Faktor der zufälligen Koinzidenz in Betracht ziehen. Ein gewisser Prozentsatz von Soldaten befindet sich eben immer in Lazarettbehandlung und deshalb wird man schon nach der Wahrscheinlichkeit erwarten müssen, dass die Manifestation des schizophrenen Prozesses einen Teil der Fälle im Lazarett erreicht.

Bei den folgenden sechs Fällen halten wir allerdings die körperliche Erkrankung für den echten Vorläufer der Psychose, also für eine somatische Manifestation des Tremas.

Fall 3 kam mit stechenden Schmerzen in der linken Brustseite bei Anstrengungen, körperlicher Schwäche und Mattigkeit sowie Ohnmachtsanfällen ins Lazarett.

Fall 13 fühlte sich »so schwach, so Ziehen im Kopf«, war beim Nervenarzt, der ihn zum Dienst schickte. Wenige Wochen darauf »wieder so müde, dauernd schlapp, Herzklopfen«, deshalb neuerdings ins Lazarett, wo die Psychose manifest wurde.

*Fall 29 klag*te seit Wochen über Herzbeschwerden, das Herz würde sich »so zusammenziehen«. Lag längere Zeit im Revier, wo eines Tages die Psychose manifest wurde.

Fall 49 wurde vom Truppenarzt dem Lazarett überwiesen, weil er sich nicht wohl fühlte: »Ich war immer so müde, beim Militär wird man so gezogen, die persönliche Freiheit wird mehr ausgeschaltet«, steht als wörtliche Bemerkung des Kranken in seinem ersten Krankenblatt.

Fall 82 meldete sich mit Stichen beim Atmen, Schwindelgefühl und Mattigkeit krank. Es findet sich der Eintrag: »macht einen energielosen, abwesenden Eindruck«. Wird mit Erschöpfungszustand, emotional labil und nervösen Herzbeschwerden zurückgeschickt.

Fall 102 klagte schon im Sommer 1942 an Schwäche in den Knien, ständige Atembeschwerden, Nervosität, Schmerzen in der Schädeldecke. Auch gab er an: »Wenn ich Zigaretten rauche, dann merke ich, dass in meinem Kopf etwas nicht in Ordnung ist.« Im Dezember 1942 brach ziemlich akut die Psychose aus.

Überblickt man diese *»Prodrome«*, die sich bei der genauen Durchsicht der Vorgeschichte frischer schizophrener Schübe fanden, so ergibt sich Folgendes:

24 (23 %) waren leichte bis mittelschwere Schulversager, davon zeigten drei (3 %) ausgesprochene Leseschwäche.

Fünf (5 %) waren psychopathische Persönlichkeiten im engeren Sinn des Wortes, wobei bei einigen von diesen der Verdacht vorlaufender psychotischer Züge nicht ganz von der Hand zu weisen ist.

22 (21 %) hatte früher schon eine Psychose durchgemacht, davon neun depressive oder unklare, nicht sicher diagnostizierte Psychosen und 13 (12,5 %) sicher schizophrene Schübe.

22 (21 %) erkrankten im Lazarett, wohin sie wegen mannigfacher körperlicher Leiden in Behandlung geschickt waren.

***

Dieser objektive Überblick war notwendig, um dem Leser Art und Zusammensetzung des Materials und die Art seiner Verarbeitung anschaulich zu machen. Wenn auch außerhalb unserer phänomenologischen Fragestellung liegend, lassen sich doch einige wichtige Schlüsse auch für unseren Gegenstand daraus ziehen. Wir können nämlich annehmen, dass rund 77 % Normalschüler mit guten Schulleistungen sich in unserem Material finden, weiter 95 % unpsychopathische Grundpersönlichkeiten und 80 % die wirklich ihren ersten psychotischen Schub unter unserer Beobachtung durchmachten, ebenso 80 %, bei denen die Erkrankung sofort als psychische Veränderung ohne das Vorlaufen einer körperlichen Erkrankung begann.
Der Überblick möchte zeigen, dass das Material die Voraussetzung für die phänomenologische Analyse des ersten schizophrenen Schubes im Wesentlichen erfüllt.

A. DIE GESTALTANALYSE DES SCHIZOPHRENEN WAHNS

Sieht man die zahlreichen Lehrbücher der Psychiatrie danach durch, wie die Autoren den Beginn der schizophrenen Erkrankung darstellen, so findet man einmal die Hervorhebung, die Formen des Beginns seien so mannigfaltig, dass eigentlich nur der gemeinsame Ausgang in den spezifisch schizophrenen »Defektzustand« es rechtfertige, diese so verschiedenen Erkrankungsweisen überhaupt mit dem gleichen Namen zu benennen. Der Zweifel an der Einheitlichkeit der Psychose ist ja überhaupt weit verbreitet, man wagt es kaum mehr, die Meinung von einer einheitlichen Erkrankung zu äußern, sondern spricht zumindesten von der »Gruppe der Schizophrenien«, wobei freilich GRUHLE mit Recht bemerkt, diese Ausrede nütze nicht viel, »denn dann erwächst die Aufgabe, das Gemeinsame dieser Gruppenbildung aufzuzeigen«. Sodann werden als Prodrome oder Vorboten mannigfache absonderliche Verhaltensweisen zusammengetragen. Es wird von unvermittelten und unverständlichen Reisen berichtet, von befremdlichen Beschäftigungen mit religiös-mystischen oder anthroposophischen Schriften, von Absonderung und Eigenbröteleien, von Taktlosigkeiten oder kriminellen Entgleisungen. Aber kaum irgendwo findet man ein Eingehen darauf, was denn in dem Kranken vorging, um solch absonderliche Reisen zu unternehmen, abwegige Schriften zu lesen, sich von den anderen abzusondern, oder taktlose oder gar kriminelle Entgleisungen zu begehen. Stets werden nur Verhaltensweisen beschrieben, Seltsamkeiten registriert und mit dem Kennzeichen des »Unverständlichen« versehen, so als ob es von vorneherein hoffnungslos sei, darüber jemals etwas erfahren zu können. Ja, die Motivarmut oder gar Motivlosigkeit wurde geradezu zu einem Bestimmungsstück des Schizophrenen*. Und in der Tat bekommen wir von den Kranken oft auch kaum Anhaltspunkte für ihre Motive. Fragen wir sie während ihres wahnhaften Erlebens, werden wir meist in diesen Wahn mit

---

* Vgl. etwa WILMANNS, Morde im Prodromalstadium der Schizophrenie. Zschr. Neur. 170, 583 (1940) und BÜRGER-PRINZ, Mschr. Kriminalbiol. 32, 149 (1941).

eingeschlossen und der Kranke sperrt sich uns gegenüber ebenso ab, wie er sich gegen die gesamte Welt sperrt. Ist aber der Wahn abgeklungen, dann schrumpft die Zeit wahnhafter Erlebnisse oft rasch zu einer kurzen Episode zusammen, die als Bagatelle abgetan wird. Die Kranken wollen nicht gerne daran erinnert werden und scheinen auch wirklich vieles zu vergessen. Vor allem aber »vergessen« sie gerade die Motivbildung. Sie wissen noch, dies oder jenes getan zu haben, aber nicht mehr, warum sie es taten.
Umso wichtiger sind deshalb die Zeugnisse jener Kranken, die uns etwas über ihr Erleben aus der Zeit des Beginns berichten können, wenn man sie zum Reden bringt. Und dort, wo wir auch dann nichts über die Motivationen erfahren, weil sie dem Kranken selbst verborgen sein mochten, kann uns die Darstellung ihres psychischen Gesamtfeldes zu jener Zeit dennoch gewisse Aufschlüsse geben. Schließlich sind wir sehr oft im Bereich des Phänomenalen auf Interpretationen angewiesen.

I. Das Trema

1. »Unsinnige« Handlungen

Wir beginnen unsere Erörterungen mit einem kleinen und recht unscheinbaren Beispiel:

*Fall 28**. Der 22-jährige Obergefreite Hans G., ein überdurchschnittlich begabter Junge, hatte im März 1940 seinen Bruder an der Westfront bei einem Spähtruppunternehmen verloren. Im Februar 1941 erkrankte er selbst an einer chronischen Mittelohreiterung, mit der er längere Zeit in Behandlung stand. Etwa um die gleiche Zeit, so berichtet er, hatte er Schwierigkeiten mit seinem Kompaniechef. Er hatte den Eindruck, dieser ziehe seine Beförderung immer hinaus, vermutlich, weil er (Patient) gottgläubig, der Hauptmann im Zivilberuf aber Pfarrer war. Er fragte wiederholt danach, wurde aber immer vertröstet. Als er wieder einmal den Chef daraufhin ansprach,

* Inaugural-Diss., R. Wirges, Beitrag zum Problem des initialen schizophrenen Strukturwandels. Marburg 1942.

war es diesem offenbar zu dumm geworden und er schrie den Obergefreiten laut an, er solle sich zum Teufel scheren und dgl. mehr. Da G. gerade aus der Ohrenbehandlung kam und ihm die Ohren bei dem lauten Gebrüll schmerzten, *hielt er sich mit beiden Händen die Ohren zu, indem er sich von dem Hauptmann abwandte.* Er bekam wegen grober Disziplinlosigkeit drei Tage geschärften Arrest und 14 Tage Ausgangssperre. Er habe diese ganze Zeit, auch schon vor der Strafe, unter einem Druck gestanden, den er nicht näher beschreiben könne. Zwei Wochen später, als er kurz nach dem Ende seiner Strafe zu einem anderen Truppenteil versetzt worden war, brach gerade bei Dienstantritt auf der neuen Stellung akut die Psychose aus.

Wir wollen uns zunächst nur die eigenartige Entgleisung näher ansehen, die durchaus den Charakter jener »unverständlichen« Verstöße gegen die Disziplin besitzt, wie sie die beginnende Schizophrenie auszeichnen.

Wir hören, der Patient habe unter einem »Druck« gestanden, den er nicht recht beschreiben kann und auf die Beförderung zum Unteroffizier gewartet. Die Situation ist derjenigen bei unserem eingehend geschilderten Schulfall Rainer recht ähnlich, was nicht weiter erstaunlich ist, da das Thema Beförderung bei den Gefreiten der deutschen Wehrmacht ein sehr aktuelles Thema war. Wir finden auch hier wieder dieselbe Polarisierung, wie in dem bereits erwähnten Fall, das Bewusstsein bevorstehender Beförderung, zugleich aber Anfeindung und Behinderung, dieses Mal von Seiten des Chefs. Die »Erklärung« mit Hilfe der konfessionellen Differenzen gibt sich ihm von selbst.

Wieder finden wir eine Spannungserhöhung im Felde, in dem gewisse Barrieren aufscheinen. Nun kommt es zu der Zurechtweisung durch den Chef, einer im militärischen Bereich nicht ungewöhnlichen Situation. Ein solcher »Anpfiff« durch den Vorgesetzten unterliegt bestimmten Spielregeln: Der Untergebene hat in strammer Haltung die Kanonade über sich ergehen zu lassen, dann eine zackige Kehrtwendung zu machen, zur Tür zu gehen, sich zu einer ebenso zackigen Ehrenbezeugung nochmals umzukehren und dann den Raum zu verlassen. Etwas anderes ist nicht möglich. Man muss kein lange gedienter Soldat sein, um dies als eine Art Automatismus ablaufen lassen zu können.

Felddynamisch bedeutet die Zurechtweisung natürlich eine enorme Spannungserhöhung entsprechend der Verfestigung der Barrieren, die wie Mauern das Feld abriegeln, was eben damit ausgedrückt wird, dass nur ein ganz bestimmtes Verhalten in dieser Situation möglich ist. Schon im Zivilleben gelten durchaus andere Spielregeln; man kann z. B. einen Spannungsausgleich dadurch herbeiführen, dass man zurückschimpft oder gar tätlich wird, d. h. die Barriere im direkten Angriff mit Brachialgewalt zu zerbrechen sucht. Demgegenüber ist die Wandfestigkeit in der analogen militärischen Situation ungleich viel höher. Es gibt weder ein gewaltsames Durchbrechen noch auch ein einfaches Aus-dem-Felde-Gehen. Denn auch dies kann man bestenfalls im zivilen Felde: sich etwa umdrehen und seines Weges gehen im Augenblick einer Beschimpfung (übrigens eine Reaktion, bei der große Widerstände zu überwinden sind, eben jene »Barrieren«, die um das Feld gelegt sind), – nicht aber in einem militärischen Situationsgefüge. Die einzige Möglichkeit, der hochgespannten Affektstauung eine Abfuhr in der Motorik zu verschaffen, ist die übertriebene Zackigkeit der Ehrenbezeugung, die deshalb auch, wie jeder weiß, der eine solche Situation erlebte, zum eigenen Erstaunen besonders leicht fällt.

Unser Patient tut nun etwas Überraschendes: Er hält sich beide Ohren zu, weil ihm, wie er später angibt, das Gebrüll des Chefs in den (kranken) Ohren schmerzte. Er benahm sich eigentlich durchaus vernünftig. Aber diese »vernünftige« Handlung ist gleichwohl eine »Verrücktheit«. Denn anders kann ein derart unmilitärisches Verhalten, noch dazu bei einem Obergefreiten, der sich soeben wegen der noch immer nicht erfolgten Beförderung bei seinem Vorgesetzten beklagte, nicht bezeichnet werden. »Vernünftig« wäre sie nur unter völliger Absehung vom gegebenen Situationsgefüge. Wir befinden uns aber immer in einer »Situation« und ein dieser Situation nicht adäquates Verhalten bezeichnen wir als »verrückt«. Nun hörten wir von dem Patienten, der bis dahin als völlig normal angesehen wurde, er habe schon längere Zeit unter einem »Drucke« gestanden. Er hatte mit 17 Jahren einen ganz kurzen psychotischen Schub mit »Schwermut in den Entwicklungsjahren« durchgemacht, der als Pubertätskrise aufgefasst worden war. Zu der erhöhten »Bodenaffektivität«, wie wir mit einem Ausdruck der

Lewinschen Schule die erhöhte Ausgangsspannung bezeichnen wollen, kommt nun die enorme Spannungserhöhung in der Zurechtweisung. Und nun verhält sich der Patient so, als hätte er einen Augenblick lang völlig jede Situationsverankerung verloren. Er berücksichtigte auf einmal die Spielregeln nicht mehr. Der Kompaniechef, eine bedeutsame Figur seines Schachbrettes, wurde wie eine Halmafigur übersprungen, wie ein Mühlestein vom Felde weggenommen. Oder genauer, er wurde als ein lästiger, lärmerzeugender Gegenstand aus dem Felde ausgeschaltet; ein Fenster wurde zugemacht, um den peinlichen Lärm von draußen auf der Straße, der einen nichts angeht, weniger unangenehm hören zu müssen. Eine totale *Destruierung des Situationsgefüges* war eingetreten als einzige Möglichkeit, mit der Spannungserhöhung fertig zu werden, ein Kurzschluss im wahren Sinne des Wortes war eingetreten, vielleicht um eine Brandkatastrophe zu verhindern.

Sofort wurde hierdurch ein Spannungsabfall erreicht, der Überdruck schwand und damit war das Situationsgefüge wieder hergestellt. Tatsache ist, dass der Patient offenbar sofort nach seiner Entgleisung das militärische Verhalten wiederfand, sonst hätte man ihn nicht ordnungsgemäß bestraft, sondern dem Arzt überwiesen. Eine »unverständliche«, also »sinnlose« Handlung kann man seine Entgleisung nicht nennen. Sie hatte ihren guten Sinn, freilich nur unter dem Gesichtspunkt einer veränderten Erlebnisstruktur, d. h. einem bereits eingetretenen Strukturwandel, der sich vorläufig aber nur in exponierten Situationen eines hochgespannten Affekts bemerkbar machte.

Fall 12. Der 26-jährige Obergefreite Horst B. rückte mit seiner Truppe im Juni 1941 gegen die russische Grenze vor und machte den Einmarsch als Kraftfahrer mit. Im Dezember 1941 wurde er zu einem Lehrgang für die Schirrmeisterlaufbahn in die Heimat abkommandiert, und fuhr dort am 8.12.1941. ab. Während der ganzen Fahrt, die drei Tage dauerte, befand er sich in einer freudig erhobenen Stimmung, »wie ein Rausch«: der siegreiche Vormarsch, die Aussicht auf Beförderung, der in Aussicht stehende Lehrgang, alles bewegte ihn. Am 11.12. kam er in R. an und hörte am gleichen Abend, am Radio in einer Wirtschaft, die Führerrede. Diese wühlte ihn sehr stark auf, er musste mehrmals weinen, obwohl er sich in

> dem öffentlichen Lokal deswegen schämte. Sofort entstand in ihm der Wunsch, dem Führer zu schreiben. Er ging in sein Quartier und schrieb an den Führer: »Beim Anhören Ihrer Rede musste ich zwei Mal weinen, das erste Mal bei der Erwähnung des Mittelabschnitts der Ostfront, wo ich selbst mitgemacht habe, das zweite Mal bei Erwähnung der deutschen Botschaft in Washington, da mein Cousin auf dem stolzen deutschen Schiff Columbus als erster Funkoffizier tätig war und jetzt auf der deutschen Botschaft in Amerika angestellt ist. Sie und der Reichsmarschall sind die beiden größten Köpfe der Nation. Alle deutschen Soldaten hoffen und wünschen sich, das nächste Weihnachten zu Hause bei Muttern zu verbringen.« Diesen Brief wollte er nicht per Post schicken, setzte sich vielmehr am folgenden Tag in die Bahn, fuhr nach Berlin, ging in die Reichskanzlei, um den Brief persönlich abzugeben. Ein Leutnant der SS las den Brief und schickte ihn wieder heim. Er ging hierauf in ein Postamt und gab den Brief als Telegramm an den Führer auf. Es kostete 50 Mark, was ihn wegen der Billigkeit überraschte. Er berichtet noch, dass er am Abend vorher den Brief einem Schulungsleiter gezeigt hatte, der abriet, ihn abzuschicken. Mit der Ablehnung habe ihm der andere aber zu verstehen gegeben, er solle es doch tun – das Nein bedeutete in Wirklichkeit Ja –, er solle nur vor den anderen nichts sagen. Auf dem Rückweg von Berlin brach dann der schwere Beziehungswahn aus, in maniforme Erregung und Ideenflucht getaucht, der schließlich mit einer tödlichen Katatonie endete.

Auch dieses befremdliche Verhalten hat die Züge jener »unsinnigen« Handlungen, wie sie den Beginn der Schizophrenie so häufig charakterisieren. Es gilt Ähnliches wie im vorigen Fall. Das Feld steht schon mehrere Tage, vielleicht auch Wochen, unter Spannung. Diesmal aber hat diese Spannung eine *positive* Tönung, sodass man sie etwa als freudige Erwartungsspannung bezeichnen könnte. Sie wird später in eine maniform gefärbte Erregung übergehen. Vorläufig sprechen wir von einer erhöhten Bodenaffektivität.

Den Zusatzdruck bildet das Anhören der Führerrede im Radio. Ganz ähnlich wie im vorigen Fall – nur gewissermaßen mit umgekehrten Vorzeichen – interferiert das Kraftfeld des (höchsten) Vorgesetzten mit der aktuellen Situation, nun aber im Sinne einer freudigen Bejahung, nicht einer trotzigen Abwehr. Der »Kurzschluss«

erfolgt hier nicht allein im Sinne einer Destruktion der *äußeren* Feldstruktur, vielmehr im Sinne eines plötzlichen Abbaues aller *inneren* Sicherungen: der aufsteigende Wunsch nach unmittelbarer Kommunikation mit dem Führer, zunächst durch einen Brief, dann aber durch einen persönlichen Besuch, durchbricht alle Schranken und überflutet gewissermaßen das gesamte innere Feld. Kein »Einwand« – im Sinne einer inneren Wand – hält stand, er muss sich durchsetzen.

Unter dem Druck der rauschhaft freudigen Emotion, in der sich der Kranke befindet, ist der Wunsch nach Kommunikation noch nichts Unvernünftiges. Nur werden auch hier wieder die Spielregeln nicht eingehalten. Diese schreiben vor, dass ein Obergefreiter dem »Führer« weder Briefe zu schreiben noch auch Besuche zu machen hat. Er verhält sich im höchsten Maß situationsinadäquat, weil er die Barrieren überspringt, die wir Gesunden stets *so strikte respektieren,* als ob sie *unüberschreitbare Mauern* im wörtlichsten Sinne wären.

Fall 50. Der 24-jährige Feldwebel Hiltfried K. stand schon seit dem Frankreichfeldzug, den er mitmachte, unter »furchtbarer« Spannung. Ein ausgezeichneter, von allen Vorgesetzten sehr geschätzter Soldat, voller Ideale, hatte ihn vieles »bis in die Tiefe« aufgewühlt. Der Rausch des siegreichen Vormarsches mit zum Teil kritischen Einsätzen mischte sich mit der Enttäuschung über viele seiner Kameraden, die der Verlockung der Plünderung nicht Stand hielten, wobei er einen besonders strengen Maßstab anlegte. In einem Brief an die Mutter schrieb er einmal, er wäre nahe daran gewesen, sich zu erschießen. Als die Truppe in der Nähe von Paris lag, machte er gegen den strikten Befehl seiner Einheit mit einigen der ihm unterstellten Unteroffiziere und Mannschaften in seinem Dienstwagen eine Fahrt nach Paris, um seinen Leuten die Schönheit dieser Stadt zu zeigen, und »ihnen Achtung beizubringen vor der Kultur unserer Feinde«. Er bekam sechs Wochen Stubenarrest und seinen ROA aberkannt. Erst einige Monate später brach die Psychose aus.

Hier fällt es uns schon schwer, von einer »unsinnigen« Handlung zu sprechen, dennoch trägt auch sie die Zeichen eines Kurzschlusses. Wieder finden sich hier die vorlaufenden Ergebnisse quälenden Druckes und furchtbarer Spannung, aus der zugespitzten Situation eines militärischen Vormarsches aber ohne weiteres verstehbar.

Der grobe Verstoß gegen die militärische Disziplin, seiner bisherigen tadellosen Führung deutlich inadäquat, erscheint in ihrer Motivierung – den Leuten die Kultur der Feinde nahe zu bringen – vom Standpunkt der Vorgesetzten aus – »irrsinnig«: zwei disparate situative Felder werden miteinander in Kommunikation gebracht; wieder also werden Schranken eingerissen, sie erwiesen sich als brüchig.

Was wir hier als »Schranken« oder »Barrieren« bezeichneten, sind nicht im wörtlichen Sinne sicht- und greifbare Schlagbäume, was wir »Spielregeln« nannten, sind keine geschriebenen, sondern meist ungeschriebene Gesetze. Dennoch sind es *Realitäten,* denen in unserem Leben eine nicht geringere Bedeutung zukommt als den konkreten Beständen unseres jeweils aktuellen Feldes. Fragen wir uns nun, wann wir als Gesunde uns über solche Schranken und Spielregeln »hinwegsetzen«, d.h. sie überspringen, und auf einmal nicht mehr anerkennen, so ist dies ein Zustand, den wir *Not* zu nennen pflegen. Das Sprichwort »Not kennt kein Gebot« bringt diesen Tatbestand zum Ausdruck. Die Annahme liegt nahe, dass auch unsere Kranken in eine Art von Notzustand geraten sind, oft ohne sich dessen klar bewusst zu sein. Was gerade im militärischen Situationsgefüge meist als Verstoß gegen die Disziplin erscheint, ist in Wirklichkeit Ausdruck einer Notfallsreaktion, die offenbar helfen soll, eine gerade noch aufrechtgehaltene Einfügung in das Situationsgefüge im Augenblick ihrer Gefährdung zu ermöglichen. Immer hat bereits ein Destruierungsprozess Platz gegriffen, dessen Ausdruck die gespannte Bodenaffektivität ist, sodass ein geringer Zusatzdruck den Durchbruch der Barrieren, d.h. aber die »unsinnige« Handlung zur Folge haben kann.

2. Die initiale Depression

Die Steigerung der Bodenaffektivität kann nun enorme Grade erreichen und erscheint dann meist in der Färbung von *Angst,* die bis zur Todesangst anwachsen kann oder von Depression, Schwermut mit Lebensüberdruss, vor allem aber mit der Tönung der *Schuld.* Es ist im Grunde seltsam, dass bei vielen, wenn auch nicht allen

Menschen das Ansteigen der Bodenaffektivität (aus endogenen, also letztlich somatogenen Gründen) zum quälenden Schulderlebnis wird. Schuld ist natürlich ein *anthropologisches* Problem, wie etwa auch Verantwortung, Gewissen, Sühne, Reue und gehört deshalb nicht in unseren Zusammenhang. Aber sie hat auch einen *psychologischen* Aspekt. Nur dieser kann uns hier beschäftigen.

Denken wir uns, jemand habe eine schwere Schuld auf sich geladen, z. B. einen Mord begangen; nehmen wir weiter an, er vermochte die Spuren derart zu tilgen, dass er keinerlei Angst vor Entdeckung zu haben brauchte. Was können wir über sein Erlebnisfeld aussagen? Zunächst dieses: Etwas ist unwiederbringlich anders geworden und kann niemals wieder in den alten Zustand zurückkehren. Zwar scheint die Welt noch die Gleiche, der Stuhl und der Tisch, die Bäume und die Wolken sind dieselben, die sie vorher waren. Dennoch ist alles anders: *Ihr Bezug* zu mir, dem Täter, ist geändert; sie sind unschuldig, unbetroffen von Schuld. Damit sind sie von mir abgerückt, wenden sich ab, wollen von mir nichts mehr wissen, lassen mich im Stich. Ich falle aus dieser Welt heraus, bin nicht mehr in ihr eingebettet und geborgen. Und zwischen den Menschen, die mir begegnen, und mir hat sich ein *Abgrund* aufgetan. Ich kann nicht mehr zu ihnen hinüber, sie sind auf einem anderen Ufer, das ich nicht mehr erreichen kann, zu dem von mir aus keine Brücke führt, es sei denn, die Brücke der Sühne. Dieses andere Ufer ist dasjenige der Unschuld, oder vielleicht besser der Nicht-Schuld. Auch ich war einmal dort drüben, bei den anderen; jetzt bin ich hier herüben und allein. Denn niemand von allen ist »auf meiner Seite«. Ich sehe sie »dort drüben« ihren Verrichtungen nachgehen, als wäre nichts geschehen. Aber ich kann nicht »mit ihnen« sein, kann nicht mehr »mitmachen«, gehöre nicht mehr zu ihnen, bin herausgefallen aus dem Zusammenhang des Ganzen, bin eigentlich jetzt erst wirklich Ich-Selbst; das Wir ist mir verloren gegangen, der »Überstieg« ist in Frage gestellt.

Die Topologie des Feldes im Schulderleben ist also charakterisiert durch die *scheidende Kluft* zwischen dem Ort, wo der Schuldige steht und demjenigen der anderen. Die Kluft ist keine einfache Barriere, sie hat einen viel unbedingteren und trennenderen Charakter. Während man Barrieren übersteigen, niederreißen, zerbrechen, mindestens aber gegen sie anrennen kann, während man durch eine Destruktion wenigstens eine Flucht ins Irrationale unternehmen kann, ist die Kluft ein Trennendes, über das es keinen Weg gibt. Dabei scheint die Freiheit im Felde viel größer zu sein, man kann sich bewegen, wie man will, man ist kaum eingeengt und doch ist die Kluft, unsichtbar für die anderen, für den Schuldigen unübersehbar, immer vorhanden, nicht für einen Augenblick zu vergessen.

Fall 108. Der 36-jährige Soldat Alfred W. war lange verwitwet und lebte nun schon längere Zeit mit einer Hausgenossin. Er wurde im April 1940 gemustert. Schon damals setzte ein eigenartiges Gefühl ein: »Ich war seelisch stark mitgenommen, hatte im Büro einen großen Druck, was ich vorher nicht kannte.« Er wurde erst im Oktober 1940 eingezogen, und meint, er könne gar nicht erzählen, was damals alles durch ihn durchging, Todesahnungen, das Gefühl, »dass der Krieg für mich nicht gut ausgeht, dass etwas passiert, das begleitete mich ständig«. Im Januar des folgenden Jahres heiratete er überstürzt, und für sie gänzlich unerwartet, seine Lebensgefährtin. Während des Heiratsurlaubes hatte er die Gelbsucht, war zehn Tage krank. Im Mai 1941 wurde er auffällig. Er machte unverständliche Äußerungen, brach in Schluchzen aus und erklärte, er wisse nicht weiter. Bei einer Exploration erklärte er: »Ich bin mir klar, dass ich ein großer Verbrecher bin. Ich habe niemanden ermordet und Ähnliches getan. Aber ich bin krank (dies war dem Patienten, der mit seinen Selbstbezichtigungen schon dem Truppenarzt mehrfach aufgefallen war, offenbar gesagt worden) und daraus sind wahrscheinlich irgendwelche kriminellen Handlungen entstanden. Irgendwie verbunden mit einer Leitung bin ich in Versuchung geführt worden, denen ich wahrscheinlich nicht widerstehen konnte. Ich gestehe auch, dass ich dabei manchmal dunkle Empfindungen hatte, etwas Unrechtes zu tun, mich aber doch nicht davon abhalten ließ ...« (Woraus schließen Sie denn das alles?) »Es ist eine dunkel empfundene Angst, eine Erschütterung oder Erregung, von der man nie weiß, wo sie herkommt, teilweise wohl ans dem Unterbewusstsein ... Ich kann eben nicht weiter, weiß nicht weiter, möchte mit dem Kopf durch die Wand möchte sonst irgendetwas anrichten und andererseits habe ich wieder Hemmungen, darf nicht noch mehr anrichten, als was schon alles geschehen ist, muss das bitterste Los über mich ergehen lassen ... (in Grübeln versinkend) ob ich militärische Geheimnisse verraten habe? Ich weiß es nicht ... (weiter nachsinnend) oder ob man diese aus der Unruhe geborene Sucht nach Hause zu kommen, um noch alles regeln zu können, vielleicht als eine Drückebergerei vom Militärdienst auffassen will ... ja, dann ... habe ich ... (leise versandend) ... mich gedrückt ...«

Patient fragt mit Tränen in den Augen: »Weiß es meine Mutter schon?« (Plötzlich in Schluchzen ausbrechend) »Ach ich habe meine Familie zugrunde gerichtet ...« Patient wirkt außerordentlich bedrängt und getrieben, unruhig und zerquält, ringt die Hände, weint, sieht ratlos vor sich hin und erklärt immer wieder, er könne nicht weiter, er könne es nicht fassen. Der sich später immer mehr verdichtende Beziehungswahn gibt der schon anfänglich vermuteten Diagnose eines schizophrenen Prozesses Recht.

Die klassische Psychiatrie pflegte ein wenig vorschnell über ein solches Symptom hinwegzuschreiten, indem sie es mit der Etikette »Versündigungswahn« in das Museum der mehr oder weniger »unverständlichen« psychologischen Symptome einreihte. Erst die moderne Phänomenologie beschäftigt sich in zunehmendem Maß mit dem Problem des Schulderlebens (v. Gebsattel, Strauss, Binswanger, Häfner, Pauleickhoff u. a.).

Allerdings gerät sie dabei wieder allzu tief in das philosophische Problem von Schuld und Existenz, aus dem wir uns gern heraushalten möchten, um unserer Linie einer phänomenologischen Psychologie treu zu bleiben. Natürlich führt uns jeder unserer psychiatrischen Fälle an eine Grenze und könnte uns verführen, sie zu überschreiten. Dieser Versuchung aber müssen wir widerstehen, wollen wir Psychiatrie als eine empirisch medizinische Wissenschaft weiterhin gelten lassen. So müssen wir eine Art mittlerer Linie einhalten.

Die Tatsache, dass es Versündigungswahn gibt, verpflichtet uns, nach dem Phänomenalen zu fragen. Da wir wissen, der Kranke hat keine Tat begangen, die ein derartiges Schuldbewusstsein normalpsychologisch rechtfertigen könnte, müssen die Gründe für sein Erleben in ihm selbst liegen. Es muss eine Veränderung seiner Erlebnisstruktur eingetreten sein, die sein Gesamtfeld in einer Weise, veränderte, wie sie eben für den Fall des Schulderlebens skizziert wurde. Mit anderen Worten heißt dies: der Kranke erlebt offenbar jene *Kluft*, die ihn von den andern trennt, er erlebt jenes Nicht-hinüber-Können, jenes Ausgeschlossen-Sein. Er bemerkt mit Grauen, dass er die Möglichkeit eines Wir, das Gefühl der Zugehörigkeit eingebüßt hat. In furchtbarer Weise ist er in seine eigene Welt verbannt. Die *Möglichkeit des Überstieges* ist in Frage gestellt, beinahe schon verloren.

Wir fragen uns, ob nicht in jedem Trema eine Spur davon enthalten ist. Es muss nicht immer solche Ausmaße annehmen. Aber vieles, was wir von den Kranken aus jener Phase zu hören bekommen, spricht dafür. Es klang auch bei unserem eingangs geschilderten Kranken Rainer an, der dieses Gefühl als »Vorwurf« der Eltern auslegte. Wäre darin nicht ein dumpfes Schuldgefühl gewesen, hätte er wohl nicht die Konsequenz der Änderung seiner Berufsrichtung gezogen. Aber viel deutlicher wird es etwa in den folgenden Fällen:

Fall 101. War bei der Truppe dadurch aufgefallen, dass er sich völlig von den Kameraden absonderte und mit niemanden mehr sprach. Auch beim Arzt, der ihn ins Revier aufnahm, sprach er kaum und äußerte nur einmal: »Ich gehöre nicht hierher. Hier sind Kranke. Ich gehöre unter die Verbrecher.« Auf die Frage, was er meine, sagte er: »Ich gehöre unter die, die morgen erschossen werden. Ich habe schon die Leute marschieren hören, die uns erschießen sollen ...« Er verweigerte das Essen und wurde ins Lazarett in die Heimat geschickt, wo er in einem schweren Stupor zur Aufnahme kam.

Fall 76 war bei seiner Einheit als fleißiger Arbeiter geschätzt. Er fiel, wie der Truppenarzt schrieb, in den letzten Wochen durch sein melancholisches Wesen auf. Die briefliche Nachricht von der Erschießung eines Bekannten ließ ihn sich übermäßig mit dieser Frage beschäftigen. So setzte er sich in den Kopf, auch er würde erschossen. Am Vortage vor seiner Einlieferung, habe er mit scharfen Patronen herumgespielt, die ihm mit seinem Gewehr aus der Hand genommen wurden. Am nächsten Tag sprang er aus dem zweiten Stock der Kaserne und zog sich eine Unterschenkelfraktur zu. Im Lazarett beobachtete er ängstlich seine Umgebung und bittet dauernd um Verzeihung, an die er aber nicht glauben will. Seine Reden wiederholen immer dasselbe: Er würde erschossen, obwohl er Frau und zwei Kinder hätte, er könne nicht mit nach England, sondern er müsse hier ins Gras beißen usw. Trotz dieses rein melancholischen Beginns endete die Psychose als blühende Schizophrenie in der Anstalt (vgl. Protokolle auf S. 139 und 144).

Fall 88 fiel durch sein depressives Wesen bei der Truppe auf. Er gab an, er habe vor einiger Zeit eine Witwe kennen gelernt, die ihn zum Geschlechtsverkehr verführt habe. Er mache sich nun Gedanken, sie könne ihn zur Anzeige bringen, dass er sie mit einer Geschlechtskrankheit angesteckt habe. Er hatte zwar niemals eine solche Krankheit, aber man habe ja gelernt, dass man es niemals wissen könne, vielleicht habe er sich doch einmal früher angesteckt. Warum ihn die Frau jetzt vernichten wolle, wisse er nicht, er nehme an, es geschehe aus Rache, weil er sich dann zurückgezogen habe. Nun könne er seinen Dienst nicht mehr verrichten, könne auch nicht mehr schlafen, liege nachts stundenlang wach und grübele. Einige Wochen später tritt ein schwerer Beziehungswahn auf, er glaubt, auf der Abteilung seien »verkappte Polizisten«, die ihn beobachten. Der Wahn klang bis zum Schluss der Beobachtung nicht mehr ab, sodass er als paranoide Schizophrenie in die Anstalt verlegt werden musste. Seine Inhalte drehten sich bis zuletzt um die Angelegenheit mit der Witwe, seine stereotypen Selbstgespräche um Köpfen und Erschießen.

Fall 15 fühlte sich schon seit sechs bis sieben Wochen nicht mehr wohl. Er wisse selbst nicht, was es sei. Manchmal wisse er gar nicht, was er rede, alles gerate ihm durcheinander. Er möchte an die Front, wo seine Kameraden seien. Zugleich habe er Heimweh. Er glaube, er habe etwas angestellt, weil er nicht so sei wie die anderen. Er wäre ganz anders. Er habe einfach keine Ruhe. Bei einer späteren Exploration – er war inzwischen wegen seiner Veränderung in eine nervenärztliche Abteilung eines Kriegslazarettes mit der Diagnose Depression eingewiesen worden – sagte er, es müsse etwas gegen ihn vorliegen, irgendetwas im Gange sein. Er solle sicher erschossen werden, oder es läge ein Kriegsgerichtsverfahren gegen ihn vor. Zehn Tage nach dieser Eintragung macht er einen Suizidversuch durch Öffnen der Pulsader.

Hierher gehört auch eine Reihe von Fällen mit der Drückebergerthematik, für die wegen ihrer Uniformität nur ein Fall herausgegriffen werden soll:

Fall 81 berichtete, er habe sich sehr schwach gefühlt, er konnte einfach seinen Dienst nicht mehr machen. Aber er habe alles gemacht, was man ihn geheißen habe, dennoch hätten die Kameraden immer gemeint, er sei ein Drückeberger und wolle keine Wache stehen. Auf die Frage, woraus er denn schloss, dass man ihn für einen Drückeberger hielt, meinte er nur: er sei ja kein Drückeberger, aber alle nähmen es von ihm an.

Die Zahl der mit den Symptomen einer endogenen Verstimmung beginnenden schizophrenen Prozesse ist auffällig hoch. Nicht immer lassen sich genaue Erlebnisschilderungen gewinnen. Sehr häufig ist nur von Depression, Hemmung, Entschlussunfähigkeit die Rede oder es wird berichtet, man könne sich nicht mehr am Gespräch beteiligen, fühle sieh niedergedrückt, deprimiert, verstimmt, bringe den Gedanken an Selbstmord nicht mehr aus dem Kopf, fühle eine lähmende Willensschwäche.

Viel seltener, aber doch mehrfach beobachtet wurde ein Beginn mit euphorisch manischer Enthemmung.

Fall 36 sei gleich nach der Ankunft in H. dadurch aufgefallen (Bericht des Truppenarztes), dass er dauernd wegen Kleinigkeiten aufs Geschäftszimmer lief. Die Unteroffiziere habe er wie Luft angesehen, vor dem Kompaniefeldwebel hatte er nur geringen Respekt. Im Unterricht habe er durch vorlaute Antworten und Dazwischenreden gestört. Andererseits habe er Befehle verkehrt ausgeführt, als wüsste er alles besser. Bei den Kameraden war er wegen seines aufdringlichen Wesens unbeliebt. Bei einer Luftschutzübung kam es dann zu einer Befehlsverweigerung, sodass er festgenommen wurde. Dieser Festnahme setzte er sich zur Wehr, sodass eine Knebelung erfolgen musste. Er wurde gefesselt auf einer Tragbahre zur Wache gebracht. Bei der späteren Exploration stellte sich heraus, dass er den Befehl, seinen Luftschutzposten zu verlassen, für eine eingefädelte Sache hielt, ihn zu einem befehlswidrigen Schritt zu verleiten. Ein apophänes Wahnerleben war also damals schon in Gang.

Mitunter wird im Trema lediglich ein Versagen der eigenen Willenskraft empfunden, so etwa im folgenden Fall:

> *Fall 96* war als ROA an eine besondere Stelle versetzt worden. Er hatte aber schon vorher ständig das Gefühl gehabt, seine Stellung bei der Truppe nicht genügend ausfüllen zu können, als sei er zu willensschwach. Er dachte immer daran, dass er versuchen müsse, den anderen seinen Willen aufzuzwingen. Nur wenn er sich stark konzentriere, könne er bei den andern seinen Willen durchsetzen. Deshalb las er viel Nietzsche. Er hatte ein ständiges Angstgefühl und eine Unsicherheit unter anderen Menschen. Irgendetwas war los, er wusste selbst nicht was.

Dieser Fall leitet nun schon auf eine andere Variante des Tremas über, die von zentralster Bedeutung für diese Erlebnisphase ist und von der klassischen Psychiatrie als *Wahnstimmung* bezeichnet wird. Bevor wir auf sie jedoch näher eingehen, fassen wir zusammen: das Trema kann den Charakter einer *endogenen Depression* annehmen. Man kann in der Tat keine Unterscheidung treffen; die Ähnlichkeit der Zustandsbilder ist so groß, dass nicht recht einzusehen ist, inwiefern wir hier überhaupt noch von »Ähnlichkeit« sprechen sollen und nicht besser »Identität« annehmen sollen. Es wäre eine richtige und von niemanden zu widerlegende Formulierung, wenn wir sagten: Die schizophrene Erkrankung des X hat mit einer endogenen Depression (oder einer Manie) begonnen. Da man das Umgekehrte niemals mit dem gleichen Recht sagen könnte: Die Depression oder die Manie des Y hat mit einer Schizophrenie begonnen, zeigt dies einen *fundamentalen Wesensunterschied* der beiden Erkrankungen auf, den bis heute die klassische Psychiatrie, die diese beiden Krankheitsformen als gleichwertige nosologische Einheiten *nebeneinander* stellt, sich nicht einzugestehen scheint. Wir werden im zweiten Teil darauf näher zu sprechen kommen.

3. »Reaktive« Momente

Entgegen modernen Anschauungen, denen zufolge schizophrene Psychosen unmittelbar aus Konfliktsituationen heraus wachsen können – vgl. etwa den Begriff der Ich-Anachorese von Winkler –, fanden wir derartiges bei unseren Fällen kaum einmal. Dies hängt sicher mit der Uniformierung und dem straffen und homogenen

Erlebnisfeld des Militärischen zusammen, das keine rechte Gelegenheit zu Konflikten im engeren Wortsinn gab. Der Soldat steht ja kaum jemals vor Entscheidungen. »Man« entscheidet für ihn, irgendeine ferne Generalität, ein Oberkommando, das er nicht kennt; er hat sich allen dort getroffenen Entscheidungen zu fügen, die letztlich auch sein privates Leben, seine Kleidung, seine Intimsphäre reguliert. Dies ist übrigens einer der wesentlichen Momente, warum so viele Menschen gerne Soldaten sind. Es ist die Flucht aus der Freiheit der Entscheidungen (SARTRE). Aber diese Befreiung von Entscheidungen verhindert nun leider nicht – wie man es nach modernen psychiatrischen Anschauungen erwarten könnte – den Ausbruch schizophrener Erkrankungen. Man kann also offenbar auch gänzlich ohne vor Entscheidungen zu stehen, schizophren erkranken. In nahezu jedem Fall, wo irgendeine Konfliktspannung spürbar war, wo reaktive Momente hätten vermutet werden können, ergab die eingehende Exploration die Unhaltbarkeit dieser Vermutung.

Fall 92 hatte schon vor der Einziehung immer mit Angst zu tun. Das kam, weil er als Jungvolkführer Beiträge einzusammeln hatte. Er brachte oft nicht alle zusammen, dann fehlten Beträge, »von da an hatte ich immer Angst, bis dahin war ich noch ehrgeizig, aber von da an hatte ich das Gefühl, man hält mich für einen Gauner, der das Geld veruntreut. Mache mir immer Vorwürfe, ich hätte es anders machen sollen, dann werde ich so Art schwermütig, so eine Willensschwäche«. Nun meine er, er solle erschossen werden ...

Ist es schon hier wahrscheinlicher, vermeintliche Ursache und Wirkung zu vertauschen: nicht *weil* Beträge fehlten, wurde er unsicher, sondern *weil* er unsicher war, fehlten Beträge, so ist dies noch deutlicher im folgenden Fall:

Fall 3. (Ein Bruder mit Hebephrenie in der Anstalt.) Nach dem Bericht des ersten Lazarettarztes sei der Patient bis zum 20.9.41 psychisch »unauffällig« gewesen. In der Nacht vom 20. zum 21.9. kam es im Luftschutzraum des Lazaretts zu Streitigkeiten. Dabei war der Patient insofern beteiligt, als er einen anderen Patienten zu Tätlichkeiten gegen einen verwundeten Feldwebel aufhetzte. Am folgenden Vormittag zeigte er sein gewohntes Verhalten. Er sei im Allgemeinen ein Mensch von heiterer Stimmung gewesen. Am Nachmittag sei eine deutliche Verstimmung eingetreten, er saß lange auf einem Stuhl und starrte auf denselben Fleck, sprach nicht, wurde am Abend in der Krankenstube vermisst, man fand ihn im benachbarten Wald, wo er still zwischen den Bäumen stand. Er versuchte fortzulaufen; nachdem man ihn eingeholt hatte, bekam er Schüttelkrämpfe, schrie und brach schließlich in Weinen aus. In der Nacht schlaflos, saß er oft halb aufgerichtet im Bett und hielt den Kopf mit beiden Händen fest. Für den berichtenden Arzt war der *Zusammenhang* zwischen der jetzigen *Depression* und dem *schuldhaften Verhalten im Luftschutzkeller evident.*

Die Exploration ergab: Schon bei der Ausbildung hätte er unter Angst gelitten. Wenn die Pfeife des UvD ertönte, begann das Herzklopfen. Bei der Feldeinheit habe er immer unter demselben Drucke gestanden. Er sei deshalb mehrfach zurückgeschickt worden, die Knie hätten ihm geschlottert und wenn er auf Posten stand, habe er immer so »Unheimliches« gesehen. Im Lazarett wurde er wegen seines Herzens behandelt. Dort spielte sich die Sachen mit dem Feldwebel ab. Dieser habe ihn aufs Korn genommen: »Wenn er schon gekommen ist, hat er einen anderen Blick gekriegt, so das Auge herausgehängt, so vorwurfsvoll angeschaut, immer herumgemeckert ... das kann man an den Augen ablesen, dass er einen Hass auf einen hat.« Geschimpft oder gesagt habe er niemals etwas, aber immer so herumgeschlichen und wenn er einen nur ansah, dann habe man schon gesehen, dass er speziell es auf ihn abgesehen hatte, wie wenn er sagen wollte: Bürschlein, dich kriege ich schon. Auch die UvDs seien immer so herumgeschlichen, haben dauernd aufgepasst, standen so herum, als wenn sie auf Posten aufgestellt wären. »Nur unsere Stube haben sie immer auf dem Strich gehabt.« Das ging so drei Wochen und habe ihn furchtbar verstimmt. Auch unter den Kameraden waren welche, die waren falsch. Man konnte sich nicht auf sie verlassen.

Als er am Morgen nach jenem Streit im Luftschutzkeller Besuch bekam, war er furchtbar verstimmt. Mittags sei er in den Wald hinaus und habe sich auf eine Bank gesetzt. »Dann ist es mir halt so schwer geworden, es war mir alles entleidet.« Er sei dann in den Wald gelaufen, da habe er gemerkt, dass im Gebüsch wieder die UvDs waren. Er hörte es so rascheln, die haben sich wohl so auf den Boden geduckt, man konnte sie nicht sehen ... Vögel waren es bestimmt keine, das könne man schon hören, ob es Schritte seien. Er musste denken, das Gescheiteste wäre, wenn man sich grad hängen tät. Aber er hatte gar nichts da, womit er sich hätte aufhängen können. »Und da sind sie auf einmal um mich herumgestanden, ein Haufen Leute, hab gar nicht gemerkt, wie sie kamen«, Heimweh wird verneint, doch beginnt der Patient wieder mit den Tränen zu kämpfen: besser wär es, wenn man sich scheiden ließe. Man wisse ja doch nie, ob sie treu sei. Als er das letzte Mal auf Urlaub zu Hause war, sei einer gekommen, der offenbar überrascht war, ihn zu Hause anzutreffen. Ob das Kind, das die Frau jetzt erwarte, von ihm sei, wisse er auch nicht, er habe es jedenfalls nicht haben wollen.

Hier wird eine andere Seite des Tremas deutlich. Es ist klar, dass der Streit im Luftschutzraum keinerlei ursächliche Wirkung hat, vielmehr ist erkennbar, dass der Kranke schon seit Wochen und Monaten in einer diffusen Atmosphäre des *Misstrauens* lebte. Alles richtete sich gegen ihn, will ihm nicht wohl, will ihn hineinlegen, ihn schikanieren. Dies alles hat noch nicht den Charakter des Wahns. Aber die phänomenalen Unterschiede zwischen normalen und wahnhaftem Misstrauen wurden von der bisherigen Psychopathologie niemals wirklich klar gemacht.

4. Das Misstrauen

Die Feldstruktur des Misstrauischen ist wieder charakterisiert durch erhöhte Bodenaffektivität mit ihren Barrierewirkungen. Sie ist etwa zu vergegenwärtigen an der Feldstruktur des Ängstlichen, der allein durch den dunklen Wald geht: nichts ist mehr »selbstverständlich«, nichts mehr »natürlich«. Im Dunkel, wo man es nicht sehen kann, und hinter den Bäumen lauert »es« – man fragt nicht, was Es ist, was da lauert. Es ist ein ganz Unbestimmtes, es ist das Lauern selber. Die *Zwischenräume* zwischen dem Sichtbaren und das *Dahinter,* all dieses Ungreifbare ist nicht mehr geheuer, der Hintergrund selbst, vor dem sich die greifbaren Dinge abheben, hat seine Neutralität verloren. Nicht der Baum oder der Strauch, den man sieht, das Rauschen der Wipfel oder das Schreien des Kauzes, das man hört, ist es, das uns beben macht, sondern alles Hintergründige, der ganze Umraum, aus dem Baum und Strauch, Rauschen und Krächzen sich herauslösen, eben *das Dunkel und der Hintergrund selbst* sind es.

Genau so im Misstrauen: Nicht *was* die Menschen tun oder sagen, regt uns auf, sondern das, was sie *nicht* sagen und was sie nur heimlich, hinter unserem Rücken tun, was sie beabsichtigen zu tun, was sie im Schilde führen, was sie untereinander besprechen, während wir nicht dabei sind. Der Hintergrund hat völlig neue Eigenschaften angenommen, als er sie bisher hatte. Denn bisher brauchten wir ihn nicht zu beachten, es lag in seinem Wesen, dass er nicht beachtet zu werden brauchte. Was sich von ihm abhob, was Figur wurde, dem waren wir zugewandt, aber der Grund war neutral. Nun ist diese *Neutralität des Grundes verloren* gegangen.

Es wird erkennbar, dass die Barrieren im Felde des Misstrauens eine eigenartige Besonderung erfahren haben. So ähnlich, wie für den bei dem schwachen Schimmer einer Laterne durch das Dunkel Schreitenden das Dunkel eine Art Wand sein kann, die man nicht durchdringen kann, die einem förmlich von sich wegstößt und voll Feindseligkeit ist, so ist es für den Misstrauischen alles, worauf *nicht* der Aufmerksamkeitsstrahl fällt. Alles, was gewissermaßen im seitlichen Gesichtsfeld seines Aufmerkens liegt, was hinter ihm, außerhalb seines jeweils aktuellen Themas sich befindet, das ist Barriere geworden, ist nicht einfach offen, eine neutrale Möglichkeit, etwas, dem er sich jeden Augenblick zuwenden kann. Es hat aggressiven Charakter bekommen, ist gegen ihn gerichtet, schirmt sich gegen ihn ab oder lauert auf ihn.

Hieraus ergibt sich eine Reihe von Folgerungen, auf die wir aber erst im nächsten Kapitel eingehen werden.

Einige weitere Fälle sollen diese Form des Tremas illustrieren:

Fall 42 hatte, obwohl nur Gefreiter, in dem Stalag eine Vertrauensstellung. Er hatte, nach dem Bericht seines Majors, in den letzten Wochen oft ein seltsames Wesen zur Schau getragen. Er war misstrauisch geworden, vermutete hinter harmlosen Äußerungen seiner Kameraden Neid und den Wunsch, ihn aus seiner Position zu drängen. Am Tage der Einweisung ereignete sich folgender Vorfall: In seinem Dienstzimmer wurde eine Kohlenkarte gebraucht, die er in seinem Schreibtisch eingeschlossen hatte. Da er nicht anwesend war, wurde die Schreibtischschublade mit einem zweiten Schlüssel von Oberfeldwebel X. geöffnet und die Kohlenkarte entnommen. Als K. zurückkehrte, geriet er in höchste Erregung und benahm sich sehr aufsässig gegen den Oberfeldwebel. Er ließ sich zu Äußerungen hinreißen, wie: »Wir wollen doch erst einmal sehen, wer hier zu bestimmen hat, Sie oder ich.« Danach ging K. zum Lagerkommandanten und bat, ihn verhaften zu lassen, da er doch alles verkehrt gemacht habe. Er machte dabei einen verstörten Eindruck und wurde ins Lazarett eingewiesen.

Nach seiner eigenen Darstellung sei er immer zu weich gewesen und habe sich leicht verleiten lassen. So habe er geduldet, dass die Mannschaften auf den Gefangenentransporten unterwegs nach Hause fuhren, habe sich dafür Lebensmittel mitbringen lassen. Seit einigen Monaten merke er nun, dass man ihm nicht mehr das alte Vertrauen entgegenbrachte. Man habe ihn nicht direkt kontrolliert, aber überall misstrauisch angesehen, nach dem oder jenem befragt, als glaubte man seinen Aussagen nicht, ihn nicht über Dinge informiert, die man untereinander besprochen hatte. Als ein neuer Feldwebel ans Lager versetzt wurde, wussten dies die anderen bereits, bevor er davon erfahren hatte und wussten auch, dass er zur »Kontrolle« gekommen sei. Als er dann eines Tages heim kam und seinen Schreibtisch »erbrochen« fand, war seine Erregung verständlich. Er sei so erregt gewesen, dass ihm einen Augenblick der Gedanke in den Kopf kam: »Soll ich jetzt nicht den Verrückten markieren.« Er gebe freilich zu, es wäre besser gewesen, er wäre von Anfang an ehrlich gewesen. Am Nachmittag sei er zu seinem Hauptmann gegangen, um ein Geständnis abzulegen. Der aber habe nur freundlich gelächelt und gleich zum Arzt geschickt. Anschließend entwickelte sich eine schwere schizophrene Psychose, die man bei oberflächlicher Betrachtung leicht dem Vertrauensbruch durch den »Einbruch« zur Last legen könnte.

Fall 43 war vom 13.2.41–2.3.41 auf Urlaub zu Hause. Als er acht Tage wieder bei der Truppe war, wurde ihm auf einmal klar, dass zu Hause allerhand nicht in Ordnung gewesen sei. Er musste sich nachträglich wundern, es nicht sofort bemerkt zu haben. Die Wohnung sei verwahrlost gewesen, überall Staub und Mäusedreck und eines

Tages während des Urlaubs sei ein gewisser B. in die Wohnung gekommen (ein 62-jähriger Nachbar), dem habe die Frau einen Wink gegeben, er solle hinausgehen. Es wurde ihm jetzt erst klar, dass seine Frau mit diesem wahrscheinlich unerlaubte Beziehungen hatte. Auch hatte er noch vor dem Urlaub eine Karte von seinem Oberschäffler bekommen, da war so ein Fragezeichen daran. Daraus schließe er jetzt, man wollte ihm andeuten, zu Hause sei etwas nicht in Ordnung. Das Fragezeichen bezog sich allerdings auf die Frage, wie es ihm denn gehe. Sonst habe weiter nichts auf der Karte gestanden. Aber das Fragezeichen habe doch das Fragwürdige angedeutet. Auch die Kameraden hätten wohl vom Oberschäffler einen Brief bekommen, sie hätten so komisch auf ihn hingeschaut, und ihn immer »d'erbleckt«. Seit er dies wisse, sei er so geworden, Kopfschmerzen und Schlaflosigkeit. Einige Tage später äußerte er im Lazarett, in der Zeitung stehe, dass er erschossen werden solle, man solle doch an Hitler schreiben, um für ihn zu bitten.

Hier also wächst der Wahn unmittelbar aus dem Misstrauen in einer Weise heraus, dass es schwierig ist, die Grenze zu ziehen, wo das Misstrauen aufhört und der Wahn anfängt. Diese Grenze liegt unseres Erachtens im Phänomenalen und ist eben deshalb nicht »objektiv« zu bestimmen. Sie liegt nämlich genau dort, wo der Mensch nicht mehr jenes »Überstiegs« mächtig ist. Solange er noch den Wechsel des Bezugssystems vollziehen, die Situation wenn auch nur vorübergehend mit den Augen des anderen betrachten, sich mit dem anderen in einer gemeinsamen Welt finden kann, solange mag er misstrauisch sein, ist aber nicht krank. Die Grenze ist also theoretisch bestimmbar, aber nicht praktisch erkennbar. Denn kein Mensch kann in den anderen hineinsehen und der Kranke kann uns gerade darüber nichts berichten; der Verlust des »Überstiegs« wird ihm selbst ja nicht bewusst. Wir können also jenen *Umschlag in den Wahn* immer nur aus dem Verhalten erschließen oder vermuten, niemals aber exakt erkennen, gewissermaßen ablesen. Die Kriterien der Unkorrigierbarkeit oder der Unbeeinflussbarkeit durch Argumente – die alten Wahnkriterien – hängen natürlich eng mit dem Verlust des »Überstiegs« zusammen. Korrigieren heißt in diesem Zusammenhang nichts anderes, als das Bezugssystem wechseln (vgl. später).

5. Die Wahnstimmung

Nun erwähnten wir schon den wichtigsten Begriff der klassischen Psychiatrie, der eben jene eigenartige Grenzscheide zwischen normalem und wahnhaften Erleben bezeichnet, die *Wahnstimmung*. Es ist eine feine »alles durchdringende Veränderung« (JASPERS). »Es liegt etwas in der Luft« – diese von JASPERS erwähnte Bemerkung machte auch unser Patient Rainer N.

Fall 54 bricht bei der Exploration einmal förmlich aus: »Sind Sie doch einmal ehrlich zu mir, sagen Sie mir doch, was Sie mir sagen wollen, ich mache ja alles, was Sie wollen, aber sagen Sie mir nur, was ist denn eigentlich los, was will man denn von mir? Wenn Sie Geld wollen, Sie können mein ganzes Geld haben ...«

Fall 89 hatte seit Dezember 1931 ein ständiges Angstgefühl, wofür er keine Erklärung hatte. Um es zu betäuben, trank er viel Rotwein, den man in Frankreich billig kaufen konnte. Aber auch er half nichts, nur fühlte er sich nun auch körperlich angegriffen. Er hatte immer das Gefühl, er müsse nach Hause, »als wäre zu Hause etwas nicht in Ordnung«. Aber hierfür bestanden keinerlei Anhaltspunkte. Auch war ihm, als läge etwas gegen ihn vor. »Ich fühlte mich nicht sicher ... auch die Kameraden haben mich ganz irre gemacht ... ich weiß auch nicht, was das alles zu bedeuten hatte ... (vielleicht war gar nichts?) »Natürlich war etwas los gegen mich, aber man sagte es mir nicht ...« Auf der Fahrt in den Urlaub brach die Psychose ganz akut aus.

Fall 91 war seit Juni 1940 immer ängstlich und aufgeregt »wie ich sonst ja gar nicht war«. Es war, als ob etwas passieren würde, als ob eine Strafe zu erwarten wäre, aber er wusste nicht, wofür. Im Januar 1941 wurde es viel schlimmer, niemand sagte ihm, was eigentlich gegen ihn vorläge. Aber dass etwas gegen ihn vorlag, war klar. Schließlich war ihm alles Leid, dass man ihn über dies alles im Unklaren hielt. Da habe er dann die Dummheit gemacht (sich nämlich mit dem Taschenmesser in die Brust zu stechen), er habe auf der Brust so ein eigenartiges Gefühl gehabt, als ob es da zu eng wäre, als ob das Herz nicht richtig mitmachte.

Fall 37 berichtete über den Beginn seiner Krankheit. Er habe das Gefühl gehabt, als wenn irgendeine Gefahr auf ihn lauern würde, aber er wusste absolut nicht, welche. Schon vor dem Urlaub sei das so gewesen und im ganzen vorigen Winter hatte er dieses Gefühl. Im Januar war er einmal auf Urlaub, da sei es besser gewesen. Dann aber kam es verstärkt. Im April wurde er wieder auf Sonderurlaub geschickt: »Als ich ausstieg sah mir alles so komisch aus, alles so unwirklich.« Von den Herren im Omnibus dachte er, die seien von der Polizei, sie sahen ihm alle so bekannt aus. »Ich hatte so das Gefühl, als wenn ich was anzeigen wollte, wusste aber nicht was. Ich kann das gar nicht beschreiben, wie das war ...«

Die Beispiele könnten beliebig vermehrt werden, ja wir glauben, dass kaum ein Fall von beginnender Schizophrenie dieses charakteristische Erleben ganz vermissen lässt. Aber Erlebnisweisen kann man nicht messen und zählen, wie objektive Merkmale. Man ist zu sehr darauf angewiesen, dass der Kranke die Worte findet, das Erscheinende auch darzustellen. Das kann an Zufälligem scheitern. Wer aber viele Schizophrene exploriert hat, hört diese Wahnstimmung aus ihren Darlegungen heraus, auch wenn sie selbst keine Worte dafür finden.

Das Kennzeichnende der Wahnstimmung ist die Formulierung: »Etwas ist los, ich weiß aber nicht, was; sagt mir doch was los ist ...« wie dies schon Jaspers sehr klar beschrieben hat.

Konstruieren wir uns einmal einen Fall, wo »etwas los ist«, der Betreffende, den es angeht, aber nichts davon weiß oder wissen soll. Dies wäre der Fall, wo etwa die Umgebung von dem tragischen, unerwarteten Tod des nächsten Angehörigen unserer fiktiven Versuchsperson erfuhr, sich aber nicht traut, etwas davon zu sagen. Ein sensibler Mensch könnte dann genau so fragen, wie uns der Kranke in der »Wahnstimmung« fragt: »Es ist doch etwas los, sagt mir doch, was eigentlich los ist.« Woran merkt der Sensible, dass in der Tat etwas los ist? Sicher merkt er es nicht, an einer Einzelheit; also nicht daran, dass A ernster als gewöhnlich aussieht oder dass B sich in gezwungener Weise räuspert, oder dass C von gleichgültigen Dingen spricht oder D irgendeinen dummen Witz, den er sonst an bestimmten Stellen zu machen pflegt, unterlässt, oder E freundlicher antwortet, als es sonst seine Art ist. Jede dieser Einzelheiten für sich würde ihn nicht argwöhnisch jene Frage stellen lassen. Aber das *Ensemble* dieser und anderer winziger, im Einzelnen überhaupt nicht registrierbarer Züge, könnte durchaus genügen, ihn aufmerken zu lassen, dass hier etwas los ist, dass die anderen ihm etwas verschweigen. Es ist also das Ensemble von lauter unmerklichen winzigen Zügen des Umfeldes, die *Physiognomie der Situation,* die einen neuen und befremdlichen »Zug« angenommen hat. *Es spiegelt sich im Antlitz der Situation das Unheil, von dem sie bereits weiß, ihn aber darüber im Unklaren belässt.* Dieses Unheil ist mehr als ein gewöhnliches Unglück, es ist nicht mehr und nicht weniger, als die *Infragestellung der eigenen Existenz.* Denn anderenfalls könnte die Situation ein solch tragisches Gesicht überhaupt nicht annehmen. Würde man etwa in unserem fiktiven Beispiel an die Stelle des Todes des allernächsten Angehörigen die Erkrankung einer unbedeutenden Nebenfigur setzen, zerfiele sofort die Verwendbarkeit unseres analogischen Beispiels.

Auch die Wahnstimmung ist offenbar ein solcher physiognomischer Zug des aktuellen Feldes. Da aber nun »objektiv« ja nichts sich darin geändert hat*, denn Menschen und Dinge haben kein Geheimnis für das Subjekt zu verbergen, muss bei ihm selbst ein Wandel der Erlebnisstruktur eingetreten sein, der nicht mehr und nicht weniger anzeigt, als die *Infragestellung der eigenen Existenz.*

Das Problem führt uns nahe an die moderne existenzial-philosophische Problematik vom »Weltentwurf« und vom »In-der-Welt-Sein« der Geisteskranken heran. Aber es ist mir nie recht klar geworden, warum man die reichlich spröde Terminologie der Philosophen benötigt, um die Dinge, die an sich nicht schwer klar zu machen sind, zu verunklaren. Dass wie jeder Mensch der Geisteskranke in seiner eigenen Welt lebt, ist im Grunde keine neue Entdeckung. Dass damit aber jede Scheidung zwischen Objekt und Subjekt unnötig geworden ist, will mir nicht recht in den Kopf. Es bleiben doch immer zwei Möglichkeiten:

Wenn Herr X in einer vollkommen lichtlosen, dunklen Welt erwacht und nichts vor sich hat, als eine schwarze, lichtlose Wand, dann kann

---

* Daseinsanalytisch müsste ich wahrscheinlich sagen: Für den am In-der-Welt-sein-als-ein-Mitseiender-Teilhabender habe sich nichts geändert, doch scheint mir der altmodische Ausdruck »objektiv« kürzer und verständlicher zu sein.

dieses sein In-einer-lichtlosen-Welt-Sein daher kommen, dass dichte Vorhänge den schwachen Schimmer der mondlosen Nacht abhalten. Wenn er aber feststellt, seine Mitmenschen lebten anscheinend im gleichen Augenblick im hellen Tageslicht, es sei also »objektiv« Tag, dann liegt auch für ihn die Vermutung nahe, dass er während der Nacht, vielleicht durch eine Arterienthrombose, erblindet sei. Seine »Welt« (im Sinne der Daseinsanalyse) wäre im einen, wie im anderen Falle lichtlos, aber im ersten Fall ist die Entstaltung des optischen Feldes (objektiv) durch Abdunkelung bedingt, im zweiten Fall durch einen Strukturwandel seines Erlebens, nämlich Erblindung.

Wenn nun die Welt Herrn Y mit einer Physiognomie anblickt, die ihn in Frage stellt, so kann dies wieder entweder dadurch bedingt sein, dass (objektiv) wirklich eine Verurteilung zum Tod seine Existenz in Frage gestellt hat, oder dadurch, dass ein Strukturwandel seines Erlebens Platz gegriffen hat, der seinerseits Infragestellung bedeutet (Wahnstimmung). Freilich besteht insofern ein Unterschied, als im Falle des Dunkelfeldes diese Feststellung und Unterscheidung vom Kranken selbst getroffen werden kann, während er hierzu im zweiten Fall nicht mehr in der Lage ist, weil der Strukturwandel, der sich an ihm vollzogen hat, die Möglichkeit einer kritischen Reflexion, zu der der Erblindete ohne weiteres noch in der Lage ist, miteinbegriffen und ausgeschaltet hat.

Während dem Erblindeten der »Überstieg« in die Lichtwelt der anderen noch möglich ist, wodurch allein er in die Lage versetzt ist, sich darin als Erblindeter zu erkennen, ist dieser »Überstieg« dem Wahnkranken nicht mehr möglich. *Gerade darin liegt das Wesen des Wahnes.*

6. Zusammenfassung

Wir vermochten anhand unseres Beobachtungsmaterials also verschiedene Seiten jenes seltsamen Zustandes aufzuweisen, der so überaus typisch dem Ausbruch des Wahnes vorhergeht und den wir als das *Trema* bezeichnen.

Die Kranken finden selbst oft nur schwer das passende Wort, das ihr Zumutesein auszudrücken vermag. Die einen umschreiben es als Druck oder Spannung, als Unruhe oder Angst, mitunter auch als freudiges Gehobensein wie in der Erwartung. Andere erleben es als Schuld und Versündigung, als stünde eine Strafe bevor oder als hätten sie ein Verbrechen begangen. Wieder andere fühlen sich nur gehemmt und mutlos, willenlos, preisgegeben und ohne Hoffnung, sodass sie sich auch hinsichtlich der immer bestehenden Suizidgefahr nicht von einem Endogen-Depressiven unterscheiden. Endlich leben andere in einer dumpfen Atmosphäre von Misstrauen, gegenüber einer feindselig sie umschließenden Welt.

Immer wächst dieses Gestimmtsein aus der Gestimmtheit ihrer Grundpersönlichkeit heraus und nimmt auch die Inhalte aus der Thematik dieser Persönlichkeit. Immer kommt es bereits in dieser Phase, die kaum jemals schon als krankhafte Störung erkannt wird, zu einem *Verlust der Freiheit.* Der Kranke kann sich nicht mehr frei im Felde bewegen, er fühlt sich vielmehr von Barrieren umstellt, eingeengt und unfähig zu einer Kommunikation mit den anderen, von denen eine Kluft ihn zu trennen beginnt. Er fühlt sich zurückgeworfen in seine nur ihm eigene Welt, über die »hinaus« – im Sinne von BINSWANGER – er nicht mehr sein kann. Es ist ein Zustand der Not, der unter gewissen Zusatzdrucken Notfalls-Reaktionen erforderlich macht, ein Zustand, der den »Zufall« und die »Neutralität« ausschließt, weil das Hintergründige gleiche Bedeutung anzunehmen beginnt, wie jeweils der Vordergrund.

In der Tat enthält – könnte man von den Kranken genauere Antworten bekommen, als es leider meist der Fall ist – das Trema von all diesen Erlebniszügen etwas: es ist zugleich Spannung mit dem Anklingen von Schuld und depressiver Hemmung, im selben Maße auch Misstrauen, bis auf jene seltenen Fälle, in denen alle mehr eine positive Tönung rauschhafter Erwartung trägt. Aber selbst davon mag immer auch eine Spar enthalten sein. Es ist alles auf einmal in dieser seltsamen Gestimmtheit enthalten, was wir hier aus didaktischen Gründen auseinander legen mussten. Und im langsamen Steigen dieser quälenden Bodenaffektivität erhält das Umfeld einen befremdlichen, neuen physiognomischen Zug, den es bisher noch niemals hatte. Es sieht kalt und feindselig auf den Erlebenden, wie auf einer über den man den Stab gebrochen hat.

II. Die apophäne Phase

Wir führten eingangs für das spezifische Erlebnis des »abnormen Bedeutungsbewusstseins« (Jaspers) bzw. das Erlebnis der »Beziehungssetzung ohne Anlass« (Gruhle), also für jene Erlebnisweisen, die gemeinhin auch als Wahnwahrnehmung, Wahnvorstellung usw. bezeichnet werden, die Bezeichnung der *Apophänie* ein, um einen handlichen und klar definierten Ausdruck zur Verfügung zu haben für eine Erlebnisform, die uns in Übereinstimmung mit Jaspers, Gruhle, K. Schneider, Mayer-Gross usw. von zentralster Bedeutung zu sein scheint. Sprachlich wurde der Ausdruck gebildet aufgrund der Feststellung von Jaspers, dass »das unmittelbar sich aufzwingende Wissen von den Bedeutungen« – eben in der Art eines Offenbarwerdens, einer Offenbarung – das wesentliche Kennzeichen primären Wahnerlebens ist.

1. Die Apophänie des Angetroffenen (Außenraum)

Wir beginnen unsere Erörterungen wieder mit einem Beispiel, das wir aus der großen Fülle deshalb auswählen, weil hier apophänes Erleben nur wenige Stunden, in dieser Zeit allerdings sehr deutlich, anhielt, um dann langsam abzublassen, sodass es sich als besondere Erlebnisform deutlich aus dem Strom des Erlebens abhebt:

Fall 96. Der 21-jährige Gefreite Harald v. St. leide, so heißt es in dem Einweisungsbericht, seit einem Jahr an depressiven Verstimmungen und ist durch andauernde Insuffizienzgefühle stets psychisch gehemmt. Sein Stiefvater, selbst höherer Offizier, versuchte seit Monaten ihn abzulenken und sein Denken in vernünftige Bahnen zu leiten. Bezeichnende Redensarten sind: Die Leute halten nichts von mir, alles lacht über mich, aber ich werde meinen Willen bis zum Äußersten anspannen, alles im Leben ist Willensfrage usw. Mit seinem Stubenkameraden hatte er Gespräche geführt, in denen er fragte, wie er es mache, dass er immer zufrieden sei, er selbst wäre nie mit sich zufrieden. (Ein Bruder hatte Schizophrenie.)

Am 26./27.8.1941 wurde der Truppenarzt morgens um 4 Uhr ins Quartier des Patienten gerufen, weil dort ein Mann ein absonderliches Benehmen zur Schau trüge. Der Truppenarzt fand den Gefreiten am Schreibtisch sitzend, wo er einen Brief (ein nichts sagender, nur wenige Zeilen enthaltender Bogen) geschrieben hatte. Er hat zu diesen wenigen Zeilen nach seinen eigenen Aussagen von abends halb 11 Uhr bis morgens um 4 Uhr gebraucht. Obgleich sein Stubenkamerad schlafend im Bett lag und auch die übrigen Bewohner im Haus schliefen, begann er, stets lauter werdend, alle vier bis fünf Minuten: »Ruhe, Ruhe!« zu rufen. Dadurch erwachten der Stubengenosse und die Zimmernachbarn. Auf die Ermahnungen dieser Leute antwortete er, man brauche auf niemanden Rücksicht zu nehmen, er werde den anderen seinen Willen schon aufzwingen. Gegen die ermahnenden Zimmernachbarn nahm er aggressive Haltung an. Auf die Frage des Truppenarztes, warum er Ruhe gerufen habe, antwortete er, die Leute hätten geraschelt und laut geschnauft, nur um ihn zu ärgern. Sinnestäuschungen oder Stimmenhören waren nicht nachzuweisen. Der sehr erregte Patient wurde ins Revier überführt und mit Schlafmitteln versehen, worauf er Ruhe gab. Am nächsten Morgen war er ruhiger, äußerte aber immer noch seine Ideen von der Willenskraft. Nach drei Tagen war volle Normalität wieder zurückgekehrt (aus dem Bericht des Truppenarztes).

Er selbst berichtete einige Tage später, nachdem er den Transport in die Heimat vollkommen unauffällig überstanden hatte, er leide seit einem Jahr etwa an dem Gefühl, seine Stelle nicht wirklich ausfüllen zu können. Er sei willensschwach und müsse endlich lernen, seinen Willen durchzusetzen. Am 27.8. hatte er nun folgendes Erlebnis: Er war nachts dabei, einen Brief an seinen Bruder zu schreiben. Da hatte er plötzlich das unbedingt sichere Gefühl, als wenn sein Zimmergenosse sich nur schlafend stellen würde und so täte, als würde er schnarchen, um ihn zu stören und zu beobachten. Auch hörte er nebenan eine Frau mit dem Schlüssel klappern und andere Geräusche erzeugen, auch wieder mit dem sicheren Empfinden, das sei eigens für ihn gemacht. Er habe sich dies die längste Zeit angehört, ohne darauf zu reagieren. Schließlich wurde es ihm zu dumm, und er rief mehrmals laut: Ruhe! Aber es wurde nur schlimmer. Auch in den Nachbarzimmern begann man den gleichen Ulk, ließ Türen klappern und erzeugte die seltsamsten Geräusche, um ihn zu ärgern. Indem er Ruhe rief, hatte er das deutliche Gefühl, er könne den anderen durch seine Konzentration seinen Willen aufzwingen. Schließlich brachte man ihn ins Krankenhaus. Am nächsten Morgen habe er nichts Auffälliges mehr bemerkt.

Die weitere Beobachtung ergab in den folgenden Tagen lediglich eine gewisse Unruhe und Getriebenheit, er war im Krankensaal stets unterwegs, fing im Gespräch mit den Kameraden immer wieder vom Willen zu sprechen an, beruhigte sich aber mehr und mehr, sodass er zehn Tage nach dem fraglichen Abend völlig unpsychotisch seinen Angehörigen übergeben werden konnte*.

Wir sehen also, wie nach einem fast ein Jahr währenden Trema, das gekennzeichnet war durch das Erlebnis einer Insuffizienz der eigenen Willenskraft, sich für wenige Stunden ein höchst eigenartiges Erlebnis einstellte: Es bestand plötzlich das Gefühl, die natürlichen Geräusche um ihn herum seien absichtlich provoziert, um ihn zu irritieren, das Schnarchen seines Stubenkameraden sei nicht echt, er verstelle sich nur und markiere das Schnarchen, ebenso werde ein Schlüsselklappern eigens unternommen, um seine Aufmerksamkeit zu erregen usw.

Vergegenwärtigen wir uns die Gesamtstruktur des psychischen Feldes in dem betreffenden Augenblick: ein in der nächtlichen Stille einer schlafenden Stadt liegendes Stübchen, der Kranke am Schreibtisch sitzend, um einen Brief an seinen Bruder zu schreiben, in der Ecke der schnarchende Stubenkamerad. Aus diesem Felde heben sich, gerade wegen der »Stille«, d. h. der Leere des akustischen Feldes, Geräusche am stärksten heraus, viel stärker, als Bestände des optischen oder anderer Sinnesfelder. Das Schnarchgeräusch – so würden wir es alltagspsychologisch ausdrücken – war das einzig »Auffallende« in diesem Felde, es hob sich heraus, es störte. Dieses Auffallende, auf das sich aus feldgesetzlichen Gründen die Aufmerksamkeit richten musste, bekommt auf einmal eine eigenartige Tönung. Es fällt nicht nur auf, sondern es fällt als »unecht« auf, es hat die Nuance des »Markierten«. Damit tritt es in einen ganz deutlichen Bezug zum Erlebenden, der ja der Beziehungspunkt ist, für

---

* Die katamnestische Rückfrage (1957) ergab, dass der Junge 1943 neuerdings schwer erkrankte, in mehrere Anstalten kam, wo er schließlich der Euthanasiebewegung zum Opfer fiel.

den es »markiert« wird, auf den es sich also »bezieht«. Es ist das Erlebnis der »Beziehungssetzung ohne Anlass« eingetreten, also ein »abnormes Bedeutungsbewusstsein« im Sinne von JASPERS. Wir sagen, *das Schnarchen wurde auf einmal apophän erlebt.*
Es ist außerordentlich schwierig, sich das Besondere dieser Erlebnisform zu vergegenwärtigen. Es sind keine qualitativen Veränderungen, die hier registriert werden, das Schnarchen ist nicht lauter oder leiser geworden, es unterscheidet sich in nichts von dem üblichen Schnarchen eines Schläfers, auch sind keine zusätzlichen Faktoren hinzugekommen, die den Zweifel an der Echtheit veranlassen konnten, wie es etwa der Fall wäre, wenn sich wirklich einer schnarchend stellt: Ein solches verstelltes Schnarchen hätte eine andere Physiognomie, bei genauer Beobachtung würden wir auch herausfinden, *woran* wir die Unechtheit erkennen. Dies kann unser Kranker jedoch nicht, vielmehr überwältigt ihn das sichere Wissen von der Unechtheit, ohne dass er im mindesten hierfür eine Begründung geben könnte.
Wir wollen uns nach Analogien zunächst im Felde der Wahrnehmungspsychologie umsehen, wo Ähnliches zu beobachten ist, dass eine Gegebenheit auf einmal etwas anderes zu bedeuten scheint, als eben noch, ohne dass sich »objektiv« an ihr etwas geändert hätte. Solche Analogien sind nicht schwer zu finden, nämlich überall dort, wo *thematische Modifikationen* vollzogen werden.
Fasse ich etwa die nebenstehende Figur als zwei sich überschneidende Quadrate auf, dann »bedeutet« das kleine Quadrat in der Mitte den gemeinsamen Bereich beider. Fasse ich sie aber als zwei Winkelfiguren auf, die mit zwei Spitzen aneinander stoßen, dann »bedeutet« das kleine Quadrat lediglich einen Teil des Hintergrundes. Durch den Auffassungswechsel ist also dieser Bestandteil der Figur in einen anderen Bedeutungszusammenhang gerückt und hat damit ein anderes »Aussehen« angenommen, ohne sich gleichwohl »objektiv« verändert zu haben. Er meint nun etwas anderes als früher. Das »Bezugssystem« hat sich geändert und mit ihm die Figur.

Ein anderes Beispiel: Finden wir bei Schiller den Satz: »Ein hohes Kleinod ist ein guter Name«, so verstehen wir die Metapher »Name« in einem gänzlich anderen Sinne, als wenn wir bei Goethe lesen: »Name ist Schall und Rauch.« Auch hier hat sich das Bezugssystem geändert: Aus einem solchen des Wertes im Sinne eines Symbols für den Rang im Urteil der Welt – kippt das Gebilde plötzlich in das gänzlich andere der *Wertlosigkeit* – als das bloß Äußerliche, ablösbar und unwesentlich an den Dingen, selbst an den Gefühlsinhalten, klebend – und verwandelt sich hierdurch vom Grunde her. Es scheint überhaupt nicht mehr das gleiche Wortgebilde zu sein.

Wenn wir uns mit einem fremden Menschen unterhalten, dessen Bekanntschaft wir soeben zufällig, etwa in der Eisenbahn, gemacht haben, und sich dann im Laufe des Gespräches zu unserer Überraschung ergibt, dass er uns gar nicht fremd, sondern genauestens bekannt ist, vielleicht in nächster Verwandtschaft zu nahen Angehörigen stehend, sodass wir, wenn auch ohne ihn persönlich gekannt *zu* haben, gleichwohl »alles« von ihm wissen, dann kommt es gleichfalls zu einem solchen Bedeutungswandel: Er ist auf einmal ein anderer geworden, sieht sogar anders aus – obwohl sich an ihm äußerlich nichts geändert hat –, rückt in einen anderen Bedeutungszusammenhang. Wieder hat das Bezugssystem sich geändert, und diese Änderung färbt auf die Figur selbst ab.

Ein letztes Beispiel: Draußen auf der Straße hören wir einen Ruf. Wir glauben, er gelte uns. Ein Blick aus dem Fenster belehrt uns, wir sind gar nicht gemeint, sondern ein anderer. Dieses: Ich bin gar nicht gemeint, heißt: Ich trete in diesem Augenblick gewissermaßen aus mir heraus, setze einen anderen an die eben von mir eingenommene Stelle, finde mich in einer Welt »mit dem anderen«, besser: in der Welt des anderen, in der eben auch ich bin. Ich muss für einen Augenblick aus meiner nur mir eigenen Welt *übertreten* in die Welt der anderen, um überhaupt dieses Erlebnis haben zu können: Das gilt nicht mir! Wir vollziehen diesen Wechsel des Bezugssystems (durch welchen jene akustische Gegebenheit – der Ruf – in einen anderen Bedeutungszusammenhang rückt und sich dadurch verwandelt) ohne die geringste Mühe tausendmal am Tage. Ständig kippen wir aus der einen in die andere Einstellung, ähnlich wie wir dies in der Auffassung der obigen Figur tun können und sogar müssen, da wir *eine* Einstellung allein gar nicht allzu lange beibehalten könnten.

Damit sind wir aber schon bei unserem Kranken angelangt. Das

Schnarchen »gilt« ihm! Nun aber zeigt sich, dass er auf einmal jenen *Überstieg* nicht vollziehen kann, der notwendig ist, um sich des Irrtums belehren zu lassen. Wie gefangen scheint er in der einen Einstellung und kann nicht mehr heraus. Vielmehr werden andere Gegebenheiten des Feldes sofort in diesen Kreis hineingezogen. Nicht nur das Schnarchen, alles mögliche andere »gilt« ihm auf einmal ebenso, bis er sich nicht mehr anders zu helfen weiß, als laut »Ruhe« zu rufen.

Wir sehen, dass er dieser plötzlichen Unfähigkeit, in natürlicher Weise wie bisher das Bezugssystem zu ändern, selbst nicht gewahr werden kann. Dies ist an sich nichts Ungewöhnliches, denn sehr häufig merkt man nur den Wandel der Figur, nicht aber denjenigen des Bezugssystems.

Der Kranke erinnert also an einen Beobachter, der in der Bahn sitzend, auf einmal überzeugt ist, er befände sich in Ruhe, während draußen die Landschaft an ihm vorbeigleitet, und der auf Grund einer Veränderung in seiner (Hirn-)Organisation nicht mehr in der Lage wäre, das frühere Bezugssystem zurückzugewinnen, wie der Gesunde, wenn er beim Anfahren des Zuges gleichfalls vorübergehend dieser Täuschung unterlegen ist. In der Tat ist nach dem Relativitätsprinzip jede Betrachtungsweise »richtig«, es hängt nur von dem Bezugspunkt ab, von dem man »Ruhe« und »Bewegung« aus beurteilt. Dennoch kann der Bezugspunkt der ruhenden Erde, auf der sich die Bewegungen im Raume abspielen, als der »normale« angesehen werden, während der sich auf den eigenen Standort beschränkende Bezugspunkt als einzig ruhender doch wohl als »abnormal«, ja eben als »ver-rückt« angesehen werden müsste.

Eine solche »Ver-rücktheit« gibt es freilich nicht, der zufolge der Erlebende sich niemals selbst in Bewegung erleben kann, vielmehr trotz eigener Ortsveränderung die relative Verschiebung zwischen sich und den Gegenständen lediglich als eine Bewegung des Außen registrierte. Gäbe es sie, hätten wir eine sehr brauchbare Analogie zum Wahn. Hier wäre dann hinsichtlich der *Bewegung* jene Fixierung des Bezugssystems erfolgt, die bewirkt, dass alles Bewegte im Außenraum in Bezug auf das erlebende Subjekt bewegt erschiene. Bewegte sich ein solcher Mensch etwa von einem Zimmer ins andere und wieder zurück, so schiene es ihm – der sich in Ruhe wähnt –, als wanderte die Wohnung an ihm vorbei oder drehte sich um ihn herum. Ginge er auf der Straße, würde das Band der Straße unter ihm und die Häuserreihen und Bäume neben ihm vorbeiziehen. Wüsste ein solcher Kranker nichts von seiner Störung, bliebe ihm völlig unklar, wohin und wieso sich Häuser und Bäume und Straßenzüge mit ihren darin wandelnden Menschen nun eigentlich bewegten. Das eigene Haus hätte zwar die Freundlichkeit, immer wenn er es erstrebte, auf ihn zuzukommen, und zwar so geschickt, dass er genau beim Eingang eingeschleust würde, was ihm unter Umständen mit Staunen über die Präzision dieser von außen dirigierten Bewegung erfüllen könnte. Andere Dinge kämen und gingen, ohne dass er erkennen könnte, woher und wohin es geht. Vieles bliebe gänzlich unklar in perspektivischer Hinsicht, da manches sehr rasch an ihm vorbeiglitte, anderes aber viel langsamer. Der Kranke gliche einem Ptolemäus in seinem eigenen kleinen Mikrokosmos.

Bilden wir uns nun – nach, der Analogie dieses kinetischen Gleichnisses für die Änderung eines Bezugssystems im Erlebnisfeld – eine noch weiter gespannte Analogie: Nicht auf die *Bewegung* der Dinge im Raum soll es jetzt ankommen und auf ihren Bezug zum Erlebenden, sondern auf ihr Sein schlechthin, ihr Hier und Jetzt, ihre *Bedeutung* in ihrem Bezug zum Erlebenden; dann wäre bei analoger Änderung des Bezugssystems im Sinne eines solchen ptolemäischen Erlebens nun jeder Bestandteil des aktuellen Feldes, wohin eben gerade der Blick trifft, in einen solchen Bezug gerückt. Nichts bliebe von diesem Bezug ausgeschlossen. Die Dinge wären nicht mehr »dieselben«, wie vordem, zwar noch den vorigen äußerlich gleichend, aber doch verändert: Sie erschienen in einem anderen Bedeutungszusammenhang, hätten damit ihren Charakter geändert, wären aus ihrer Neutralität entlassen, aus dem Hintergrund nach vorn geschoben; alles und jedes bedeutete etwas, wobei freilich zunächst unklar bliebe, was. Wir sind damit schon sehr nahe an *das Spezifische des apophänen Erlebens* herangekommen und kehren zunächst zu unserem Fall zurück.

Das Abklingen der Störung nach so kurzer Zeit lässt das Krankhafte der Sache deutlich werden. Die Störung kam und ging in einer Weise, wie etwa ein Intoxikationszustand ablaufen würde, nicht aber nach dem Modus einer neurotischen Reaktion. Es ist wichtig, sich dies im Hinblick auf gewisse moderne Versuche im Felde der Schizophrenieforschung immer wieder klar zu machen.

Hatten wir es hier also mit einer sehr kur zdauernden apophänen Phase zu tun – der kürzesten übrigens, die wir selbst bei unseren Fällen beobachten konnten –, so zeigt die folgende Beobachtung das voll ausgeprägte apophäne Erleben in reiner Darstellung. Besonders hervorheben möchten wir bei diesem Fall einmal die *affektive Neutralität,* mit der der Kranke die Veränderung der Dinge in seiner Welt registriert und zum anderen die Vollständigkeit, mit der alle Bestände des *Außenraumes* apophän verändert erscheinen, während der gesamte Innenraum, also Vorstellungen, Gedanken, Erinnerungen usw. davon vollkommen verschont bleibt.

*Fall 10**. Der 32-jährige Gefreite Karl B. berichtete über ein lange zurückreichendes Trema und einen schleichenden Beginn des Wahnes, den wir hier übergehen wollen. In der weiteren Exploration heißt es dann: Am Morgen war der Aufbruch (seiner Truppe). Da fing es nun erst richtig an. Schon als der Unteroffizier kam und ihn nach dem Schlüssel des Quartiers fragte, war ihm sofort klar, dies sei abgekartet, um ihn zu prüfen. Auch auf der Fahrt im Omnibus merkte er an dem Benehmen der Kameraden, sie wüssten etwas, das er nicht wissen sollte. Die Fahrt dauerte drei bis vier Stunden, mit sonderbaren Gesprächen über das Führerhauptquartier, das hier irgendwo im Walde liegen sollte. Ein Kamerad fragte ihn in auffälliger Weise, ob er Brot habe. Als man gegen Mittag in A. ankam, wo eine Abteilung abgelöst werden sollte, wurden einige Kameraden beauftragt, Quartier zu machen. Das war natürlich eine Finte, um sie inzwischen instruieren zu können, wie sie sich ihm gegenüber zu verhalten hatten, während er mit den anderen im Omnibus warten musste. Es gingen dann immer wieder Gruppen von Kameraden weg, andere kamen wieder, es war klar, dass sie alle ihre Instruktionen bekamen. Als er sein Quartier zugewiesen bekam, einen kleinen Raum von einem Kameraden, den er ablösen sollte, erkannte er auch an dessen Benehmen sofort, dass er Instruktionen

* Inaugural-Diss. R. Wendiggensen, Zum Problem des initialen schizophrenen Strukturwandels. Marburg 1941.

hatte. Er könne nicht sagen, woran er es erkannte, man sah es eben. Er machte das Quartier sauber und ging dann hinunter, um sich Zigaretten zu kaufen. Er musste durch einen Garten, da saßen alle Unteroffiziere, auch der Feldwebel und eine Dame war dabei. Sie waren offensichtlich überrascht, ihn plötzlich zu sehen. Es war wahrscheinlich beabsichtigt, ihm diese Dame abends zuzuspielen. Ein Unteroffizier setzte sich bald darauf in den Wagen und fuhr weg, jedenfalls um der vorgesetzten Dienststelle Bescheid zu geben. Er ging dann wieder in sein Quartier zurück und merkte auch dort, wie alles sich um die Sache drehte. Am Abend hatte man verabredet, in einem Lokal zusammenzukommen. Als er dorthin kam, war dort alles vorbereitet. Musik spielte in einem Raum, der eigens für ihn zur Prüfung hergerichtet war. Auch das Mädchen, das ihm Zigaretten verkaufte, war schon instruiert. Als er dann mit den Kameraden beim Bier saß, hatte jeder seine Aufgabe, alles, was gesagt wurde, war genau vorher verabredet, jeder machte es so unauffällig als möglich. Etwas Besonderes sei nicht geschehen. Was man auch fragte, überall wollte man wohl bestimmte Antworten haben, die er auch wahrheitsgetreu gab. Auch wenn die Kameraden untereinander sprachen, hatte es doch immer eine ganz bestimmte Beziehung zu ihm. Zum Schluss zahlte man und jeder ging in sein Quartier.

Er wusste, es gehe um etwas ganz Bestimmtes, aber nicht, was dieses war. Er hatte keine Angst, weil er ja jederzeit handeln konnte, wie er wollte. Er konnte sagen, ich mache nicht mit, dann wäre er aus dem ganzen Spiel herausgekommen. Er wollte aber mitmachen, es war ihm sogar ganz recht und er war stolz, hier jedenfalls mit einer besonderen Aufgabe betraut zu werden. Er sah darin etwas Großartiges, ja Einzigartiges.

In der Nacht schlief er gut, wachte morgens auf, jedenfalls zu einer Zeit, als er aufwachen sollte. Er ging dann in das Quartier des Kameraden H., mit dem zusammen er die Bücherabrechnung der Tankstelle machen sollte. Er fand dessen Zimmer verschlossen. Unten brannte Licht, auch im Keller, alles war vorbereitet, um zu prüfen, ob es ihm auffiel. Er klopfte an einer anderen Tür. Als er in das Zimmer ging, lag dort ein Kamerad im Bett. Er sprach einige Worte und merkte sofort, auch dies war verabredet, es waren Andeutungen, ob er homosexuell sei. Eindeutige Zeichen wurden jedoch nicht gemacht, es war mehr so im Gesichtsausdruck des anderen. Da er jedoch nicht homosexuell sei, verhielt er sich ganz neutral. Das sollte jedenfalls geprüft werden. Er ging dann wieder in das Zimmer von H., der bereits fertig angezogen an seinem Schreibtisch arbeitete. Damit sollte wohl der Unterschied herausgekehrt werden zwischen diesem strebsamen Mann und dem anderen, der noch faul im Bette lag. H. hatte Geheimakten da liegen, die er (Patient) jedenfalls nicht sehen sollte. H. war erst kurze Zeit bei der Truppe und wohl sicher wegen ihm abkommandiert. Er bekam die Papiere wegen der Abrechnung, doch schien ihm der Auftrag belanglos. Er ging dann zur Tankstelle hinunter, wurde dort vom Unteroffizier instruiert, wie er sich zu verhalten habe und war dann allein am Stand. Alles lief wie bisher in der vorbereiteten Weise ab. Dann kam ein Feldwebel mit einem Soldaten, die tanken wollten, jedoch keinen Beleg hatten. Er lehnte ab, ihnen Benzin auszufolgen und schickte jemand fragen. Als die Antwort kam, das Benzin könne ausgefolgt werden, fertigte er den Beleg. Als auch der andere schon unterschrieben hatte, kamen ihm wieder Bedenken, und er wollte den Schein zurückbehalten, um selbst einen Beleg in der Hand zu haben. Es entspann sich eine Diskussion, aus der er sofort merkte, dass er geprüft werden sollte. Als der Feldwebel ihm den dienstlichen Befehl gab, den Schein herauszugeben, um ihn jedenfalls auf die Probe zu stellen, tat er dies nicht. Darauf wurde sein eigener Feldwebel gerufen, der ihm den gleichen Befehl gab, was er aber wieder verweigerte. Dann müsse man ihn ablösen lassen, hieß es. Ihm war auch dies recht, denn er erkannte sofort an dem ganzen Verhalten, dass alles abgemacht war, um ihn zu prüfen. Er ging in sein Zimmer hinauf, um die Sachen zu packen. Sein Unteroffizier kam herein und sagte: »Mensch, was machen Sie da für Sachen.« Er antwortete: »Nur das, was die anderen von mir wollen.« Er gehe ja auf die ganze Geschichte ein und mache gern mit.

Ein Feldwebel und ein Unteroffizier brachten ihn im Auto nach V. zurück. Auf der Fahrt bemerkte er die erstaunlichsten Dinge. Alles an der Straße war eigens seinetwegen aufgebaut worden. Eine Unmenge Sachen waren aufgestellt nur zu dem Zwecke, zu prüfen, ob er sie bemerkte, z. B. ein ganzer Berg von Stroh, der dort gar nichts zu tun hatte; Steine in großen Haufen zur Reparatur der Straße, die aber in gutem Zustand war; am Straßenrand, sodass man es kaum sehen konnte, ging ein Schaf; Menschen mit Fahrrädern kamen entgegen; ja es war so viel, er könne es gar nicht mehr sagen. Alles war nur seinetwegen vorbereitet, fast alle hundert Meter war irgendetwas, eigentlich war *buchstäblich alles, was ihm begegnete,* auffällig. Während er zum Fenster hinaussah, merkte er auch, wie der Feldwebel ihn beobachtete und gab zu verstehen, dass er wirklich alles sehe, was da aufgebaut war.

In V. wurde er zur Kompanie gebracht und sollte dort alles erklären. Er wunderte sich, dass man ihn so genau fragte, wo man doch alles viel besser wusste. Aber auch das hatte wohl seinen Grund. Als er in V. sich noch einiges besorgen wollte, bemerkte er, dass selbst auf der Straße, überall wohin er kam, die Leute instruiert waren, sogar alle französischen Zivilisten. Das ganze Verhalten der Volksmenge, der Kameraden im Lokal, der Franzosen, die auf der Straße vorbeigingen, war auffällig, man war instruiert und jeder wusste genau, wie er sich zu verhalten hatte. Es funktionierte alles großartig. Als er am folgenden Tag sich auf einem bestimmten Platz zu melden hatte und wartete bemerkte er, dass alle, die vorbeikamen, eine Art Angst bekamen, wenn sie an ihm vorbeigingen. Er bemerkte es an dem Gesichtsausdruck. sie hatten so etwas Verzerrtes, Spannendes, Unnatürliches im Ausdruck. Auch die Bewegungen waren nicht natürlich, sogar die Hunde kehrten plötzlich um und liefen mit eingezogenem Schwanz weg. »Sie waren wohl froh, als sie wieder abhauen konnten.« Es musste eine merkwürdige Wirkung von ihm ausgehen, dass die Leute direkt in einem Bann waren, wie in einem *Bannkreis.*

Er wurde nun nach Paris gebracht, wo er zehn Tage in einem freundlichen Saal des Krankenhauses von St. Anna verbrachte. In diesen Tagen in St. Anna hörte wohl die Kraftzentrale langsam auf zu arbeiten. Es war genug. Der Bannkreis, in dem die Menschen waren, wenn sie in seine Nähe kamen, hörte vollkommen auf. Freilich ging die Beobachtung weiter, aber das Spannende war geschwunden. Als er von St. Anna zum Bahnhof gebracht wurde, mit anderen Kameraden, fiel ihm an den Leuten auf der Straße nichts mehr auf, alles war natürlich. Auch auf der Fahrt war alles normal. Als er im Lazarett ankam, wurde er vom Stabsarzt ausgefragt, aber das hatte kaum mehr Interesse.

Der Patient bekam, nachdem er mehrere Tage völlig unauffällig gewesen war, unter unseren Augen erneut wahnhafte Erlebnisse, auf die wir weiter unten noch näher zu sprechen kommen werden (S. 182 ff.).

Nach einem lange dauernden Trema, vielleicht Jahre zurückreichend – Patient hatte schon 1937 eine eigenartige, etwas unklare Begegnung mit einem »Spion« – und langsamem Beginn des apophänen Erlebens über »Wahnstimmung« mit einigen »Beobachtungen«, die sich in charakteristischen Äußerungen erkennen lassen, wie: »da stimmte etwas nicht«, oder »er gab ausweichende Antworten«, oder »es wurde ein bestimmter Zweck verfolgt«, oder »darin steckte irgendeine Bedeutung«, oder »dieses Frage- und Antwortspiel« usw., ergreift die Apophänie fortschreitend das gesamte Außenfeld. Bald sehen wir, dass nichts von den Beständen verschont bleibt, alles was überhaupt »angetroffen« wird, erscheint in apophäner Beleuchtung, dabei ist kaum eine *Verarbeitung* am Werke, vielmehr kann man aus der Darstellung die »Weise« des Erlebens beinahe unmittelbar ablesen. Gewiss macht sich der Patient Gedanken über die Ursachen dieser seltsamen Verwandlung seiner Welt, aber nur als eine Art interessierter Beobachter, ohne das Erlebnis des unnennbar Fürchterlichen und Unheimlichen, wie es die Daseinsanalyse als Erklärung für den Wahn verlangt. Er glaubte, jederzeit sagen zu können: »Ich mache nicht mehr mit«, um aus der Sache herauszukommen, aber tatsächlich war er gern dabei. Diese Haltung änderte sich übrigens, als er in unserem Lazarett die Erfahrung machen musste, dass er leider nicht mehr aus diesem Spiel entlassen werden konnte. Immer kategorischer verlangte er es, protestierte schließlich und versank, als man immer noch nicht auf seine Wünsche einging, in einen Proteststupor, in dem er in seine Heimatanstalt nach Ostpreußen verlegt wurde. In der ersten Zeit der Beobachtung bejahte er indessen das »Unternehmen«.

Worauf auch immer sein Blick fiel, dort scheint das Angetroffene in einer Beziehung zu ihm selbst zu stehen. Seine »Welt« verwandelt sich in ein einziges Prüffeld, in dem man alles Erdenkliche »hergerichtet«, »aufgebaut« und »aufgestellt« und alles zu seiner

»Prüfung« »vorbereitet« hat, wie die Kulissen eines seltsamen Theaters, ob es ihm »auffalle«, ob er es »merke«, wobei man »sich bemühte«, manches so »unauffällig wie möglich« zu machen; auch macht man »Finten« und »Fehler«, versucht ihn »hineinzulegen«, stellt sich »überrascht«, »verheimlicht« ihm vieles, will es ihn »nicht merken« lassen; die Menschen sind alle »instruiert«, haben alles »verabredet«, sind wegen ihm »abkommandiert«, sogar die Straßenpassanten sind in das Netz aufgenommen. Auf dem Höhepunkt der Störung geht von ihm selbst eine Art »Bannkreis« aus, sodass alles, worauf sein Blick fällt, einen seltsam verzerrten Gesichtszug, so etwas Spannendes im Ausdruck erhält (Andeutung von Omnipotenzerleben).

Vieles von dieser Art von Erleben begegnete uns schon bei dem eingangs geschilderten Patienten Rainer. Jedoch besteht ein wichtiger Unterschied. Bis hierher haben wir von unserem Kranken nicht ein Wort über Beeinflussung der Gedanken, über Hypnose oder über Erlebnisse an seinem Körper gehört, auch bestritt er sie auf besonderes Befragen. *Die Veränderung betrifft lediglich die Bestände der Außenwelt,* das Angetroffene, während sie die Innenwelt – Vorstellungen, Gedanken, Erinnerungen, Gefühle, Leiblichkeit usw., also das Vergegenwärtigte im Sinne von Metzger – unbetroffen lässt. (Im zweiten Schub wurde dies anders.) Die Apophänie machte also zunächst vor dem Bereich des »Innenraums« (Jaspers) Halt.

Es erscheint uns an einem solchen Beispiel unmittelbar einleuchtend, man müsse das Spezifische dieser schizophrenen Welt in der Abwandlung des *Intentionalen* suchen. Wir müssen zwingend aus dem, *was* er erlebt, also aus der *Thematik,* auf das *Wie,* also die Modalität des Erlebens, zurückschließen und *dort das Wesentliche der Veränderung* annehmen. Seine Formulierungen »instruiert«, »aufgestellt«, »Finte«, »vorbereitet«, »prüfen«, »abgekartet«, »angedeutet«, »verheimlicht«, »unauffällig« usw. scheinen eine Fülle von Geschehnissen um ihn herum zu schildern. Hören wir aber genau auf seine Darstellung, können wir unschwer erkennen, was wirklich gewesen ist. Obwohl wir es durch seine Augen zu sehen bekommen – er ist es ja, der uns in seine »Welt« hineinführt –, schimmert doch für den Betrachter durch diese ungemein anschaulich beschriebene Welt die *wirkliche* Welt deutlich hindurch. Wir sind keinen Augenblick im Zweifel, wie sich die Dinge abgespielt haben. Die Fülle seiner Formulierungen meint im Grunde immer wieder dasselbe. Denn was er »instruiert«, »aufgestellt«, »Finte« usw. nennt, *ist alles dasselbe:* Es ist ein *formales* Kriterium seines Erlebens, eben die *Apophänie.* Sehen wir von diesem Kriterium einmal ab und halten uns an die Realien, dann finden wir eine ganz banale militärische Situation mit Omnibus, Quartier, Kameraden, Biertisch, Kellnerin, Bett mit schlafendem Kameraden, Tankstelle, Benzinscheine oder bezüglich der Fahrt: Strohhaufen, Steine, Schaf auf dem Straßenrand, Menschen mit Fahrrädern, schließlich Lazarett. Er sieht nichts anderes, als was jeder gesehen hätte, der mit ihm gefahren wäre. Und er sieht es auch nicht anders, mit der einzigen Ausnahme, dass jeder einzelne Bestandteil des Feldes auf ihn Bezug nimmt. Würden wir nun aus unserer Betrachtung alle formalen Kriterien des Erlebens absichtlich ausschalten und uns ausschließlich mit der erlebten Welt beschäftigen, dem *Weltentwurf* des Kranken, dann könnte es uns gehen wie dem Histologen, der sorgfältig alles beschriebe, was er in seinem Gesichtsfeld findet, ohne danach zu fragen, mit welchen möglichen Fehlern die Schneide- oder Färbemethode behaftet sei, die ihm das präsentiert, was er in seinem Gesichtsfeld vor sich hat. Er wird dann möglicherweise Farbniederschläge, Verunreinigungen oder Eigentümlichkeiten der Präparation mit der gleichen Akribie in seine Beschreibung aufnehmen wie die histologische Struktur, auf die es ankommt.

Es kann nun dieses apophäne Erleben im Felde der Wahrnehmung viel unscheinbarere Formen annehmen. Das Feld muss nicht immer zu einem »Prüffeld« werden wie bei Rainer und dem eben dargestellten Fall. Die alltägliche Situation kann bloß einen Schimmer von Verdächtigkeit besitzen.

Fall 83. Soldat in einem Bau-Batallion, wehrt sich gegen Einwände, die man ihm macht, von der Art, niemand habe etwas gegen ihn: »Wenn Sie am 22. Mai an der Baustelle gewesen wären, dann würden Sie mir alles glauben, was ich sage, habe das auch nach Hause geschrieben. Da war so eine Aufregung, und man hatte eigentlich gar keine Ursache von der Arbeit wegen, sondern *es hat sich nur um mich gedreht* an diesem Tag. Wir waren am Straßenbau. Plötzlich schon vor dem Abmarsch hatte der Hauptfeldwebel einige Leute verlesen, und die nicht verlesen wurden, sollten zu Hause bleiben. Ich wurde auch nicht verlesen und ging zum Hauptfeldwebel. Da sagte der: ›Sie gehen mit heute.‹ Dann wurde so eine komische Einteilung gemacht, keine Gruppeneinteilung. Warum gerade ich der Einzige von denen war, die nicht verlesen wurden? (Achselzucken). Es war jedenfalls ein sonderbarer Vorgang und draußen wurde mir dann der Platz zugewiesen. Ich sollte dort ausschachten, man konnte natürlich dagegen nichts tun. Plötzlich wurde ein großer Teil der Leute weggeschickt. Sie gingen alle weg von der Stelle, wo ich arbeitete, einige Schritte die Straße vor, ich blieb mit einigen vom ersten Zug zurück. Plötzlich gab der Unteroffizier Anweisungen, ich sollte das und das fertig machen. Ich habe das aber für eine sonderbare Sache gehalten und bin von dem Platz weggegangen, bin hinter einen Baum und dann ist eine Zeitspanne verstrichen, und dann war die Sache scheinbar fällig. Da kam der Oberleutnant R. nach vorn an diese Stelle und hat einige Worte mit dem Gruppenführer gesprochen und ist dann weitergegangen, heimwärts zu. Und wir sind dann auch abgerückt. Und am nächsten Tag wurde die Arbeit dann unterbrochen, es kam der Auftrag, sie sofort einzustellen.« (Was bedeutete das alles?) »Man hat nichts bemerkt, alles war so kompliziert, ich konnte ja nichts sehen, was sich alles im Hintergrund abspielte. Ein Gebäude stand einige 60 m weg. Man konnte von vorn überhaupt nichts beobachten.«

Erst nach langer weiterer Befragung lässt sich klären, dass sich ihm die Meinung aufdrängte, es sei damals ein Attentat gegen ihn geplant gewesen. Man habe vielleicht einen Sprengkörper losgehen lassen wollen, gerade wo er alleine stand. Da er aber nicht darauf hereingefallen war, musste man davon Abstand nehmen.

Auch hier ist das Gesamtfeld der Wahrnehmung apophän verändert. Aber diese Veränderung ist viel blasser, wir hören nichts von »instruiert«, »aufgestellt«, »vorbereitet« usw. Dennoch klingen alle diese Interpretationen auch hier an. Wieder vermögen wir die »Wirklichkeit« durch seine» Subjektität« deutlich hindurchschimmern zu sehen. Wir sehen eine belanglose Baustellensituation, in der unser Kranker seine unbedeutende Funktion hatte. Aber wir erkennen auch, dass für ihn in diesem Augenblick der apophänen Umstrukturierung alles Kommen und Gehen, Schaufeln und Graben, alles Ein- und Abrücken, alle Kommandos und Befehle in einem völlig anderen Bedeutungszusammenhang gerückt erscheinen, *alles dreht sich um ihn.* Während unser voriger Kranker indessen mitzumachen bereit war und keineswegs Angst empfand, bestand hier ein unbestimmtes »Bedroht«-Erlebnis (Gruhle).

Fall 114 berichtet selbst über den Beginn: Als er in sein Quartier kam, schien ihm sein Zimmer irgendwie verändert. Er könne nicht sagen, woran er es merke. Als wenn dort Hausdurchsuchung gehalten worden wäre. Er fragte einen dort wohnenden Gefreiten, was los sei, hatte aber aus dessen Antwort den Eindruck, die Aussagen wären Instruktion. Unterhalb des Fensters war so ein Hin und Her, auch standen Posten dort, die nichts zu bewachen hatten, er hielt es für möglich, dass sie ihn bewachten. Auch vieles andere fiel ihm noch auf. Er versuchte, in eines der angrenzenden Zimmer zu kommen, um sich zu vergewissern, wie es dort sei. Als ihn ein Unteroffizier daran hindern wollte, erzwang er sich mit der Pistole den Eintritt. Er merkte sofort, dass auch dort alles irgendwie gestellt war ...

Fall 12 schildert zu Beginn des apophänen Erlebens, als die Streife ihn auf seiner Rückfahrt von Berlin in einer Wachstube festgesetzt hatte: »Nachts kamen dauernd Fahrzeuge an und fuhren wieder ab«, dann am Transport: »Alles war so seltsam, die Leute stiegen aus, andere stiegen wieder ein, es ging so hin und her, man wurde nicht klug daraus. Aber alles wurde so gemacht, irgendwie für mich, dass wusste ich gleich ...«

Fall 23 berichtet vom letzten Lazarett: »Alles war so kopflos, war ganz durchgedreht, die Sanitäter sind so rumgesprungen, der eine machte so, der andere so, auch Fliegeralarm wurde extra gemacht ...«

Fall 40 berichtet über den Krankensaal: »Ja, da werden immer welche herbeigeholt und andere werden wieder entlassen. Ich kenne mich auch nicht aus.« (Was ist denn da nicht zum Auskennen?) »Ja, was sie damit bezwecken.« (Im Lazarett kommen und gehen doch immer kranke Soldaten?) »Ja, aber was hat denn das mit mir zu tun?« (Nichts!) »Warum tun sie denn so, als drehte sich alles um mich?«

Dies sind Beispiele dafür, wie ganz ohne eigene Deutungsversuche der Kranke die Bestände seines Umfeldes einfach nur als »besonders«, als »anders« erlebt, ohne sagen zu können, was denn anders oder was denn besonders daran ist. Dies erschwert oft die Anamnese mit dem Kranken, solange man immer noch auf das Eigentliche wartet, das aber niemals kommt. Eine Unsumme von Banalitäten wird berichtet, bei denen man immer fragen möchte: Nun und? Man erwartet, sie seien die Präambel für das Eigentliche. Aber es kommt nichts Eigentliches nach, weil alle diese banalen Begebnisse dem Kranken im abnormen Lichte der Apophänie erschienen, ohne dass er irgendeine Erklärung dafür hätte.

Fall 31. Ein junger RAD-Mann glaubte sich im vagen Verdacht der Spionage. (Wieso Spionage?) »Ich bekam damals auch einen anderen Strohsack, der war seitlich aufgeschnitten. Ich habe ihn aber zugenäht.« (Was hat das mit Spionage zu tun?) »Die Post ist alle Tage am gleichen Fleck gelegen, da habe ich die Briefe für die Kameraden herausgesucht ...« (Wieso Spionage?) »Ich habe mir einen Fotoapparat in L. gekauft, von einem gewissen S. Ich habe aber auf der Baustelle nichts geknipst ...« (Wieso dann also Spionage?) »Wie ich dort Ordonanz war, habe ich dort immer etwas austeilen müssen, das Brot, die Wurst und das andere ...« (Sind Sie Spion?) »Ich kam so weit dazu, wie ich in L. war, habe ich mir viele Filme angesehen ...« (Spionagefilme?) »Habe ich eigentlich nicht gesehen, den Jud Süß habe ich aber gesehen ...« (Haben Sie spioniert?) »Spioniert habe ich eigentlich gar nicht ...« (Sind Sie Spion?) »Jetzt bin ich's schon.« (Wieso Spion?) »Dort, wo wir beschäftigt waren, haben wir halt so allerhand für Sachen gemacht, dumme Streiche halt, wir haben oft dem anderen was hinten angehängt, Zigarettenschachteln oder so was ...« (Was hat das mit Spionage zu tun?)»Ich habe mich nach der Feldpost-Nummer erkundigt, 04048, wir sind doch im Einsatz, wenn wir eine Feldpost-Nummer haben ...« (Spionage?) »Ich habe RAD-Karten gekauft und nach Hause geschrieben, die durften wir aber schreiben ...« (Spionage?) »Zum Beispiel war es mit den Arbeiten, die wir verrichteten, wir lernten sie auch theoretisch, wie sie sich zusammensetzt, mit Spaten, Schaufel, Kreuzhacke ...« (Spionage?) »Ich habe auch Fotos nach Hause geschickt, das war Spionage ... Ich glaube, das war eigentlich das Einzige ...« Es stellt sich heraus, dass es Fotos von der Vereidigung waren, die alle anderen auch nach Hause schickten. (Wer hält Sie für einen Spion?) Keine Antwort. (Die Kameraden, der Truppführer?) Keine Antwort. (Oder Hitler?) »Ja, das glaube ich schon, dass er schon was weiß von mir.« (Göring?) »Ja, das weiß ich nicht, wie weit das schon gegangen ist ...«

Auch hier besteht offenbar Apophänie des Gesamtfeldes. Aber sie findet einen ganz anderen Ausdruck. Wir hören kein Wort von »vorbereitet«, »gestellt«, »instruiert« usw. Vielmehr besteht lediglich ein diffuses Bewusstsein von Verdächtigkeiten und Schuldhaftigkeiten, für die er den Namen »Spionage« findet, weil er aus der militärischen Situation heraus diese Atmosphäre am besten kennzeichnet. Auch hier ist nun alles *in einen anderen Bedeutungszusammenhang* gerückt, bleibt aber ganz diffus, unklar, unbestimmt. Diese Verwaschenheit des Erlebens hängt sicher mit der Verwaschenheit der Grundpersönlichkeit zusammen. Patient ist ein unehelich geborener 19-Jähriger, leicht beschränkter Bettnässer, der unreifer wirkt, als es seinem Alter entspräche. Es ist eine nicht voll ausgeformte Persönlichkeit, die sich etwa schon von derjenigen seines Arbeitsdienstkollegen Rainer N., aber auch von derjenigen des Falles 10 (S. 95) sehr wesentlich unterscheidet. Bei Letzterem handelte es sich um einen hoch intelligenten, aufgeschlossenen, bereits durch einige Erfindungen hervorgetretenen Schornsteinfegermeister.

Aber nicht nur von dem Differenzierungsgrad der Persönlichkeit wird die Form der Apophänie abhängen, sondern ebenso auch von der aktuellen Feldstruktur. Das stille nächtliche Stübchen im Falle 96 (S. 88) hat eine gänzlich andere Feldstruktur als etwa eine Bahnhofshalle mit ihrem Betrieb und Hunderten von Menschen. War dort das »Schnarchen« das einzig »Auffallende« und deshalb dasjenige, was apophän erlebt wird, so ist es hier die Fülle von Menschen, die die Aufmerksamkeit auf sich ziehen. Erst hier kann sich die Idee verfestigen, von einem Netz von Beobachtern umstellt zu sein.

Fall 54 berichtet u. a.: In Freiburg merkte er, wie ihm immer jemand nachlief. Es waren jedoch immer wieder andere Leute. Mitunter blieb er bei der Auslage stehen, da gingen die Beobachter natürlich weiter und taten so, als ginge er sie nichts an. Aber sie verständigten sich durch Blicke mit Entgegenkommenden, die dann die Beobachtung übernahmen. In Karlsruhe war es dann ganz toll. In der Wartehalle ging es zu wie im Taubenschlag. Er hatte das sichere Gefühl, als wenn er verschiedenen Leuten gezeigt werden sollte. Er habe die Leute manchmal irregeführt, in dem er etwa auf dem Bahnhof absichtlich auf einen falschen Bahnsteig lief. Er sah dann auch, wie ihm andere Leute nachgingen, und als er dann plötzlich umkehrte, hätten sie ihm blöde nachgesehen oder wieder so getan, als beachteten sie ihn nicht, und man sah deutlich, wie sie sich ertappt fühlten. Im Zug wurde er von einer Dame ins Gespräch gezogen. Als sie ihn beim Aussteigen bat, ihr den Koffer zum Fenster hinauszureichen, wusste er sofort, dass er dadurch anderen Leuten gezeigt werden sollte. Als sie draußen jemanden herzlich begrüßte, habe sie diesem dabei etwas ins Ohr geflüstert ...

Fall 28 wurde, weil er plötzlich auffällig geworden war (Auseinandersetzung mit einem Unteroffizier), ins UvD-Zimmer geschickt: »Dort wurden mir dann ständig Menschen vorgeführt.« Immer wieder kam ein anderer herein, alle möglichen Leute, er merkte sofort, sie sind instruiert, und er sollte auf diese Weise geprüft werden. Alles war sehr verworren und er sah nicht durch. Dann kamen zwei Unteroffiziere und sollten ihn nach Marburg bringen. Schon auf der Fahrt zum Bahnhof war alles so merkwürdig verändert. Alles zog an ihm vorbei »wie ein Film«. Alles schien ihm aufgestellt und unwirklich. Er hatte das Gefühl, als wenn der Krieg zu Ende wäre. Vor einem Tor arbeiteten zwei Maurer, die kamen ihm so komisch hingestellt vor. Von einem Mann im Abteil wusste er sofort, dass es ein Spion war, das war eine Eingebung. Es war ihm klar, im Augenblick als er den Mann nur ansah. Er sagte es auch sofort seinen Begleitern, und der Mann sei dann an der nächsten Station abgeführt worden. (In Wirklichkeit hatte er, nach dem Bericht der begleitenden Unteroffiziere, wütend das Abteil verlassen, weil der Patient ihn ständig belästigt hatte.) Im Abteil saß auch eine Dame mit einem Kind. Diesem schenkte er seine Armbanduhr und andere Gegenstände. Es war mehr aus Freude über den Friedensschluss, denn er hatte die ganze Zeit das sichere Gefühl, dass der Friede erklärt worden sei. (Nach dem Bericht der Begleiter: An die anwesenden Frauen und Kinder verschenkte er sein Soldbuch, seine Bilder und Briefe, sein Taschenmesser, seine Uhr und seinen Rasierapparat, und sie [Begleiter] hätten die Sachen nur mit Mühe wiederbekommen). Auf der Station schien es ihm, als wäre alles aufgestellt, wie wenn ein Film gedreht werden sollte ...

Nach dem Abklingen des akuten Wahns wurde der Patient nochmals nach seinen Erlebnissen zur Zeit des Wahnes befragt: »Jedes Geräusch, das ich draußen vom Balkon her hörte, und alles, was mir begegnete, verarbeitete ich, wie wenn ich im Feindesland ›sichern‹ würde als Posten mit den Kameraden. Genau diese Stimmung war es. Wie man im Feindesland auf jedes Geräusch achtet und auf alle unscheinbaren Dinge. Jetzt lässt mich alles kalt, alles steht wieder an seinem Platz, wie es eben in ruhigen Zeiten, im Frieden ist, alle Geräusche sind normal, man kann nicht gleich einen Schluss daraus ziehen. Dies ist ganz langsam, ganz allmählich wieder so geworden.«

Den folgenden Fall, eine verworrene katatone Psychose, fügen wir an, um klarzumachen, dass auch in diesem sonst recht unterschiedlichen Erleben gleichfalls die Züge apophänen Erlebens enthalten sind.

Fall 48 gab zu Beginn seiner Psychose an, er habe sich krankgemeldet, weil er überanstrengt worden sei. »Man hat vorgetäuscht, ich sei nicht richtig im Kopf, dabei habe ich nur einen Herzfehler. Ich will Ihnen ganz vertraulich etwas sagen: Am 5. Oktober, 9 Uhr vormittags, bin ich in Chitigo heilig gesprochen worden. Ich bin so etwas wie Schiller oder so eine Kanone. Und wenn ich nächstens mit dem Führer spreche, kann der Krieg in einer Stunde aus sein. Es ist ja *bloß so ein Theater* ...«

Diese Protokolle bringen einige weitere Gesichtspunkte. Das apophäne Erleben entwickelt sich nicht immer plötzlich oder schlagartig, sondern kann auch sehr schleichend, Schritt für Schritt vom Wahrnehmungsfeld Besitz ergreifen. In diesem Fall erfasst es zunächst die Bestandteile des Feldes, die am stärksten »auffallen«, d. h. also am leichtesten »Figur« werden. Alles, was »in die Augen springt« was »sich aufdrängt«, was »auffällt« usw., wird am ehesten, unter Umständen zunächst als einziger Bestand, apophän erlebt, während die breite Zone alles dessen, was eben nicht ins Auge fällt und damit dem Hintergrund angehört, also alles Alltägliche, Selbstverständliche, dem sich die Beachtung nicht zuwendet, unbetroffen bleibt. Denken wir uns – ein gestalttheoretisch oft gebrauchtes Bild – das aktuelle Bewusstseinsfeld als ein Profil, wobei das Auffallende als Spitze herausragt, das andere mehr zurücktretend gewissermaßen das Massiv oder den Sockel bildet, so sind es unter Umständen nur die Spitzen, die zuerst apophän erlebt werden. Dies aber hat zur Folge, dass diese Profilierung sich enorm steigert. Denn das Auffallende fällt nun als Apophänes noch viel mehr heraus. Hieraus resultiert die Überzeugung, man lasse es absichtlich auffallen, man führe es vor, man zeige es, um zu sehen, ob es ihm auffalle, man prüfe damit seine Aufmerksamkeit, ob er es merke usw.

Menschen sind in jedem Wahrnehmungsfeld stärkere »Profilspitzen« als Mauern, Bäume oder Wolken. Infolgedessen sind es lange Zeit hindurch – bei noch nicht voll ausgeprägter Apophänie – oft überhaupt nur Menschen, an deren Benehmen »Auffälliges« entdeckt wird. Hat aber einmal die Apophänie das gesamte Wahrnehmungsfeld ergriffen, bleibt schließlich nichts mehr davon unberührt. Es fällt dann eben alles auf. Dann entsteht jene so häufige Interpretation, es werde wohl ein »Film« gedreht, oder es werde »Theater« gespielt. Auf der Theaterbühne oder im Filmstudio wird in der Tat alles »aufgestellt«, und zwar so, dass es natürlich und ungezwungen aussehen soll. Die Kulisse soll als solche ja nicht bemerkt werden, sie täuscht Wirklichkeit vor.

Für die oben dargestellten Kranken hat sich also das gesamte Szenarium in eine Art von Filmstudio oder Theaterbühne verwandelt, ähnlich wie es bei anderen Patienten zum »Prüffeld«, für wieder andere zum infamen »Hinterhalt«, zur »Falle« wird.

2. Die Wahnwahrnehmung

Die Psychopathologie von Jaspers und seiner Nachfolger stellte die Wahnwahrnehmung in den Mittelpunkt der Erörterungen um das Wahnproblem (K. Schneider). Hieran entzündeten sich lebhafte Diskussionen um das Problem von Verständlichkeit und Unverständlichkeit, über primäre und sekundäre Erscheinungen, Ein- und Zweigliedrigkeit oder um die Frage, inwieweit der Wahrnehmungsgegenstand selbst verändert sei. Diese Diskussionen liegen lange zurück. Es ist still geworden um diese Probleme, ohne dass sie zu einer befriedigenden Klärung hätten geführt werden können. Der große Aufschwung jener Zeit auf halber Strecke liegen geblieben.

In der letzten Zeit werden sogar spöttische Stimmen laut, die gerade an diesem Beispiel den falschen Weg der klassischen Psychopathologie aufzuzeigen versuchen. Nur wenige wirklich fruchtbare und positive Ansätze finden sich unter den Arbeiten der letzten Jahre.

Erwähnen möchten wir hier zunächst Häfner, der – als eine Voraussetzung einer Psychopathologie der Wahnphänomene – eine Analyse der normalen Wahmehmungs- und Bedeutungserlebnisse unter Anwendung gestaltpsychologischer Grundsätze unternommen hat. Dabei ging er vor allem der Frage nach, welchen Einfluss die emotionale Einstellung auf Umfang, Struktur und Inhalt der Wahrnehmungserlebnisse besitzt und inwieweit auf diesem Weg Trugwahrnehmungen und Bedeutungstäuschungen im normalpsychologischen Rahmen zustande kämen. Die Bedeutung emotionaler Einstellungen spielt gerade bei den Wahnkranken – wir brauchen nur auf die obigen Ausführungen über das Trema zu verweisen – eine enorme Rolle und bilden eine der wichtigen Determinanten für die Inhalte der Wahnwahrnehmungen. Aber es ist natürlich nicht die Einzige.

Nun hat Mattusek hier einen wichtigen Beitrag geleistet in seinen Arbeiten über das Problem der Wahnwahrnehmung. Zwei wichtige Punkte daraus seien hervorgehoben: 1. Es komme im Wahn zu einer *Lockerung* bzw. Auflösung des natürlichen Wahrnehmungszusammenhanges. 2. Es bestehe im Wahn ein (gegenüber der Norm) gesteigerter und erweiterter *Vorrang von Wesenseigenschaften* an bestimmten Wahrnehmungsgegenständen. Aus diesen beiden wichtigen Grundtatsachen erklärten sich (wenigstens teilweise) manche bisher für unverständlich gehaltenen Phänomene der Wahnkranken. Nach unserer Überzeugung kann man dem Problem der Wahnwahrnehmung kaum näher kommen mit einzelnen, aus dem Zusammenhang gerissenen Beispielen, wie dies bisher so häufig geschehen ist, etwa bei Gruhle, dem stärksten Vertreter der Anschauung, dass am wahrgenommenen Objekt nichts geändert sei, vielmehr muss man den ganzen Erlebniszusammenhang einigermaßen überblicken können. Die klassische Psychopathologie hat große Energien darauf verwandt, das Problem des Zusammenhangs bzw. Nichtzusammenhangs von wahrgenommenem Gegenstand und Wahnwahrnehmung zu interpretieren. Wahnwahrnehmung im engeren Sinn ist offenbar identisch mit *apophänem* Erleben, das auch unseres Erachtens nicht »verstehbar«, sondern etwas ist, was gänzlich außerhalb der Kategorien der Verständlichkeit liegt. Etwas anderes ist indessen, wie *innerhalb* der Apophänie die Gegenstände wahrgenommen werden. Hier erlebt – entgegen den klassischen Anschauungen (Gruhle) – der Kranke die Gegenstände doch höchst eigenartig verändert. Wenn er – um ein Beispiel von Matussek zu verwenden – im Birkenweiß die Bedeutung »Unschuld« erlebt, so charakterisiert dies in sehr typischer Art das Wahrnehmungsfeld des Schizophrenen. Dies gezeigt und auf den Begriff der »Wesenseigenschaften« im Sinne von Metzger zurückgeführt zu haben, ist das Verdienst von Matussek. Aber sicher ist auch damit das letzte Spezifische im Gestaltwandel des Erlebens noch nicht getroffen. Zwar treten, wie wir gleich noch anhand unserer eigenen Beispiele näher ausführen werden, auch echte Wesenseigenschaften im Sinne der Gestaltpsychologie deutlicher hervor. Aber es sind nicht *nur* solche Qualitäten: Wenn der Kranke etwa angesichts eines weißen, mit einigen Blutspritzern verunreinigten Arztkittels plötzlich »weiß«, er solle abgeschlachtet werden (vgl. Fall Rainer N.)[*], so kann man das »Schlachthof-Atmosphärische« nicht eine Wesenseigenschaft des weißen Kittels nennen. Sicher können darin auch *erworbene* Bedeutungsgehalte stecken. Aber dass derartige Eigenschaften dem Wahrnehmungsgegenstand nicht innewohnten (wie etwa Huber in einer Auseinandersetzung mit Matussek meint), scheint uns doch auch nicht richtig. Im Lichte der Apophänie entbindet offensichtlich der Kittel diese Wahngewissheit beim Kranken, als enthielte das Ding »weißer Kittel« geheimnisvolle Wesenheiten des Barbierhaften, d. h. mit scharfen Messern Hantierens, zugleich des Schlachthofmäßigen, mit Blut Spritzens und Bespritztwerdens, zugleich auch wieder chirurgischen Aufgeschnittenwerdens, kurz des Schlachtens und Geschlachtetwerdens.

Unsere Alltagssprache ist zu arm, die Fülle von Qualitativem zu fassen, und unsere wissenschaftliche Terminologie hat keinen Ausdruck für diesen *Hof von Qualitativem*, der jedes Ding umgibt. So müssen wir uns behelfen. Wir wollen weiterhin – wenn auch mit

---

* Abschnitt 17 des Protokolls (S. 27).

dieser Richtigstellung – von »Wesenseigenschaften« sprechen (ein Begriff, der also bei uns wesentlich mehr enthält, also weiter ist als bei METZGER), einfach deshalb, weil das Wort »Wesen« wirklich das »Wesentliche« trifft. Im weißen Kittel »west« Schlachthaus-Atmosphärisches, ebenso wie natürlich tausendfältig anderes, unter Umständen genau Entgegengesetztes, z. B. »Hygienisch-Keimfreies«, »Freundlich-helfen-Wollendes« usw. darin »west«. Wir sprechen von der »Wolke von Wesenseigenschaften«, die in jedem Ding gebannt, im Wahn unter Umständen freigesetzt werden kann (vgl. später). Nirgends kann man so gut erkennen wie hier, dass einer Psychologie, die ständig auf der Suche nach den Elementen war, derartiges notwendig entgehen musste – eben der Grund für das Festfahren der klassischen Psychopathologie –, während sich für eine von der psychischen Ganzheit ausgehende Psychologie völlig neue Horizonte eröffnen. Die Thematik der einzelnen Wahnwahrnehmungen wird also im Gesamtzusammenhang der Wahnthematik sofort wesentlich klarer. In unserem Falle Rainer ordnen sich die zahlreichen Wahnwahrnehmungen ohne weiteres der Gesamtthematik des Prüffeldes ein: 1. Das »Knacken der Betten« in der nächtlichen Barackenszene (5) bedeutete: Anschleichen der Kameraden. 2. Die »Zackigkeit des Gewehrgriffes« der exerzierenden Truppe: Nimm dich zusammen! 3. Die »Autopanne«: Die Sache wird schief gehen (11). 4. Das große »N« auf einem Eisenbahnschild: Nein, i. e. die Wünsche werden nicht erfüllt. 5. Die »grüne Plane« über einem Wagen (12): neue Hoffnung. 6. Die Beschimpfung des Autofahrers durch einen Straßenbahnschaffner (13): Du hättest mit dem Rainer besser umgehen sollen. 7. Das Tierbrüllen (17): Er solle auf viehische Weise abgeschlachtet werden. 8. Die Tröpfchen am Käse (28): Er müsse schwitzen, d. h. sich endlich einmal einsetzen, usw.

An all diesen Beispielen ist erkennbar, dass zwischen wahrgenommenem Gegenstand und Inhalt der Wahnwahrnehmung ein »Zusammenhang« besteht, der lange Zeit nicht richtig gesehen wurde. Man kann hier nicht von völliger Unverständlichkeit sprechen. Dass damit natürlich die Apophänie, d. h. die Tatsache, dass überhaupt »abnorm gedeutet« wird, nicht »verstanden« wird, liegt auf der Hand.

1. Das knackende Geräusch im nächtlichen Schlafraum hat – wir brauchen die Situation nur in den nächtlichen Wald zu verlegen, um dies anschaulich zu machen – die unheimliche akustische »Note« des Sich-betont-leise-Anschleichens. Zu dieser Qualität gehört natürlich die Gesamtsituation, u. a. das nächtliche Dunkel. Risse man die Dinge auseinander, indem man etwa feststellt, »aus dem Knacken der Betten entnahm der Kranke, er solle umgebracht werden« (also typisch unverständliche Wahnwahrnehmung), zerstört man das, worauf es hier ankommt. Immer erhält der jeweilige Wahrnehmungsinhalt seine qualitative Färbung aus dem Gesamtzusammenhang, in dem er steht.
2. Der Gewehrgriff hat mit seiner Qualität des Strammen, Soldatischen, Zackigen die aufmunternde »Note« des: Nimm dich zusammen!
3. Der klopfende Motor bzw. die »Panne« des Autos trägt bereits die »Metapher« in sich. Hier rückt die Wahnwahrnehmung ganz in das Gebiet der Normalpsychologie, der »Panne« ja auch »bedeutet«: Die Sache geht schief.
4. Das Schild mit dem »N« an der Eisenbahn hat natürlich die »Qualität« der Verneinung, denkt man etwa daran, dass das Wort Nein in jeder europäischen Sprache mit N anfängt, ganz abgesehen von seinen Varianten der Negation, wie etwa: Niemals, Niemand, Nichts, Null, Nicht, Nackt, Nacht, Not usw. Das N hat also eine »Negationsqualität«.
5. Die »Plane« hat demgegenüber die »Hoffnungsqualität« infolge ihrer grünen Farbe, die natürlich nicht zufällig als Symbol der Hoffnung angesehen wird, sondern mit dem Wiederergrünen der Natur im Frühling zusammenhängt.
6. Das Schimpfen des Straßenbahners auf den Fahrer, als eine Zurechtweisung bedarf keiner weiteren Erklärung.
7. Das Tierbrüllen trägt zahlreiche Qualitäten, d. h. »Wesenseigenschaften«, die gleichzeitig hier wirksam werden, wie etwa das Vor-Schmerz-Brüllen oder die Ganzqualität der Schlachthofsituation, das Blutig-abgeschlachtet-Werden usw.
8. Die Tröpfchen am Käse haben etwas von Schweißtröpfchen, Schweißperlen, und damit wecken sie den Anklang an Schwitzen, auch im metaphorischen Sinne von: Sich-einsetzen.

Wenn wir hier von »Note« oder von » Qualität«, von » Ganzeigenschaften« oder auch von »Metapher« sprechen so meint dies immer wieder jene Wolke von Qualitativem, die in den Gegebenheiten, Tönen, Bewegungen enthalten ist. Die hier aufgezeichneten Qualitäten an den acht Wahrnehmungsgegenständen sind natürlich wieder nicht die einzig möglichen, und es wäre nicht schwer, sich vorzustellen, wie die gleichen Gegenstände etwa in der Welt eines schwer depressiven Wahnkranken, der in ständiger Erwartung seines Todesurteils lebt, erscheinen würden: Er würde etwa das Knacken bloß als den Hinweis verstehen, nicht schlafen zu dürfen, den Gewehrgriff als Beweis, er solle erschossen werden, die Panne im gleichen Sinne wie unser Kranker, das N als Beweis, dass es nachts geschehen werde, die Plane, deren Grün nicht registriert würde, wäre vielleicht der Totenwagen, der seine Leiche zu befördern käme, das Schimpfen gälte natürlich ihm, das Brüllen deutete bereits die Exekution an, und die Tröpfchen am Käse wären die Tränen der Angehörigen über seinen Tod.

Wir meinen nun, dass drei Stufen von Wahnwahrnehmung unterschieden werden müssten:.

1. Der wahrgenommene Gegenstand zeigt dem Kranken an, dass er ihm gelte, aber der Kranke kann nicht sagen, inwiefern (reine Apophänie).

2. Der wahrgenommene Gegenstand zeigt ihm an, dass er ihm gelte, und er weiß auch sofort, inwiefern: dass man ihn eigens hingestellt habe, um ihn zu prüfen, ob er es auch merke. Oder: dass er »aufgestellt« sei in irgendeinem anderen Zusammenhang, weil gefilmt würde oder dergleichen (Erlebnisse des »Gemachten« im Sinne von K. Schneider).

3. Der wahrgenommene Gegenstand bedeutet etwas ganz Bestimmtes wie in den eben besprochenen Fällen (Vorrang der Wesenseigenschaften).

Diese drei Formen stellen, wie wir einmal annehmen möchten, *Gradunterschiede der Apophänie* dar. Im *ersten* Fall ist sie am schwächsten ausgeprägt. Hier klingt abnormes Bedeutungsbewusstsein gerade an, die Lockerung des Wahrnehmungszusammenhanges ist unerheblich, ein Vordrängen der Wesenseigenschaften ist noch kaum vorhanden. Häufig findet sich diese Form im allerersten Beginn des Wahns, gliedert sich langsam aus der Wahnstimmung heraus.

Die *zweite* Stufe zeigt einen stärkeren Grad apophänen Erlebens an. Wir fanden sie in enormer Ausprägung bei unserem Fall 10 auf Seite 93, wo das apophäne Erleben über diese Stufe niemals hinausgelangt ist. Auf der Fahrt ins Lazarett sah er genau wie Rainer all die zahlreichen Dinge auf der Landstraße, erlebte sie aber nur als für ihn »aufgestellt«; nirgends eine metaphorische Bedeutung wie in den eben angezogenen Beispielen.

Dennoch macht sich hier wohl schon etwas von der Lockerung des Wahrnehmungszusammenhanges und einem leichten Vordrängen der Wesenseigenschaften bemerkbar, was sich darin äußert, dass ihm überhaupt so viel seltsam auffällt.

Die *dritte* Form ist die (vorläufig) stärkste Ausprägung der Apophänie. Hier liegt Wahnwahrnehmung im engsten Sinne vor, d.h. eben jenes Vordrängen der Wesenseigenschaften als Zeichen für eine *Veränderung der gesamten Wahrnehmungsstruktur.*

Wir werden erst im nächsten Abschnitt zu besprechen haben, dass dabei nach weiterer Verstärkung der Apophänie (im katatonen Erleben), die wir dann als apokalyptisches Erleben bezeichnen, diese Stufenfolge noch um eine Stufe weitergeht, sodass schließlich das gesamte Wahrnehmungsfeld sich in einem Nebel von rein Qualitativem auflöst und damit dem Traumerleben ähnlich wird.

Wir wollen nun noch eine Beobachtung etwas näher darstellen, die Einblicke in den Mechanismus der Wahnwahrnehmung, gewissermaßen in Statu nascendi gestattet:

Fall 107. Der 27-jährige Wachtmeister Georg W. befindet sich recht verrätselt in schwerem primären Wahnerleben mit Gedankenausbreitung und sehr schwerer Apophänie.

(Sehen Sie sich im Zimmer um, fällt Ihnen etwas auf?) Ohne sich besonders umzusehen: »Sehr viel.« (Was?) »Zu viel ...« Es sei so viel, man könne es gar nicht sagen. Er sieht sich in der Tat nicht um, sodass er auf einzelne Gegenstände hingewiesen wird. (Mütze und Koppel die an der Wand hängen) Das falle ihm auf, es habe wohl mit ihm etwas zu tun. (Farbprobentafel) Die hänge zwar in jedem Sprechzimmer, aber doch vielleicht mit ihm ein Zusammenhang, sei sich nicht klar. (Löscher) Sieht ihn längere Zeit nachdenklich an, schüttelt verneinend den Kopf (Mit Ihnen etwas zu tun?) »Kann sein ...« Sehr nachdenklich: »Zu viel Sachen, die einem im Moment durchschimmern ...« (Also was?) Langes, stummes Nachdenken: »Um mich zu prüfen ... ist vielleicht nur ein Wortspiel, wie das vorgegangen ist, kann ich nicht sagen ...« (Was ist es?) »Ein Tintenlöscher ... aber wie das mit meiner Person zu tun haben könnte, weiß ich nicht ... bin aber sicher, dass es etwas zu tun haben soll ...« (Wortspiel?) »Das wissen Sie doch genau ...« (Wissen Sie es nicht?) »Doch, ich weiß es auch ...«, nach einigem Zögern: »Der Löscher löscht die Tinte aus ... ich werde vielleicht auch ausgelöscht.« (Vielleicht hat es aber doch nichts mit Ihnen zu tun?) Auf den Gedanken eingehend: »So ein Löscher gehört auf jeden Schreibtisch, hat vielleicht gar nichts mit mir zu tun ...« (Also wie ist es?) »War vielleicht ein Irrtum, der Mensch irrt sich dauernd.«

(Farbige Postkarte mit romantischer Landschaft mit Gebirge von Segantini) »Das habe ich nie vorher gesehen, kann ich nicht beschreiben ... ist keine Bewegung drauf, und doch wieder Bewegung in den Bäumen ...« (Mit Ihnen etwas zu tun?) »Kann ich nicht sagen«, (Anspielung?) Bejahend: »Darüber bin ich mir längst im Klaren ...« (Halb ärgerlich): »Aber was für eine Anspielung, weiß ich nicht, da kann ich auch nicht drauf kommen ...« (Woraus schließen Sie Anspielungen?) »Daraus, dass Sie mir die Karte geben ...« Der Vorschlag, dass sie ähnlich wie der Löscher vielleicht nichts mit ihm zu tun habe, wird nur sehr unsicher akzeptiert.

(Soll aus 16 verschiedenen Ansichtskarten die schönste heraussuchen) Die Aufgabe wird abgelehnt. In seiner jetzigen Stimmung sei es unmöglich. Trotz vielem und reichlichem Zureden bleibt er dabei. Auch die Einkleidung, er sei in einem Papierladen und suche eine Karte für einen Freund, kann ihn nicht bewegen. Auf die Frage, warum nicht: es sei ganz hoffnungslos, er könne es nicht schildern. Der Patient wurde durch diese Aufforderung mehr und mehr verrätselt. Er wirkt so, als würden unzählige, halb erfasste, geheimnisvolle, unklare Eindrücke auf ihn einstürmen, mit denen er nicht fertig wird. Er hat offenbar das Gefühl, in einer hochwichtigen Prüfungssituation zu sein, so als hinge förmlich seine Lebensentscheidung von der Wahl der Karte ab. Die Prüfung wird deshalb abgebrochen.

An einem anderen Tag: (Es wird ihm die Zeitung »Kasseler Post« vorgelegt.) Er überfliegt das Blatt, lächelt vor sich hin: »Ich kann irgendeinen Sinn dahinter nicht feststellen.« (Sinn?) »Irgendetwas muss ja doch dahinter stecken, aber ich kann selbst keinen Aufschluss darüber geben.« (Wird auf den Titel der Zeitung hingelenkt). »Post heißt so viel wie stellen, setzen, tragen, Nachrichten verbreiten ... Kasseler Zeitung also ...« (sehr nachdenklich) »... will mal sagen, dass vielleicht in Kassel die Zentrale sein könnte von der ganzen Angelegenheit? Ob das aber stimmt, ist doch zweifelhaft ...« (Eine grüne Ecksteinschachtel) »Ja, grün ist die Natur ... grün ist die Hoffnung.« (?) »Ja, das kann ich, ehrlich gesagt, nicht sagen«. (Lesen Sie, was da steht?) Er liest: »›Eckstein-Halpius‹, ja an Hexerei habe ich bisher nicht geglaubt« (immer weiter grübelnd) »der Eckstein vom Haus? ... Eckstein ... ich habe ja Skat gespielt, das ist die niederste Art, Karo sagt man auch, dann kommt Kreuz ...« (immer weiter nachgrübelnd, dann plötzlich aufsehend) »Es kann sein, dass vielleicht Eckstein der Schlüssel zu der ganzen Angelegenheit sein könnte ..., es kann aber auch sein, dass ich hier herumschwätze, nach irgendwelchen Sachen, die sich hier einspielen. Dass hier irgendetwas nach bestimmten Normen vorgeht, ist mir klar.« (Was heißt Halpius?) »Weiß nicht recht, ob man aus jedem Wort irgendeinen Sinn feststellen muss. Ob Worte so aufgebaut sind, dass man einen weiteren Sinn aufbauen muss. Das ist mir nicht klar, ist aber möglich. Mit Sicherheit wird es irgendein Wortspiel sein.« Als er darauf hingewiesen wird, dass es doch dieselbe Schachtel Eckstein sei, die in ganz Deutschland verkauft würde, gibt er dies zwar zu, doch scheint es ihn keineswegs zu überzeugen.

(Was fällt Ihnen ein, wenn ich Ihnen die Zahl 23 nenne?) (Rätselnd) »Das ist null ouvert. Nullu, d.h. nichts, Wehr, das ist der Widerstand, das Ganze heißt also: kein Widerstand ...« (Was soll also die Zahl?) Nachsinnend und grübelnd und keineswegs von seiner Lösung überzeugt: »Vielleicht wollen Sie sagen, ich soll keinen Widerstand leisten ...«

(Wie ist es mit der Zahl 17?) Nach längerem Grübeln: »Da kann ich mir, ehrlich gesagt nichts vorstellen ... man sagt ja wohl: 17 und 4 ...« (Sehen Sie hier die Zahl 5 auf der Eckstein-Schachtel?) »Die Zahl 5 ist eine bestimmte glatte Zahl, mit der gut zu rechnen ist ... (dann

aufblickend) »weil wohl 5 Zigaretten drin sind«. (Natürlich! Hat die Zahl denn noch eine andere Bedeutung?) »Ja, da kann ich mir nichts darunter vorstellen, aber dass es mit Absicht gemacht ist, glaube ich schon ...«
(Georg?) Wiederholt langsam den Namen (sein eigener Vorname). »Georg von Griechenland ... dass ich irgendwie Land bekomme ... war von Kindheit immer daran interessiert. Ich weiß nicht, ob ich das mit der ganzen Politik in Einklang bringen soll ... Georg von England ... das geht wohl aber etwas zu weit, wenn ich bis dahin Beziehungen herstellen soll« (völlig verrätselt).
(Walter?) »Ja, die Nibelungen Sage spielt mit rein. Walter von der Vogelweide ... Walter, oder auch Verwalter ... Eine bestimmte Linie festzulegen, ist wohl sehr schwer ...« (Mit Ihnen was zu tun?) »Könnte schon leicht möglich sein, sehe aber keine festen Zusammenhänge ...«
Der Patient unterbricht die Exploration mit der Bemerkung: »Die Elektrizität macht ja sehr viel ... ich will mal sagen, damit habe ich mich ja wenig abgegeben, Voltstärke und Stromkreis ... damit weiß ich so genau nicht Bescheid ... Elektrizität spielt ja mit hinein, fühle ja dauernd das feine Summen im Kopf ... das hat irgendetwas mit dem Schlüssel zu tun, als wenn das Elektrische der Schlüssel zu der ganzen Sache sein sollte, auch das mit dem Licht ...« (er verliert sich in Grübeln). An einem späteren Tag: (Worum handelt es sich bei der ganzen Sache?) »Anfangs glaubte ich, dass zwischen Schwarz und Weiß irgendetwas ist ... lässt sich aber schwer in Worte kleiden ... Sie wissen ja, was ich damit sagen will?« (Nein, reden Sie weiter) »Wie die Sache sich richtig verhält, wie soll ich das denn sagen ...« (Ratlos) »Ich fühle mich einmal stark, dann wieder schwach, komme eben nicht ganz dahinter.«
(Sehen Sie sich dieses Vorhangmuster an? Hat es was mit Ihnen zu tun?) Patient betrachtet die weiße Gardine, dann den davor hängenden schwarzen Verdunkelungsvorhang: »Gott, das ist wohl dasselbe Prinzip, Schwarz und Weiß ...« (Hier der Steckkontakt und dort die Lampe hinter Ihnen?) »Vielleicht, dass ich mit dem Rücken gegen den Strom stehen soll? ... Die Lampe? ... Es wird schon auch seine Bedeutung haben ...«
(Ist es ein Zufall, dass ich hier einen gelben Bleistift habe?) »Das

hat sicher eine bestimmte Bewandtnis ...« (Welche?) Er blickt hinüber zur Farbprobentafel, wo ein bestimmtes Gelb mit der Zahl 3 bezeichnet ist: »Vielleicht dass Gelb und Drei zusammenhängt und Drei die Zahl ist, von der alles abhängt ...«

Wir finden hier gewissermaßen alle Formen und Stadien von Wahnwahrnehmung in Statu nascendi. Wir wollen einige Punkte herausheben:

Die Reaktion auf die Frage nach dem »Löscher« ist sehr charakteristisch. Die erste Reaktion, es könne sein, dass er mit ihm etwas zu tun habe, zeigt das 1. Stadium an. Als er sich weiter damit beschäftigt, d. h. also die Aufmerksamkeitsprofilierung zunimmt und der Gegenstand immer mehr Beachtung gewinnt, wird rasch das 2. Stadium durchlaufen: er solle daran geprüft werden. Dann sind wir schon im 3. Stadium, wobei offenbar zunächst die Fülle von möglichen Deutungen ihn in Verlegenheit setzt: »zu viel Sachen, die einen im Moment durchschimmern«. Hier erkennt man jene »Wolke von Qualitativem«, die in jedem Gegenstand enthalten ist. Ungeheuer viel Mögliches klingt aus gegenständlichen, formalen, funktionalen, vielleicht auch verbalen und literalen Bereichen an. Wir erinnern etwa an die Qualität des Phallischen bei dem gleichen Gegenstand, die sich einem Patienten von Matussek durch den Griff des Löschers aufdrängte. Es »schimmern« also »zu viele« Qualitäten durch. (Man wird an einen Assoziationsversuch beim Normalen erinnert. Im Augenblick, wo man bei Nennung eines Wortes frei assoziieren soll, z. B. auf das Stichwort Löscher, wird zunächst eine charakteristische kurze Phase durchlaufen, die man ganz ähnlich formulieren könnte: »Zu viele Sachen, die einem im Moment durchschimmern!«) Dann kommt es bei unserem Kranken zur Gestaltung: die Idee des Wortspieles tritt auf. Wir können annehmen, dass sich hier schon die *Qualität des Ausgelöschtwerdens* durchgesetzt hat; er will sie nur nicht gleich preisgeben. Bemerkenswert ist übrigens, dass er für Augenblicke auch wieder alles fallen lassen kann, dass also nicht eine erhebliche Verfestigung eingetreten ist. Dieses ständige Herauskippen gibt dem Erleben des Patienten den Charakter des Verrätselten. Dies ist quälender für den Kranken, als wenn er alles mit voller Sicherheit weiß und daran nicht rütteln lässt.

Das Postkartenbild gelangt nur bis Stadium 2: Der Patient bleibt dabei, er sollte damit geprüft werden. Möglicherweise allerdings gibt er das Stadium 3 nicht preis. Dass er beim Postkartenwahlversuch scheitert, war nicht anders zu erwarten: die Prüfungssituation, die der Versuch als solcher schon wachruft, überwältigt ihn, da er ja nicht weiß, nach welchen Gesichtspunkten er vorgehen soll und hinter allem eine Art letzte Entscheidung zu stecken scheint.

Der Versuch mit der Ecksteinschachtel zeigt Ähnliches, wie derjenige mit dem Löscher. Erstes und zweites Stadium mit gewissen qualitativen Anmutungen werden rasch durchlaufen. Darin Verfestigung im 3. Stadium mit langsamen Herauskristallisieren gewisser Deutungsversuche um die Vieldeutigkeit des Begriffes Eckstein und als Endpunkt dieses Gestaltungsprozesses auf einmal die Idee, hier könne der »Schlüssel« zu der ganzen Angelegenheit sein. Diese Entwicklung findet sich häufig, wenn er sich länger auf einen bestimmten Gegenstand richtet.

Sehr bemerkenswert scheint uns auch das Verhalten bei der Zahlendeutung. Es ist ein förmlich spielerisches Zerlegen des Worteinfalles »Null ouvert« in zwei Hälften (der Patient weiß vermutlich nicht ganz genau, wie man das Wort schreibt und zerlegt rein klanglich) in nullu Wehr = kein Widerstand. Dies erinnert uns an die bekannte Kranke Lola Voss von Binswanger mit ihren seltsamen Wortspielereien. Hier kann man sie in statu nascendi beobachten: In dem quälenden Bedürfnis um Klarheit im apophänen Feld ist er förmlich gezwungen, sich um irgendwelche Lösungen umzusehen. Die vor ihn hingestellte Zahl 23, deren Bedeutungshaftigkeit ihm in der Apophänie klar ist, muss also irgendwie »gedeutet« werden. Aus dem Skat bietet sich eine Möglichkeit an (Null ouvert), die spielerische Zerlegung zeigt weitere Möglichkeiten auf, er geht begierig der Spur nach, immer mit der wachsenden Hoffnung, hier endlich den »Schlüssel« zu finden. Immer von neuem, bei jedem Gegenstand, mit jedem Gebilde seines Feldes, immer muss er es von neuem versuchen, rätselt herum und je länger er bei einem Thema bleibt, desto sicherer endet er mit der Frage: ist dies vielleicht der Schlüssel zu der Sache? So *scheint* sein Verhalten mitunter spielerisch, *ist* es aber keineswegs, vielmehr ist es ständig ein todernstes, quälendes »Spiel um die eigene Existenz«.

Wir brauchen diesen Retortenversuch also nur ins freie Feld seiner gesamten Wahrnehmung zu übertragen, dann sind wir mitten im *Problem der Wahnwahrnehmung.* Genau wie hier vom Versuchsleiter die Gegenstände geboten werden – ein Löscher, eine Postkarte, eine Zeitung, eine Zahl, ein Name, ein Vorhangmuster – so bieten sich diese Bestände des Feldes gewöhnlich von selbst. Immer ist »irgendetwas« in seinem Gesichtsfeld, immer ist dasjenige, was in seinem Gesichtsfelde ist, apophän, d. h. es erzwingt seine reflektierende Beachtung, ganz ähnlich, wie es in unserem Versuch der Fall ist. Bei geringer Profilierung bleibt er zunächst im 1. Stadium. Gleitet er von Thema zu Thema, kommt alles gewissermaßen über dieses Stadium nicht hinaus. Bei höherem Grade von Apophänie oder auch längerem Verweilen bei einem Thema wird das 2. Stadium erreicht, es ist das »Prüffeld« oder das »Filmszenarium«. Bei noch stärkerer Vertiefung erreicht er das 3. Stadium, es kommt zur Lockerung des Wahrnehmungszusammenhanges mit seinem »Freiwerden« von Qualitäten, d. h. eben jener »Wolke von Wesenseigenschaften«, die in allen Dingen steckt. Noch einen Schritt weiter und die Sinnkontinuität des Feldes zerreißt. Während nämlich bis hierher immer noch »Gegenstände« wenn sie auch schon weitgehend als Gestaltqualitäten derealisiert sind – auf einem zusammenhängenden »Hintergrund« eines richtig erfassten Situationsgefüges erscheinen, werden dann *alle Bestände des Feldes sich in ihre Wesenseigenschaften aufgelöst* haben. Das apokalyptische Stadium des katatonen »Weltentwurfs« wäre erreicht.

Was wir als »Wolke von Wesenseigenschaften« bezeichnen, soll am Beispiel etwa des *Baumes* noch einmal näher erläutert werden. Wir werden im Wachbewusstsein gewöhnlich jener »Wesen« nicht inne, die aus dem einfachen Anschauungsding eines Baumes, der vor uns steht, auf uns eindringen: das »Gewachsene« im Gegensatz zum Fabrizierten, das »Urwüchsige« im Gegensatz zum Künstlichen, das »Uralte« im Gegensatz zum Jungen und Neuen, das »Hochragende« im Gegensatz zum Kriechenden, das »Unbeugsame« im Gegensatz zum Gebückten, das »Im-Wind-Bewegte« im Gegensatz zum Starren, das »Verwurzelte« und »Unbewegliche« im Gegensatz zum Wurzellosen und Beweglichen, das »Lebendig-Verzweigte« im Gegensatz zum Geometrischen, das »Gesund-Naturhafte« im Gegensatz zum Morbiden, das »Stämmige« und »Widerstandsfähige« im Gegensatz zum Zarten und Zerbrechlichen, das »Schützend-Überwölbende« im Gegensatz zum Preisgebenden, das »Dauernde« im Gegensatz zum rasch Vergänglichen usw. Aber auch die Eigenschaften des Waldes klingen noch im Baume an, etwa des Waldes als schützende, bergende Wohnung ebenso wie als das Unwohnliche, Gefahrdrohende, Feindselige; des Waldes als das Geheimnisvolle, Lockende ebenso wie das Undurchdringliche und Undurchsichtige; des Waldes als das Dunkle, Feuchte, Schattige, allerlei Lebewesen Beherbergende, wie des Waldes als eines Verstecks für Erotisches, wie auch des Waldes als das Unfruchtbare, Dickichthafte, durch das man mühselig seinen Weg suchen muss, wie auch des Waldes als das Nahrungsspendende, in dem sich Pilze und Beeren finden, usw. Ebenso mag anklingen etwas vom Werthaften des Baumes im Sinne des Geldwertes durch Holzverwertung, des Forstwirtschaftlichen, im Sinne des Aufgeforstet und Gefälltwerdens, im Sinne des das Erdreich Haltenden, also des Mittels gegen Verkarstung, im Sinne des Feuchtigkeitserzeugenden und Regenmachenden usw., usw.

All dieses und unendlich viel mehr ist im »Wesen« des Baumes gelegen, ist »Wesen« des Baumes, *ist der Baum.* Unerschöpflich ist die Fülle solcher Wesenseigenschaften auch nur eines einzigen Dinges. Der Begriff der *Assoziation,* mit dem die alte Psychologie diese Fülle zu fassen versuchte, ist schief und nicht mehr brauchbar. Er geht atomistisch davon aus, als wären die oben angeführten »Qualitäten« im Sinne von Elementarempfindungen irgendwie einmal an den »Begriff« Baum angeklebt oder angeheftet worden und würden deshalb mit ihm immer wieder wachgerufen. Aber so ist es nicht. Dies lässt sich schon daran erkennen, dass die Kindheit, d. h. das kindliche Erleben unvergleichlich viel reicher an Wesenseigenschaften ist, wie das Erleben des Erwachsenen. Durch die Erfahrung verkümmert eher unsere Fähigkeit, Wesenseigenschaften zu erleben, als dass sie durch Erfahrung erworben würden. Man assoziiert nicht in einem Erfahrungsakt die Eigenschaft des »Hochragenden» an die Erfahrung »Baum«, sondern die vorgefundene Gegebenheit Baum besitzt unmittelbar diese und zahlreiche andere Wesenseigenschaften, die phänomenal etwas Letztes, nicht weiter Zurückführbares sind. Dabei spielt »Erfahrung« nur insofern eine Rolle, als bei irgendeinem Anlass die eine oder andere solche Wesenseigenschaft erstmalig ins Bewusstsein treten, d. h. »erfahren« werden kann. In dieser »Erfahrung« kann sie dann später Bestände aus dem »Erfahrungsakt« mit angliedern. Dies wäre etwa der Fall, wenn jemand einen Blitzeinschlag in einen Baum erlebte, sodass von nun an der Baum auch das »Wesen« des »Vom-Blitz-Getroffenwerdens« mit aufnimmt.

Eine Auseinandersetzung mit dem in der psychiatrischen Literatur immer noch sehr verbreiteten assoziations-psychologischen Theorem ist hier nicht möglich. Es sei hier insbesondere auf METZGER verwiesen.

Erst durch die Erkenntnis dieser »Freisetzung von Wesenseigenschaften« im Wahn werden wir in die Lage versetzt, die Erlebnisse der Kranken zu interpretieren*. Wir glauben also nicht, dass die Resignation der klassischen Psychopathologie berechtigt war, vor der »Unverständlichkeit« der Wahnwahrnehmung zu kapitulieren. Dies war nur die Folge eines untauglichen psychologischen Rüstzeuges, nämlich der Elementenpsychologie eines WILHELM WUNDT, mit deren Hilfe die Psychopathologie glaubte, die Probleme des Wahns lösen zu können. Sie musste scheitern, weil *die Problematik des Wahns eine ausgesprochen ganzheitstheoretische, ist, die uns bei atomistischem Ansatz förmlich unter den Fingern zerrinnt.*

3. Bekanntheits- und Entfremdungserlebnisse

Hier ist nun sogleich die wahnhafte *Personenverkennung* anzuschließen, die unseres Erachtens eigentlich in das Kapitel der Wahnwahrnehmung gehört. Sie wird in der apophänen Phase kaum jemals ganz vermisst, sofern man vom Kranken überhaupt genügend Erlebnismaterial erhält. Sie wird bei JASPERS sehr kurz, nur in wenigen Zeilen als eine »Leistungsstörung« abgehandelt, die verschiedenen Bereichen angehört. Das geringe Interesse, das sie dort fand, zeigt auch wieder, wie wenig die klassische Psychopathologie mit einem Symp-

---

* Wir verweisen hier auf den wichtigen Begriff von H. EY der »liberation« tieferer Niveauschichten H. JACKSONS.

tom anzufangen wusste, das eben aus atomistischem Ansatz keine Bearbeitung erfahren kann. Es liegt nahe, hinter dieser Leistungsstörung einen phänomenalen Tatbestand zu vermuten; nach ihm wurde aber überhaupt nicht gefragt. Bezüglich der älteren Literatur sei auf W. SCHEID verwiesen. Neuerdings hat sich KULENKAMPFF anlässlich eines Falles mit dem Problem vom Standpunkt der anthropologischen Phänomenologie auseinander gesetzt und glaubt, das Phänomen nicht als Ausdruck veränderten Wahrnehmens, sondern zuallererst aus einer krankhaften Abwandlung der sympathetischen Funktionen des Empfindens erklären zu sollen. Es sei dies eine fundamentale Kommunikationsstörung, fundamental, weil es sich um pathologische Weisen des In-der-Welt-Seins handelt. KULENKAMPFF findet es »verständlich«, dass seine schizophrene Kranke, eine Ostvertriebene, »angesichts der drohenden Isolierung ihre alte Egerländer Heimat in Gestalt der Freunde, Verwandten und Bekannten um sich versammelt«. Unseres Erachtens mag man damit verstanden haben, wieso es gerade die Egerländer-Bekannten sind, die das Mädchen in ihren Mitkranken zu erkennen glaubt*, aber man hat damit das Phänomen als solches nicht erklärt. Der *Inhalt* des Erlebnisses ist in seiner Determination erfasst, aber nicht das *Phänomen* als solches. Der Nichtschizophrene mag sich noch so einsam und isoliert, gefährdet und vertrieben fühlen und wird dennoch nicht in den Mitkranken eines Krankensaales frühere Bekannte wiedererkennen (vgl. auch PAULEICKHOFF).

Wir wollen den *Mechanismus der Störung* als solchen näher untersuchen. Wir haben schon 1952 auf die verschiedenen Möglichkeiten des phänomenalen Tatbestandes bei der wahnhaften Personenverkennung hingewiesen. In der Tat werden alle diese Möglichkeiten, wie die nachfolgenden Protokolle zeigen, von den Kranken realisiert. Folgende Möglichkeiten werden beobachtet:

a) Der Kranke hält den ihm tatsächlich unbekannten X für einen bestimmten Bekannten A, ohne irgendwelche Einschränkungen zu machen.

b) Der Kranke hält X für den Bekannten A, stellt jedoch Unstim-

* Aber woher sollte sie sonst »Bekannte« hernehmen, als aus ihrer Heimat?

migkeiten fest: A habe sich wohl die Haare gefärbt, sich irgendwie zurechtgemacht, sei jetzt auf einmal dieses, während er früher jenes war usw.

c) Der Kranke hält X für den Bekannten A, um aber im nächsten Augenblick zu erklären, er sei zwar nicht A, aber diesem frappierend ähnlich, spricht ihn aber im nächsten Augenblick doch wieder als A an. Dieses Stadium eines ständigen Kippens hat Beziehungen zu Wettstreitphänomenen (Wettstreit der Sehfelder).

d) Der Kranke räumt die Unbekanntheit von X ein, ist jedoch ständig durch die frappante Ähnlichkeit mit A beeindruckt und kann hierfür keine natürliche Erklärung finden.

e) Der Kranke hat das unbestimmte Gefühl, X schon einmal gesehen zu haben, ohne sagen zu können, wo dies gewesen sei. Es besteht also nur eine vage Bekanntheitsqualität.

Es handelt sich, wie ich damals schon ausführte, nur um *Gradabstufungen* ein und desselben phänomenalen Tatbestandes.

Wir lassen zunächst einige Protokolle folgen:

Fall 11 berichtet nachträglich über die Erlebnisse der Wahnphase: »... und die Begleiter hielt ich für alte Kameraden. Herrn Oberarzt hielt ich für Herrn Janssen, aber der *gleicht* auch Herrn Oberarzt.« (Zufall?) »Das kann auf natürlichem Wege nicht gewesen sein. Ich bin wie im Traum gewesen, meine Braut muss etwas damit zu tun gehabt haben ...« (Wie war das mit Herrn Janssen?) »Es ist eine *Ähnlichkeit,* profilmäßig, ich hätte meinen Kopf dafür hergegeben, Sie wären Herr Janssen ...«

(Andere Bekannte?) »Ich habe meine ganze Heimat hier gesehen*, auch in Kassel habe ich alles für Honnef gehalten und das Bett für ein Totenbett. In Kassel habe ich verschiedene Damen alle für meine Braut gehalten und dachte, es wären Kriminalisten. Da waren vor allem zwei Mädel, die hielt ich beide für meine Braut, ich dachte, sie wäre maskiert, hatte ein Doppelgesicht ...«

Auf näheres Befragen gibt er an, es habe ihn damals gar nicht verwundert, zwei gleichzeitig anwesende Mädel beide für seine Braut, also für ein und dieselbe Person zu halten. Er findet selbst die Lö-

---

* Ohne dass Patient etwa Vertriebener war, wie im Falle von KULENKAMPFF (vgl. S. 123).

sung: »Ich war in einer Art Traum ... ich dachte, sie wäre immer dabei und würde mich beobachten ...«
Fall 13 fragt während der Exploration: »Lieber Herr Doktor, sind Sie nicht der Bruder meiner Frau, sind Sie nicht auch Feldgeistlicher ...?«
Fall 23 hält einen Arzt der Lazarettabteilung für den Bruder seiner Freundin.
Fall 28 meint: manche Leute seien auch so frappierend ähnlich früheren Bekannten, auch die Namen. Zum Beispiel ein Pfleger Benz: Er hatte früher einen Unteroffizier namens Benz.
Das sind keine Zufälle. Es könnte sein, dass man einen Pfleger hier hatte, den man jetzt auf den Namen Benz auftreten lässt, »es könnte so sein, doch will ich es nicht behaupten«. »Auch mein Nachbar (ein katatoner Patient) kommt mir bekannt vor, ich weiß ja genau, dass er es nicht ist, aber er sieht so aus, wie der Vater von einem Mädchen in D.« Einen anderen Kranken hält der Patient für seinen (in Wirklichkeit gefallenen) Bruder. Als der Wahn abgeklungen ist, soll er noch einmal zu diesen Personenverkennungen Stellung nehmen. Er bestätigt, dass weder der Patient P. etwas mit seinem Bruder noch der Patient M. mit dem Vater seiner Freundin zu tun habe. (Wieso kamen Sie auf den Gedanken?) »Weil *tatsächlich eine gewisse Ähnlichkeit besteht.*« Auf den Einwand, dass von der Ähnlichkeit zur Identität ja noch ein Weg sei, bagatellisiert er: »Ach Gott, man liegt im Bett, hat nichts zu tun, kommt auf die dümmsten Gedanken.« Dass Patient P. vielleicht sein Bruder sei, kam ihm, weil er es für unmöglich gehalten habe, dass er gefallen sei. Dazu sei er viel zu gescheit gewesen. Auch habe er, da es gerade Ostern war, dies auf das Faustische übertragen und an Auferstehung gedacht. Überhaupt habe er unter Menschen, die er sah, sich immer andere darunter vorgestellt, habe Vergleiche gezogen. »Ich konnte jeden vergleichen mit Leuten aus meinem Bekanntenkreis. Anfangs hatte ich wirklich den Eindruck, es wären Bekannte.«
Fall 31 erzählt: Die Gesichter sind mir alle so sonderbar vorgekommen, lauter bekannte Gesichter. Ich habe zuerst nicht gewusst, bin ich in Marburg oder in Steyr, glaubte ich wäre in Steyr, fest überzeugt war ich aber nicht ... Mit Namen hätte ich keinen der Leute nennen können, schienen mir aber doch bekannt.

Fall 36 berichtet: »... aber im Moment habe ich immer das Gefühl, der erinnert mich unwillkürlich an einen aus meinem Leben, wo ich mit zu tun hatte. Dann wenn ich näher zusehe, sieht er doch anders aus ...«

Fall 44 meint, jeder Mensch habe doch seinen Doppelgänger. Hier sei einer, der sehe genau so aus wie sein älterer Bruder, ein anderer genau so wie sein jüngster Bruder. Er habe daraus geschlossen, dass zu Hause etwas nicht stimmt. Auch Arbeitskollegen aus seinem Dorf seien hier im Lazarett. Er wisse auch nicht, wie dies gemacht werde. »Das sind ja mindestens 20 Leute hier im Saal, deren Gesichtszüge aus der Heimat sind, sogar der Landpfleger von zu Haus ist dabei ... scheinen sogar Pfarrer hier darunter zu sein.«

Fall 50 ist überzeugt, das Mädel, mit dem er sich schrieb, einmal hier gesehen zu haben, als er aus dem Fenster sah. Während einer Konsultation in der Ohrenklinik glaubte er seine Schwester Anni zu sehen: »es war jedenfalls eine sehr große *Ähnlichkeit«*. Anfangs waren ihm alle Männer im Saale bekannt von einem früheren Lehrgang, den er in Köln mitgemacht hatte. »Oder soll ich das alles gesponnen haben?« (Patient befand sich in einer Konsolidierungsphase).

Fall 54 wurde in der Bahn von einer Dame beobachtet, in der er seine Salzburger Bekannte wiederzuerkennen glaubte, sie müsse sich allerdings die Haare gefärbt haben.

Fall 87 berichtet, einer sei ihm auch bekannt gewesen, damals war er allerdings Infanterist, jetzt auf einmal Flieger, »kam mir aber gleich bekannt vor«.

Fall 99 war, als einer von nur wenigen Fällen, mitten im kämpferischen Einsatz erkrankt. In schwerem apophänen Wahn machte er die Erstürmung von Ostrow mit, wobei er die ganze Kampfhandlung für »Theater« hielt. Auf einem LKW mit Mannschaften, der an ihm vorbeifuhr, erkannte er »lauter Leute aus Gera« (seine Heimatstadt).

Fall 114 bemerkte zu seinem Erstaunen, dass ein General, den er am Tage zuvor in der Stadt gesehen hatte, hier auf einmal in der Uniform eines Stabsfeldwebels saß. Glaubte, ihn aber sicher wiederzuerkennen.

Fall 12 hörte wiederholt verwandte Stimmen, die dazu gehörigen Menschen aber waren ihm fremd. Er vermutete, dass es Bekannte waren, die sich verkleidet hatten, weil sie nicht erkannt werden wollten.

Es ist angesichts einer solchen Fülle von Beobachtungen, die im Grunde nichts Neues bringen, sondern gemacht werden, seit man überhaupt auf die Erlebnisse schizophrener Kranker achten lernte, höchst erstaunlich, das bisher niemals auf das Moment der *physiognomischen Ähnlichkeit* eingegangen wurde, das in allen diesen Fällen von wahnhafter Personenverkennung eine ausschlaggebende Rolle spielt. Es ist nicht zufällig, mit wem ein Unbekannter verwechselt wird, es ist aber vor allem auch nicht »unverständlich«. *Immer muss eine gewisse Ähnlichkeit vorliegen*, und diese ist es geradezu, die eben zu der Verkennung führt. Das Entscheidende aber ist, *dass »Ähnlichkeiten« auf einmal unvergleichlich viel stärker hervortreten, ja sich geradezu aufdrängen*, die früher bestenfalls nebenbei registriert, aber meist überhaupt nicht beachtet worden wären. Dieses sich *Vordrängen von »Ähnlichkeiten«* ist aber nichts anderes, als eben jene *Dominanz von physiognomischen Eigenschaften* über Strukturqualitäten, die wir als ein Kardinalsymptom bereits bei hirnpathologischen Störungen festgestellt haben. Man kann es natürlich im engeren Sinn nicht eine »Wesenseigenschaft« des A nennen, einen ähnlichen Zug mit B zu besitzen. Worum es geht, ist dieses: dass für den Schizophrenen in der Physiognomie des ihm fremden Herrn A sich ein Zug – unter Umständen sogar auf Grund eines Details, z. B. einer schrägen Narbe oder einer besonderen Zahnstellung – so eigenartig vordrängt, dass die Physiognomie des ihm bekannten Herrn B in der fremden Physiognomie erscheint, und jede epikritische Einsicht zunichte macht; dass also *Physiognomisches* gegenüber dem *Strukturellen* ein Übergewicht bekommen hat.

Gründet man die Analyse der wahnhaften Personenverkennung auf das Moment der physiognomischen Ähnlichkeit, dann klärt sich das Phänomen mit einem Male. Die subtilen Diskussionen der klassischen Psychopathologie darüber, in welchem Falle es sich um eine Wahrnehmungstäuschung und wo es sich um eine Urteilstäuschung handelt, ob Auffassungsstörungen oder Erinnerungsmängel oder ein Déjà-vu-Erlebnis der Sache zu Grunde liegen, führen unseres Erachtens nicht weiter. Psychologisch wichtig scheint uns die Einsicht, dass der Kranke sich als Wahrnehmender im akuten Wahn ähnlich verhält, wie der Gesunde unter den *Verhältnissen der gelockerten Reizbindung*, also bei Wahrnehmung im Dunkel, bei verkleinertem Einfallswinkel (Entfernung), bei kurzzeitiger Exposition (Tachistokopie) und im seitlichen Gesichtsfeld; weiter, dass es einen physiologischen Zustand gibt, für den dasselbe gilt: die schwere Übermüdung. Hieraus lässt sich ein »Modell« für die Personenverkennung gewinnen. Es erscheinen Analogien zwischen dem *Wahn* einerseits und gewissen *hirnpathologischen* Phänomenen andererseits. Dass gerade die Personenverkennung als eine »Leistungsstörung« auch bei zahlreichen Hirnerkrankungen beobachtet werden kann, ist sicher bedeutungsvoll.

Anhangsweise ein Protokoll, das zeigen soll, wie auch die Physiognomie eines Bewegungsvollzuges verkannt werden kann:

Fall 50 berichtet einmal: »Der Pfleger gab mir einen Schlüssel mit einer Bewegung, genau so wie mein Mädchen sie machte. Es war so, wie eben ein Mensch ganz bestimmte und eigenartige Bewegungen hat. Genau diese Bewegung machte der Pfleger. Ich habe das als Anspielung auf das Mädchen aufgefasst.«

Die Beobachtung zeigt im Grunde genau dasselbe, was die oben wiedergegebenen Protokolle darstellen: Die Physiognomie eines Bewegungsvollzuges ist (infolge einer Reduktion der Prägnanzstufen) derjenigen eines anderen plötzlich überraschend ähnlich geworden, d. h. die *Ähnlichkeit* springt auf einmal infolge Vordrängens von Wesenseigenschaften stärker hervor.

Endlich sei noch ein weiteres Protokoll wiedergegeben, um zu zeigen, wie sich die Bekanntheitsqualität auch auf reale Bestände des Umfeldes ausdehnen kann, bei denen man gewöhnlich keinerlei physiognomische Qualitäten annehmen würde.

Fall 12 (Tischler von Beruf) musste auf dem Transport ins Lazarett unterwegs in einer kleinen Wachstube untergebracht werden, weil der recht verworrene, unruhige Kranke anders nicht zu halten war. Er berichtet: Die Zelle, in die man ihn brachte, war offenbar eigens für ihn gebaut worden, das merkte er gleich. Fast alle Sachen, die drin waren, hatte er früher selbst einmal hergestellt. Die Türe, z. B. kam ihm gleich so bekannt vor und er fand dann auch, dass es eine Türe war, die er als Schreiner selbst hergestellt hatte. Es waren einige Zeichen darauf gekritzelt, an denen er es erkennen konnte. Man

> hatte sie wohl eigens aus Leipzig herangeholt. Die Fußleisten waren alle locker und dahinter lagen abgebrannte Streichhölzer ... Auch das Fenster war ihm bekannt, entweder von Bekannten oder vielleicht hatte er es selbst gemacht. Er merkte es daran, dass der Anstrich an einigen Stellen abgeschabt war ... Auch andere Dinge in der Zelle kamen ihm bekannt vor, z. B. das Bullauge in der Türe, das war so rot und durchgehobelt, der schwarze Rand so eingekratzt, wie er es früher mit den Fingern gemacht habe. Auch am Fensterbrett waren solche Kratzer, die habe er vielleicht als Kind seinerzeit ausgekratzt. Man habe das Fensterbrett eigens von zu Hause geholt. Eine Glasscheibe war neu eingesetzt, das sah man gleich ... Im Lazarett, in das er gebracht wurde, kam er in ein Zimmer mit drei Betten. Er merkte, dass sich alles um ihn drehe. Er bemerkte auch, dass man alle Betten von zu Hause geholt habe, sie waren ihm alle bekannt, teils von seinem Bruder, teils von Bekannten ...

Wir sind uns meist nicht klar darüber, in wie hohem Maß auch Gegenstände im engeren Sinne des Wortes physiognomische Qualitäten haben. Es hängt dies ab von der Reichhaltigkeit von Prägnanzstufen, die man ausgebildet hat. Hinsichtlich der menschlichen Gesichter sind wir alle Meister, haben ein feines Vermögen ausgebildet im Erkennen und Unterscheiden, d. h. wir verfügen über eine enorm hohe Zahl von »Prägnanzstufen« im Sinne der neueren Psychologie. Es ist kein Zufall, dass es hier gerade ein Schreiner war, der alle aus Holz bearbeiteten Gegenstände plötzlich »wiedererkennt« – also Türen, Fenster, Fußleisten, Anstriche, das Bullauge in der Türe, das Fensterbrett, Betten – eine Materie, in der wir anderen sehr wenig Prägnanzstufen besitzen. Wir könnten ein Fenster vom anderen nicht unterscheiden, sie haben alle dasselbe »Gesicht«. Nur wo man eine große Zahl von Prägnanzstufen ausgebildet hat, wie der Durchschnittsmensch bei den Gesichtern, wird eine plötzliche Reduktion in Verbindung mit dem Hervortreten von Wesenseigenschaften zu dem Erlebnis der »Verkennung« führen. So verfügt offenbar unser Patient als Tischler über zahlreiche Prägnanzstufen in seiner Materie (ähnlich wie etwa ein Hirte alle seine Schafe wiedererkennt, die für uns alle gleich aussehen) und so musste es zu der oben geschilderten »Verkennung« kommen.

Endlich kann sich die gleiche Störung auf die *Physiognomie des*

Gesamtfeldes ausweiten, woraus sich ergibt, dass auch die Landschaft physiognomische Qualitäten besitzt und damit dem Phänomen der »Personenverkennung« – sagen wir jetzt vielleicht besser »Physiognomieverkennung« – unterliegt.

Fall 10: alles komme ihm bekannt vor, das sei ihm gleich aufgefallen. Die ganze Umgebung schien ihm unbekannt. Es komme ihm so vor, wie am Kobenzl (Ausflugsort bei Wien). (Wir sind in Marburg) »Ja, sicher ist das Marburg, aber der Gebäudekomplex ist der Kobenzl, das heißt eben jetzt Marburg, war aber vielleicht früher der 19. Bezirk, ist vielleicht in ›Marburg‹ umgetauft worden ...«

Fall 99 entfernte sich von der Truppe nach der Erstürmung von Ostrow, er wolle in die Stadt, er habe den ›Scheiß‹ jetzt satt, was die eigentlich wollen, es sei doch hier Thüringen, das sei ja nicht Russland ...

Insbesondere der erste der beiden Fälle zeigt Formulierungen wie wir sie ganz typisch in den Konfabulationen des Korsakow-Kranken finden. Übrigens hatte schon die Verkennung des Falles 11 (S. 124) den Charakter eines Korsakows. Wir halten diese Beziehung für höchst bedeutungsvoll, als ein *Hinweis auf die hirnbedingte Struktur des Wahnerlebens,* wollen hierauf aber erst am Schlusse näher eingehen.

Die folgenden Protokolle geben Erlebnisse wieder, die das Entgegengesetzte zu zeigen scheinen. Das Vertraute ist auf einmal *fremd* geworden und wird nicht wiedererkannt. Dies wird weniger an den Menschengesichtern erlebt, als vielmehr bei Personen, Gegenständen, unter Umständen auch bei Landschaften usw. PAULEICKHOFF hat kürzlich auf diese doppelte Form von Verkennungen hingewiesen.

Fall 109 erhält die Nachricht, dass sein Bruder zu Besuch gekommen sei. Er antwortet, das glaube er nicht, sei aber doch mit hinausgegangen. Als er seinen Bruder sah, ging er um diesen herum und sagte: »Du bist mein Bruder nicht« und sah ihn ein paar Mal von oben bis unten an. Er nahm ihm die Mütze ab und sagte: »Mach mal deinen Mund auf, zeige mal deine Zähne.« Der Besuch kam auch dieser Aufforderung nach, trotzdem wiederholte der Kranke: »Du bist nicht mein Bruder, nein.« Nach einer Weile sagte er: »Wo kommst du denn her?« Die Antwort seines Bruders, dass er nun auch bei den Soldaten in G. zur Ausbildung sei, befriedigte ihn offenbar nicht. Er blieb nur fünf Minuten bei seinem Besuch im Besuchszimmer, kam dann wieder heraus und wollte in den Saal zurück. Als ihm sein Bruder Grüße von den Eltern bestellte, antwortete er nicht darauf. Er reichte ihm zwar zum Abschied die Hand, ging aber dann schnell in den Saal zurück und legte sich zu Bett, als ob nichts gewesen wäre.

Fall 37 schrak vor der Nachbarsfrau zurück, weil sie auf einmal so anders aussah.

Fall 28 berichtet: »Als ich die ersten Male (im Lazarett) zur Küche ging, das Essen zu holen, da schien es mir jeden Tag anders, irgendwie verdreht, als wenn die Häuser umgestellt würden. Jetzt ist alles an seinem Platz. Auch wie ich das erste Mal mit der Mutter ausging, da erschien mir das Haus, wo der Herr Oberpfleger wohnt, als wenn es plötzlich anders dastände, viel weiter abseits und das Schwesternhaus erschien mir weiter vorgerückt. Hatte damals das Gefühl, dass man mich beeinflusst ...« In der Zeit seines akuten Wahns meinte er einmal: Die Briefe von seinem Mädchen seien ja nicht echt. Sie schreibe wohl sicher Briefe, aber die richtigen bekomme er gar nicht, sondern nach ihren Briefen würden Fälschungen gemacht. Sie hätte ja anders geschrieben. Schon die Schrift sei anders, allerdings gut nachgemacht. Der vorletzte Brief stimmte jedenfalls nicht, vielleicht wurde er umgeschrieben, der gleiche Inhalt. Jedenfalls etwas stimmte nicht.

Fall 15 lehnte einen Brief der Frau ab. Er sei nicht von seiner Frau. Er betrachtete den Brief misstrauisch, beanstandet die Briefmarke, das sei doch bei Feldpost nicht möglich, lehnte ab, ihn zu lesen.

Fall 43 weist gleichfalls einen Brief der Frau zurück, weil er gefälscht sei. Auch spätere Briefe nahm er nicht an.

Fall 56 berichtet, die ganze Natur und alles komme ihm anders vor, wie wenn man in einem Land, in einem ganz anderen Erdteil wäre. Es sei ja gar nicht direkt so, wie ein Film (mit einem Blick zum Fenster hinaus): »Wie wenn's grad so hingeblasen tät werden, wie man es so im Film sieht mit Tieren und Vögeln und allem ... Auch mit den Augen hab ich was, kann hinschauen auf einen Punkt, schau nach zehn Minuten wieder hin, da ist es ganz verändert ... da stimmt doch etwas nicht.«

Fall 61 schildert eine Szene, wo er am Kaiser-Wilhelm-Kanal stand und plötzlich schien die Welt wie verzaubert. Die Landschaft sah auf einmal ganz anders aus, viel schöner, es war heimischer, vertrauter, als wenn die ganzen Gedanken verzaubert wären. Die ganze Stimmung sei anders gewesen. Nach einer Stunde war es wieder weg. Derartige Verzauberungen hatte er nur einige Male.

Fall 107 berichtet rückblickend: »Die Sonne kam mir auch so komisch vor, stand plötzlich in anderer Richtung. Das andere war eigentlich nicht sonderbar, nur grad mit der Sonne, dass in der Tageszeit mir etwa verändert vorkam. Wie das möglich war, weiß ich eigentlich nicht recht ... mit den Sternen muss es wohl zusammenhängen, die Sonne ist ja auch ein Stern.«

Fall 108. »An der Sonne ist mir mal was aufgefallen, hab's aber nicht zu Ende denken können, ob sie nicht in der falschen Himmelsrichtung steht.«

Fall 11 erzählt im Rückblick auf seine Psychose: »Die Sonne habe ich für einen Beobachtungsapparat gehalten ...«

Die Protokolle zeigen, dass mitunter vertraute Dinge nicht erkannt, als fremd abgelehnt oder mindestens als befremdlich verändert erscheinen, an deren Echtheit sonst niemals gezweifelt würde. Ein wesentlicher Erklärungsfaktor ist hier zunächst die Apophänie, in deren Licht ja alles »unecht« erlebt wird. Für manche der in den Protokollen geschilderten Reaktionen, z. B. hinsichtlich der Briefe, könnte diese Erklärung auslangen. Manche der Erlebnisse zeigen aber fraglos eine echte Veränderung des wahrgenommenen Gegenstandes, die man evtl. als »Entfremdungsqualität« bezeichnen könnte, ähnlich wie wir oben von »Bekanntheitsqualität« sprachen. Wir glauben nun, dass auch diese Erlebnisform sich nach dem gleichen Prinzip erklären lässt, wie das umgekehrte Erlebnis der Bekanntheit, nämlich durch das *Vorherrschen der Wesenseigenschaften in der Wahrnehmung.* Machen wir uns nämlich klar, was die Folge sein muss, wenn in der Wahrnehmung die physiognomischen Eigenschaften gegenüber früher ein Übergewicht über die gegenständlichen Eigenschaften erhalten, dann ist jede Sicherheit der Wahrnehmung geschwunden. Ein genaues »Wiedererkennen« ist ebenso wenig möglich, wie ein genaues »Unterscheiden«.

Ich habe einmal in anderem Zusammenhang (Aphasie-Probleme) dem Sinne nach formuliert: Um Ähnliches *unterscheiden* und das

Gleiche *wiedererkennen zu* können, genügen die Wesenseigenschaften allein nicht. Wenn also die Wesenseigenschaften einmal vorherrschend geworden sind, wird man das Unbekannte (bei Ähnlichkeit) für bekannt, das Bekannte aber (es nicht wiedererkennend) für Fremdes halten müssen.

Das *Vordrängen der Wesenseigenschaften* kann also auch im Falle des Wahnerlebens zu einer Angleichung ähnlicher Physiognomien, die als Identitäten verkannt werden, wie umgekehrt auch zu einer Negierung des Identischen führen. Das von uns angenommene Vordrängen der Wesenseigenschaften erklärt, *dass Identitäten angezweifelt und dass Verschiedenheiten* (bei Ähnlichkeit) *für identisch erklärt werden.*

4. Das Erlebnis der Omnipotenz

Nach dem Bisherigen könnte es scheinen, als erlebte der Kranke sich selbst inmitten einer seltsam veränderten Welt, in der alles wie eine Kulisse aufgebaut, für ihn hergerichtet sei, um ihn zu prüfen oder zu täuschen, in der das Bekannte fremd und das Fremde bekannt, er selbst aber bei alledem zu völliger *Passivität* verurteilt ist. Ein beinahe allmächtiger Impresario, ein gottähnlicher Regisseur wird, meist ohne besondere Bedenken oder Zweifel angenommen, der für dieses Spiel die Verantwortung trägt. Am häufigsten verbirgt sich dieser große Gegenspieler hinter dem anonymen »Man«: man hat es eben so aufgebaut, man beobachtet mich, man will von mir ... man glaubt usw.... , ein genaueres Fragen, wer denn zu all dem in der Lage wäre, wird mit Achselzucken quittiert. In dieser Haltung spiegelt sich manches von dem, was im Werk KAFKAS großartige Darstellung fand. Und man könnte diese Ansicht der schizophrenen Welt in der Tat als die KAFKAsche Welt bezeichnen.

Diese Beschreibung der schizophrenen Welt wäre aber sicher nicht vollständig; sie beschriebe nur die eine Seite. Wir wollen anhand einiger Protokolle die andere Seite darzustellen versuchen.

Fall 28 berichtete schon zu Anfang, bei seiner ersten Exploration, er habe auf der Bahn zum Transport ins Lazarett einmal laut rufen müssen: schneller, schneller! Er hatte, indem er dies rief, das überwältigende Bewusstsein gehabt, das Kriegsgeschehen damit beeinflussen zu können. Kurze Zeit später, noch während seiner ersten Wahnphase, erzählte er, er habe das Gefühl, als würde er in sonderbarer Weise am ganzen Wehrmachtsgeschehen mitwirken. Irgendwie hätte er damit zu tun. Wenn er nachts austreten müsse, um den Urin abzulassen, dann habe er das Gefühl, er könne damit bewerkstelligen, dass jetzt Bomben über England abgeworfen werden. Es sei ihm in diesen Augenblick klar bewusst, dass sein Urinieren mit Bombenwürfen in unmittelbarem Zusammenhang stünde. Auch nachts, wenn er auf dem Bauch im Bett liege, habe er das Gefühl, im Flugzeug über England zu fliegen, um das Kriegsgeschehen zu beeinflussen. Auf näheres Befragen schildert er diese Erlebnisse noch genauer: Im gleichen Augenblick, in dem die Flieger über England fliegen und Bomben abwerfen, sei er gleichsam ihr Beschützer, er habe das Bewusstsein, mit ihnen verbunden zu sein, »wie ein Gott« habe er diese Fähigkeit, ohne es zu wollen. Er konnte in seinem Geist sagen: Jetzt schmeiß ich Bomben ab, etwa im Augenblick des Urinierens, und habe dabei das Bewusstsein, dass jetzt wirklich die Bomben über England fallen. Er wisse ja nicht, ob es wirklich so sei, aber im Augenblick des Tuns zweifele er nicht ... Manchmal habe er auch gesehen, dass z.B. das Wetter genauso war, wie er es haben wollte: »Ich sah mir die Illustrierte an mit Bildern, auf denen prächtiges Wetter war. Und richtig, die Sonne kam strahlend hervor. Und dann sah ich mir eine Regenlandschaft an und es kamen auch Gewitterwolken. Ich dachte, ich bin *wie ein kleiner Gott* und das Wetter richtet sich nach mir ...« (Der Patient ist jedoch wieder zweifelnd) »Aber das kann doch gar nicht sein, das ist doch krankhaft, ich bin ja nicht abergläubisch.« (Dann wieder umkippend, ganz ernsthaft) »Aber ich möchte es nicht darauf ankommen lassen, ob ich's heute noch regnen lassen könnte.« (Lassen Sie lieber die Sonne scheinen!) Patient lässt sich ernsthaft darauf ein, sieht zum Fenster hinaus (es ist stark bewölkt) und meint, gut, heute werde noch einmal die Sonne herauskommen, gegen Abend, er halte es für möglich, dass durch sein Zutun die Sonne käme. Er könnte sich vorstellen, dass derartige Wirkungen von ihm ausgehen ... Später, nach der Konsolidierung wurde er nochmals danach exploriert: In gewissem Sinn hatte ich schon göttliche Eigenschaften ... damals war es wirklich so mit dem Wetter, da habe ich selbst gestaunt und auch draußen, wenn ich rausguckte, als wenn ich hypnotisieren könnte ...« (Was denken Sie darüber?) »Ich will diese Fähigkeiten nicht missbrauchen, ich versuche es gar nicht, z. B. nachts die Sonne scheinen zu lassen. Andere würden die Sache vielleicht ausnützen, missbrauchen und Gott versuchen, aber ich tue das nicht ...« Er möchte auch kein Gott sein ... (Einige Tage später). »Wenn ich mir das aber so richtig überlege, ist ja ein Ding der Unmöglichkeit. Ich habe mich so mit mir selbst beschäftigt, dass ich an nichts sonst denken konnte. In dieser Beziehung, Wetter usw. habe ichs so gemacht, wie ich es selbst für richtig hielt: ich las von sonniger Landschaft und draußen klärte sich plötzlich die Sonne auf. Da war ein Zusammenhang für mich, als wenn ichs durch meine Konzentration bewirkt hätte ...« Das letzte Mal habe er sich noch damit beschäftigt, habe auch beobachtet, wo die Sonne stehen müsste und stellte sich vor, dass dort die Wolkendecke aufreißen könnte. Und richtig, abends kam die Sonne heraus. »Aber es ist wohl Zufall gewesen, das Wetter wechselt eben.« (Wieder einige Tage später) Er habe jetzt nicht mehr das Gefühl, Einfluss zu nehmen. Aber das Gefühl, den Krieg zu beeinflussen, sei in der Tat das gleiche Gefühl gewesen, wie auch beim Wetter. Dies scheint dem Patienten jetzt erst plötzlich klar zu werden.

Fall 89 berichtet bei einer Exploration, er hätte plötzlich so Einfälle gehabt ... (Welche?) Patient ist zögernd, und will sich nicht äußern. Erst mit Mühe gelingt es, ihn zum Sprechen zu bringen: »... den Einfall, wenn ich den Ring vom Finger abnehme, glaubte ich, dass meine Frau tät sterben. Oder wenn ich eine Zigarette rauche, dann tät einer verbrennen. Oder wenn ich Alkohol trinke, dann dürfte ich nicht trinken, sonst müsste ich sterben ... Oder ich müsste hin zum Führer, müsste mich entschuldigen, weiß aber doch nicht, was ich getan habe.«

Fall 56. Er habe in letzter Zeit den Eindruck gehabt, die Kraft zu haben, das Wetter zu beeinflussen. Diese Kraft ging nicht direkt von ihm aus, sondern er würde durch eine dritte Person hierzu gebraucht. Er müsste so ein Werkzeug sein. »Es gingen von meinem Körper besondere Kräfte aus.« Fragt ratlos: »Ich weiß nicht, bin ich der Herrgott? Weil ich doch Sachen voraussehen kann ...«

Fall 53, der später genauer geschildert wird: Er sei nur ein Werkzeug. Sobald die Menschen in seiner Umgebung seien, seien sie auch ruhiger und etwas spannend, so als ob sie auf etwas warteten. Alle Welt ist so, als ob alles auf etwas wartete.

Fall 48. Auf die Frage, wie es ihm gehe: »Besser von Tag zu Tag, nicht nur mir, sondern bald der ganzen Welt. Alle Menschen werden gerettet durch mich ...« (Auf welche Weise?) »Das darf ich nicht sagen. Was vorher hier war, weiß ich, es handelt sich um Geisteskranke, die werden aber alle gerettet« (zeigt dabei auf sich) ... »In Zukunft ist das ganz anders, keine Schauspieler, kein Radio, keine Arbeit ... kein Wasser, nur noch Wein, keine Feinde ... es wird wie ein Paradies, die Welt wird durch mich und meine Frau errettet. Ich bin der erste Heerführer ... Die letzte Führerrede war von mir, ich habe den Führer nur vorgeschoben ...«

Fall 21 erklärte: Er stünde mit Adolf Hitler in Verbindung, der ihm besondere Vollmachten gegeben habe. Ganz M. werde jetzt auf seinen Befehl dem Erdboden gleich gemacht. Die Unschuldigen müssten mit den Schuldigen leiden. Die Heimartillerie habe er bereits angefordert, und zwar alles mit schweren Brocken ... Die Offiziere würden alle mit erheblichen Strafen belegt werden usw.

Aus diesen Protokollen lässt sich erkennen, dass der Kranke zwar einerseits jenes geheimnisvolle »Man« erlebt, dass seine Welt dirigiert, Kulissen aufbaut und ihn einer ewig währenden, nie abreißenden Prüfung Kafkascher Prägung unterzieht, aber andererseits selbst in diese Welt auf ähnlich geheimnisvolle Weise einzugreifen vermag, wie er es vorher nicht vermochte. Insbesondere Fall 28 konnte über diese Erlebnisweise durch seine gute Selbstbeobachtung Aufschluss geben. Man sieht aus seiner ganzen Darstellung, wie »persönlichkeitsfern«, d. h. aber unneurotisch, diese Erlebnisse von ihm registriert werden. Er sieht ihnen nur staunend zu.

Es war vor allem Storch, der sich bemühte, derartige »magische« Erlebnisformen Schizophrener mit den magischen Ritualen der Primitiven in Zusammenhang zu bringen. Er fasste sie als Rückfall in archaische Erlebnisformen auf, so als kämen in der Schizophrenie längst verschüttete Schichten wieder zum Vorschein.

Die Beziehungen zu diesen normalpsychologischen Erlebnisweisen sind sicher nicht zu übersehen, wir brauchen dabei nicht bis auf die

Primitiven zurückzugehen, denn in jedem Mitteleuropäer stecken noch genügend Erlebnisvollzüge dieser Art. Denken wir nur an die zahlreichen Schutz- und Beschwörungshandlungen aus der Welt der Seeleute, Fischer, Jäger, Bergsteiger, Sportler und Kartenspieler. Wir wollen uns hier lediglich mit zwei Feststellungen genügen lassen: 1. Im Erlebnis, als könnte der Kranke mit seinem Urinieren Bomben auf England fallen lassen, ist eine *Vollzugsqualität* deutlich erkennbar: eben die Qualität des »Fallenlassens« oder »Ablassens«. Diese Ganzqualität ist die beiden Vorgängen gemeinsame, dominierende *Wesenseigenschaft des Tuns.* Das Gleiche gilt für den Zusammenhang zwischen: Ring vom Finger nehmen und Tod der Frau. Die gemeinsame Qualität ist etwa: »Ablösung«, »Trennung«. 2. Der Wirkungsrichtung von den Beständen der Welt hin auf das Ich – in der Wahnwahrnehmung einer eingehenden Analyse unterzogen – ist eine gegenläufige Wirkungsrichtung vom Ich hin auf die Gegenstände (Welt) gekoppelt. Es besteht eine begründete Vermutung, dass immer beide gleichzeitig erlebt werden, wo wirklich florides Wahnerleben besteht. Man könnte dies ein *psychisches Gravitationsgesetz* nennen, demzufolge die Anziehungskraft immer eine wechselseitige ist. Aber entsprechend dem größeren »Gewicht« der großen Welt im Vergleich zum kleinen Ich, überwiegt die eine Wirkrichtung so stark, dass die andere kaum in Erscheinung tritt. (Wenn ein Stein zur Erde fällt, zieht bekanntlich nicht nur die Erde den Stein, sondern ebenso der Stein die Erde an.) Nur in besonderen Fällen tritt mitunter – wo das Ich nicht angekränkelt, sondern in seinem vollen »Gewicht« erlebt wird – die gegenläufige Wirkrichtung schon im Beginn der Psychose deutlich hervor.
Bei Endzuständen scheinen sich derartige Erlebnisformen häufiger durchzusetzen, doch erfährt man meist durch die schwere Dauerveränderung des Kranken darüber nichts Zuverlässiges mehr.

5. Die Anastrophé

Es ist notwendig, uns nun mit dem wichtigsten Moment am apophänen Erleben näher zu befassen, das wir bereits von vielen Kranken selbst klar und deutlich formuliert hörten, indem sie sagten:

»Ich habe das Gefühl, als drehe sich alles um mich.« Auch wenn die Kranken es nicht in dieser Form auszudrücken vermögen, lässt sich diese Erlebnisform meist unschwer aus ihnen herausexplorieren, sofern überhaupt ein Wille und ein Vermögen zur Preisgabe der Erlebnisse besteht. Die klassische Psychiatrie besitzt auch für diesen so hochbedeutsamen Zug im Erlebnisfeld des Schizophrenen nicht einmal einen Namen. Dies ist nicht verwunderlich, wenn man sich erinnert, dass Psychiatrie die längste Zeit reine Verhaltensbeschreibung war. Im Verhalten des Kranken lässt sich aber diese spezifische Erlebnisform kaum jemals mit Sicherheit ablesen. Sie mit »Größenwahn« wiederzugeben, ginge völlig am Wesen der Sache vorbei.

Fall 36 berichtet: »In Kassel hatte ich einmal das Gefühl, als wenn sich alles zum Teil um mich drehte.« Auf Befragen: Er habe nicht das Gefühl, als ob dies krankhaft gewesen wäre – »wir haben immer mehr Verantwortung gegenüber der Regierung gehabt, als der große Durchschnitt der Menschen«. (Wer ist wir?) »Sagen wir mal, wir Holds.«

Fall 56 sagt bei einer Exploration: »Ach, die ganze Welt ist verrückt, kommt mir alles so vor, wie im Film, wird alles so gestellt und gemacht ...« (Auf nähere Fragen verstummt er plötzlich, dann): »Das will ich Ihnen genau sagen: das ist ein Mittel zum Zweck, mehr sage ich nicht ... Die ganze Sache dreht sich bloß um mich ... Ich bin Ihnen ja nur nützlich, nicht wahr? ... Die ganze Kriegsgeschichte, die dreht sich bloß um mich, das genügt, mehr sage ich nicht ...«

Fall 28 ist überzeugt, dass sich hier im Lazarett alles nur um ihn drehe. Die anderen Kranken seien Schauspieler, eigens wegen ihm hier. Über das Lazarett hinaus fragt er nicht.

Fall 50 berichtet, beim Gang durch die Stadt sei er ständig beobachtet worden (A. B.). Ja, das Gefühl, dass sich alles um ihn drehe, habe er: »... aber ich habe keine Erklärung dafür.«

Fall 30 meint, er verstehe nicht, dass man ihn zum Mittelpunkt mache; alles im Saal drehe sich um ihn. Er sei aber kein Affe und kein Christus, stamme von einfachen Verhältnissen, kein Grund, ihn ständig nachzuäffen und nachzumachen.

Bemerkungen dieser Art lassen sich von so vielen Kranken herausfragen, dass sich weitere Protokolle erübrigen. Die Deutungen, die

die Kranken, entsprechend der Grundthematik ihres jeweiligen Daseins, diesen Erlebnissen geben, ist natürlich sehr verschieden. Oft stehen sie, wie etwa Fall 50, ratlos vor dieser befremdliehen Beobachtung, ohne sie überhaupt zu verarbeiten. Wenn aber eine Deutung versucht wird, dann fließt sie meist aus der Thematik der *aktuellen* Situation, die besteht, während die Störung einsetzt. Nur wo diese mit der Grundthematik dieses Daseins in Zusammenhang steht, wird der Satz Geltung haben, dass das Wahnthema bereits in der Kindheit vorbereitet, sich im Wahn nur ausfaltet. In anderen Fällen lässt sich dies durchaus nicht behaupten, vielmehr zeigt gerade unser Material, wie etwa das Thema Spionage unmittelbar aus der aktuellen militärischen Situation genommen wird.

Einen Fall, bei dem das Erlebnis, Weltmittelpunkt zu sein, eine besondere thematische Ausgestaltung erfuhr, wollen wir im Folgenden wegen seiner Ungewöhnlichkeit kurz darstellen:

Fall 76. Nach einer längeren Tremaphase mit depressiven Gedanken* und einem sehr akuten Beginn mit einem Suizidversuch durch Sprung aus dem Fenster und anschließender Verworrenheit, bleibt zunächst ein etwas verrätselter Zustand zurück, mit dumpfer Exekutionsangst: »Mir ist doch alles ein Rätsel ... sollte doch erschossen werden ....«, dann zunehmend misstrauisch: beginnt von einer Maschine zu reden, mit der nur er alleine arbeiten könnte. Er missverkennt Personen seiner Umgebung, von denen er annimmt, sie seien frühere sozialdemokratische Kumpane, mit ihm zusammen in einer Untergrundbewegung gegen die Nazis. Immer drängender verlangt er, man solle ihm doch endlich seinen Anzug geben und ein Mädel, man könne ihn ja irgendwo einmieten, dann würde er schon »Ableger« machen – all dies sehr ernsthaft, als wenn es sich um eine staatspolitisch wichtige Angelegenheit handeln würde. Er wüsste ja, was gespielt wird, er durchschaue alles, wisse ja, dass sich alles um ihn drehe, andere wollten ihn ja auch haben und er müsste neutral bleiben. Nach langen vergeblichen Versuchen, ihm sein Geheimnis zu entreißen, gelingt es schließlich, ein Bild seiner Thematik zu bekommen: er habe das ewige Leben, sei schon mehrmals gestorben, und immer wieder auferstanden und wenn er geschlecht-

---

* vgl. S. 73.

lich verkehre, könne man mit seinem Samen, wenn man diesen einem anderen Menschen einspritze, auch diesem das ewige Leben vermitteln. Der ganze Krieg, ja die ganze Welt, drehe sich gewissermaßen um seinen Besitz. Denn wer über ihn verfüge, dem sei das ewige Leben sicher. Hierzu sei aber eine Maschine nötig, die den Samen entsprechend verarbeite. Deshalb verlange er nichts als zwei Mädel und ein Häusel, dass man ihn dort unbeschränkt Spritzen machen lassen könne. In Paris stehe die Maschine, die er allein bedienen könne. Auf eine damit verbundene Störung des Zeiterlebens kommen wir im nächsten Kapitel kurz zu sprechen.

In diesem Fall hat also das Erlebnis, alles drehe sich um ihn, eine höchst bizarre Wahnthematik gefunden, deren Wurzeln vielleicht in die Kindheit zurückverfolgt werden könnten, die aber ihren Stoff zu einem wesentlichen Teil aus der aktuellen sexuellen Abstinenz und gewissen Erlebnissen des urwüchsigen Wieners in Paris beziehen dürfte. Es steckt viel von einer wahnhaften Wunscherfüllung darin. Hier interessiert aber vor allem das Gefühl, alles drehe sich um ihn und zwar um seinen »Besitz«, worin sich deutlich eine passive Note erkennen lässt. Er regiert gewissermaßen passiv, durch sein bloßes Sein, die Welt, er ist die *passive Mitte der Welt.*

Sehen wir uns diesen *so* bedeutsamen Zug schizophrenen Erlebens näher an, *so* ist es zunächst nahe liegend, die Apophänie als solche dafür verantwortlich zu machen. Der Kranke sieht ja, wie alles um ihn herum auf ihn blickt, aber nicht nur die Menschen seiner Umgebung, auch die Fremden auf der Straße; wohin er auch kommt, sind die Dinge um ihn herum aufgestellt, gelten ihm, dann aber erfährt er dasselbe beim Hören des Radio oder der Lektüre der Zeitung. Hieraus ergibt sich zwangsläufig die Überzeugung, alles, die ganze Welt, nehme auf ihn Bezug.

Dieses ständige von der Welt Beobachtetwerden hat aber nun eine merkwürdige Lücke. Unser eingangs geschilderter Patient Rainer berichtete darüber, in einer sehr aufschlussreichen Selbstbeobachtung (S. 35): Man versuche alles, die Beobachtung so unauffällig wie möglich zu machen ... z. B. nehme er bei Streitigkeiten im Saal meist Anteil oder Partei für irgendeine Seite, ohne im Augenblick an irgendeine Beobachtung zu denken: »Erst dann fällt mir ein, dass ich nur geprüft wurde und wieder einmal gründlich reingefallen bin.« So sei es auch mit den Dingen draußen (scil. in der Welt): Mitunter nehme er an etwas heftig Anteil und merke erst nachträglich, dass er wieder hereingefallen sei. Fragt man ihn, was er unter »reingefallen« verstehe, so wird klar, dass er die Beobachtung meint, die ihm für Augenblicke aus dem Sinn gekommen sei. Als er sich ihrer wieder bewusst wird, werde ihm rückblickend klar, dass auch diese eben abgelaufene Episode in den Rahmen des »gestellten« Szenariums, also mit zur Prüfungssituation gehörte.

Diese Selbstbeobachtung scheint uns außerordentlich wichtig. Denn sie zeigt, dass bei gänzlich unreflektiertem, sich selbst vergessenden Nach-vorne-Leben, also bei dem In-den-Dingen-leben oder mit einem Ausdruck BINSWANGERS: beim In-der-Welt-über-die-Welt-hinaus-sein, die Apophänie schweigt, vorübergehend nicht mehr vorhanden ist. *Bei leidenschaftlicher Anteilnahme* für die eine oder andere Partei *merkt auf einmal der Kranke nichts von dem Beobachtetwerden.* »Erst nachträglich«, d. h. aber erst, wenn er reflektierend sich auf sich selbst *zurückwendet,* wird ihm das Beobachtetwerden wieder bewusst, rückt also das eben Erlebte in die apophäne Beleuchtung und erscheint deshalb »unecht«, »gestellt«, »zur Prüfung seiner Aufmerksamkeit vorbereitet«. Damit ergibt sich für ihn ganz konsequent die Überzeugung, er sei wieder »hereingefallen«, d. h. er habe nicht bemerkt, dass eben die ganze Episode, die seine Anteilnahme hervorgerufen hatte, absichtlich herbeigeführt worden war. In der uneingeschränkten Hinwendung, d. h. aber Abwendung vom eigenen Ich, scheint das apophäne Erleben zu fehlen, *es gehört nur dem reflektierenden Bewusstsein an.* JASPERS sagt über die Selbstreflexion: »Alles Klarwerden des Seelenlebens beginnt mit der Spaltung in Subjekt und Objekt (Ich und Gegenstand). Was wir fühlen, erleben, erstreben, wird uns klar im Vorstellen. Erst im Gegenstandwerden, Gestaltwerden, Denkbarwerden, kurz im Objektivieren ist Helligkeit. Innerhalb dieser Spaltung findet nun die weitere Reflexion statt: ich wende mich zurück auf mich, indem ich die Reflexion auf mich selbst, die Selbstreflexion vollziehe. Ich reflektiere auf alle Inhalte, so auch die Bilder und Symbole, denen ich zunächst als Objekte ohne Besinnung verhaftet bin und frage, was sie seien ...«

Die Apophänie zwingt den Menschen gewissermaßen in die Reflexion hinein. Die in reflektierender Einstellung erlebte »abnorme Bedeutung« der Bestände des Umfeldes unterbindet in dem Augenblick, in dem sie Platz gegriffen hat, das naive Nach-vorne-Leben. Denn es erzwingt die fortwährende Beachtung und eben damit eine reflektierende Einstellung. Der eigenartige »Bezug«, in den die Welt mit dem Ich tritt, ist schon ein Ausdruck dieser reflektierenden Einstellung.

Der Kranke ist, von dem Augenblick des Beginns apophänen Erlebens angefangen, nicht mehr zu einem »Überstieg« fähig. Er vermag nicht mehr selbstvergessen, bei den »Dingen«, d. h. nicht mehr beim »Anderen« zu sein. Die Zurückwendung auf das Ich, als Reflexion normaler Weise Befreiung aus dem unbewussten Dunkel des unreflektierten (tierischen) Leben, wird durch die Apophänie zur *Gefangenschaft im Ich.* Diese Gefangenschaft ist es, die den eigentlichen Grund für das Erlebnis: »Es dreht sich alles um mich« abgibt. Nichts mehr ist aus dem Ich-Bezug auszunehmen, kein Überstieg ist möglich. Deshalb vermag der Kranke kaum jemals auch nur mitzumachen, wenn man, gewissermaßen in gemeinsamer Arbeit, ihn zu einer »kopernikanischen« Wendung zu bringen versucht: all diese höchst rätselhaften Veränderungen der Welt wären viel einfacher zu erklären, wenn man annähme, die Welt sei in Wirklichkeit dieselbe, wie bisher, er aber sei es, der verändert sei. Schließlich gäbe es doch eine Krankheit, die man Verfolgungswahn nenne, von der man auch wüsste, dass die Kranken sich selbst niemals für krank hielten. Also vielleicht sei auch er von einer solchen Krankheit befallen, wüsste es nur nicht. Diesen Versuch habe ich in zahlreichen Fällen immer wieder gemacht. Auch in Fall 69 (Rainer N.) wurde darüber berichtet. Dass dort ein vager Anschein bestand, als habe er daraufhin wirklich korrigiert, hängt sicher nur mit der Konsolidierung zusammen, in der sich der Patient damals befand (vgl. darüber später S. 204). Im floriden Wahnerleben gelingt es niemals, ihn auch nur zu einem Versuch dieser Art zu bewegen. Dies ist nur dadurch verständlich, dass er eben jenen »Überstieg« nicht vollziehen kann: er müsste sich, jedenfalls für Augenblicke, aus sich heraussetzen, müsste sich gewissermaßen »von oben« sehen, mit den Augen eines *außen stehenden Betrachters,* eines Gottes oder aber einfach: des Anderen. Auch dies wäre

zwar eine Art Reflexion, aber eben jene, die zunächst einmal einen Überstieg erforderlich macht. Man muss »aus sich heraus« kommen, um sich als Wesen unter anderen Wesen in einer allen gemeinsamen Welt betrachten zu können. Und eben dies vermag er nicht. Man könnte seine Art der Reflektiertheit beinahe einen »Reflexionskrampf« nennen, der solange überhaupt Wahn besteht, anhält, um sich erst in der Konsolidierung zu lösen. Dann kippt der Kranke oft, aus dieser Einstellung heraus. Mitunter allerdings kann er sie, nun aber auf Grund gewisser neurotischer Mechanismen, »fixieren«, worauf wir noch eingehend zu sprechen kommen werden.
Wir brauchen also notwendig eine Bezeichnung für diese *Rückwendung*, diese Gefangenschaft im eigenen Ich, die dem Erlebnis, alles drehe sich um das eigene Ich, zu Grunde liegt. Wir wählen hierfür die Bezeichnung »Anastrophé«*. Während also »Reflexion« jene den Menschen vom Tier unterscheidende, ganz spezifisch menschliche Fähigkeit ist, seiner selbst bewusst zu werden – auch sie beinhaltet die Tatsache, dass das »Ich« Mittelpunkt, d. h. der Bezugspunkt für Welt erleben ist, aber eben mit der Möglichkeit jederzeit einen Wechsel des Bezugssystems vorzunehmen, bedeutet Anastrophé, gleichfalls dem Sinne nach »Rückwendung« meinend, gewissermaßen die Krankheit oder den Krampf der Reflexion: jenes spezifisch schizophrene Erlebnis, Mittelpunkt der Welt geworden zu sein.

Es braucht wohl nicht begründet zu werden, inwiefern dasjenige, was man gemeinhin Egozentrik nennt, als Charaktereigenschaft im Bereiche der Norm, nur sehr Äußerliches mit dem hier behandelten Gegenstand zu tun hat. Es erwächst daraus zwar auch, wie nicht anders zu erwarten, ein »paranoides« Dasein, aber es gibt, wovon wir mit K. Schneider überzeugt sind, hier keine »fließenden Übergänge«.

Apophänie und Anastrophé gehören zusammen wie Objekt und Subjekt, Ich und Gegenstand. Während *Apophänie* die Veränderung der Welt und ihrer Gegenstände in ihrer Beziehung zum Subjekt bezeichnet, ist *Anastrophé* die Weise, wie das Ich sich selbst erscheint, nämlich in der Mitte der »Welt« stehend. Wir möchten diese

---

* αναστροφή = Rückwendung.

Abhängigkeit als eine so gesetzhafte aufgefasst wissen, dass der Satz gilt: *immer wo apophänes Erleben besteht, muss sich gleichzeitig das Ich anastroph verändern*, und umgekehrt, wo anastrophes Erleben sich auch nur andeutungsweise durchgesetzt hat, sind auch die Gegenstände apophän verändert. Diese wechselseitige Beziehung gilt auch im Ausprägungsgrad: wo das eine stark ausgeprägt ist, ist es auch das andere und umgekehrt. Die beiden Begriffe sind also nur zwei Seiten ein und derselben Sache, nämlich des spezifischen – eben des schizophrenen – *Strukturwandels* des Erlebens.

6. Zeitstruktur und Gestimmtheiten

Es mag an der Art unseres Materials liegen, dass wir keine reichen Selbstbeobachtungen über abnormes Zeiterleben von unseren Kranken erhielten. Ich habe den Eindruck, dass erst tiefer greifende Veränderungen, d.h. länger dauernde Prozesse mit mehreren Schüben das Zeiterleben »angreifen«. Im allerersten Schub habe ich – übrigens auch in der Klinik – selten über jene eigenartigen Strukturveränderungen des Zeitablaufs berichtet bekommen, wie sie etwa Fischer 1930 sammeln konnte. Kein Zufall ist es wohl auch, dass nur jener Fall, der sich von allen meinen Beobachtungen am schnellsten, förmlich unter unseren Augen, in einen schweren schizophrenen Endzustand verwandelte, über ein allerdings sehr seltsames Phänomen veränderten Zeiterlebens berichtete. Die Vorgeschichte des Falles wurde kurz im vorigen Kapitel gestreift.

Fall 76 antwortete auf die Frage, wer die Leute im Saal eigentlich seien (von denen er eben gesagt hatte, er kenne sie alle): »Alle, die schon gestorben sind – ich war ja auf jedem seiner Leich' (sich verbessernd), nicht gerade auf jedem ... auch welche, die sich haben d'erschießen lassen ... ich kenne ja jeden von denen, die drin sind ...« (Sind es Tote?) »Nein, jetzt leben sie wieder ...« (Wieso?) (ärgerlich) »... das ist doch jetzt alles anders ...« (Werden Tote wieder lebendig?) »Ja natürlich, und wenn's so lange in die Länge gezogen wird, geht's zurück bis ins Einser-Jahr ... es geht doch alles rückwärts ... ihr könnt ja machen mit mir, was ihr wollt (weinerlich) so gemartert, wie ihr mich schon habt ... gebt mir meine Frau ... Sie wissen, dass jetzt alles rückwärts geht.« (?) »Na, statt vorne, gehts halt zurück! Ich hab ja auch nicht gewusst, dass ich d'erschlagen muss werden oder d'erschossen ... Ich weiß ja auch gut, dass mich der Schleiß Rodl mit dem Seitengewehr in die rechte Seite reingestoßen hat ... Ich bleib immer so alt, wie ich jetzt bin, hab ja das ewige Leben, die anderen werden statt älter immer jünger ... Ich bleib immer auf der Erde, ich sterbe nie, mich kennt die ganze Welt ... ich bin schon oft totgeschossen worden, aber das macht nichts. Wenn ein Zug über mich fährt, dann bin ich eben woanders, genauso wie ich jetzt hier sitze. Gestern habe ich einen Schuss hierdurch bekommen (zeigt auf die Brust), da bin ich gestorben ... Mich sucht die ganze Welt, ich bin Christus, da können sie mit mir machen, was sie wollen.«

Fall 30 meinte einmal, die Zeit stünde still: durch Hypnose könne man eben machen, dass jemand in fünf Minuten das erlebe, was andere in vier Monaten erlebten ...

Wir sind der Überzeugung, dass die Zeitstruktur des Erlebens erst angegriffen wird, wenn es – wenigstens vorübergehend – zu einem Gestaltzerfall des Gesamterlebnisfeldes gekommen ist. Dieser apokalyptische Erlebnismodus hat offenbar für manche Kranke im Rückblick die Note, damals gestorben zu sein. Da sie nun wieder leben, wachsen daraus entweder Auferstehungsideen oder auch das Empfinden, die Zeit drehe sich rückwärts und bleibe mindestens stehen. Auch hier geht es offensichtlich um Fragen des *Bezugssystems,* das ja im anastrophen Erleben durch das Ich als den letzten Bezugspunkt charakterisiert ist. Denn es gibt, wie gerade schizophrenes Erleben zeigt, auch ein *Relativitätsprinzip im Zeiterleben.* Hierüber kann wohl nur ein Material länger dauernder Prozesse Aufschluss geben.

***

Indessen müssen wir den nach der Besprechung des Tremas abgerissenen Faden wieder aufnehmen, die Frage nämlich, wie sich während der apophänen Phase die *Gestimmtheit* des Kranken weiterentwickelt, über die wir uns in der Phase des Tremas eingehend Rechenschaft ablegten. Die im Trema sich anbahnende Grundgestimmtheit lässt sich meist ein langes Stück in die Psychose hinein weiterverfolgen. Wer im Trema in neutraler Erwartungsspannung war, wird in der Psychose zum neutralen Beobachter, der Depressiv-Ängstliche, der auf die Hinrichtung wartete, bleibt es oft mit schweren Exazerbationen und suizidalem Angsttraptus. Der hypomanisch Erregte bleibt erregt und sprunghaft, ideenflüchtig und hyperkinetisch und geht oft in ein kataton-zerfahrenes Zustandsbild über.

Fall 54 beobachtete die floride Apophänie als interessierter Beobachter. Er dachte sich noch – so gab er an –, wenn ich einen anderen so beobachten müsste (scil. wie man mich beobachtet), würde ich es nicht so auffällig machen. Damals hätte er die Sache noch nicht so ernst genommen, sie schien ihm eher lächerlich, er hatte seinen Humor dabei. Er sagte sich: die Leute halten dich für irgendwen und du bist es gar nicht. Es konnte ja sehr leicht mit Spionage etwas zu tun haben. Er fühlte sich auf der Jagd, als Wild, das aber nur irrtümlich gejagt würde, so als wenn die Leute einer falschen Fährte nachliefen. Damals sei er zuweilen belustigt gewesen über die Sache, habe sich selbst ganz in eine Kriminalistenrolle hineingelebt.

Fall 89 schildert vorübergehende Angstzustände: »Da glaube ich, es kommt jemand und will an mich, ein furchtbares Angstgefühl, da könnte ich aus dem Fenster springen, als ob jemand an mich wollte.« Das dauere aber nur Stunden, dann könne er sich wieder alles überlegen und es lasse nach. Nochmals aufgefordert, das Gefühl zu schildern: »Ich denke immer, es kommt ... man hat mich zum Spielball und ich könnte mich nicht wehren ... Der Verstand sagt auch, das ist nicht wahr, das nützt aber nichts ... So etwas habe ich früher nicht gekannt, wenn ich das Gefühl habe, dann möchte ich auf Geld und auf alles Verzicht leisten. Aber nach einer Stunde ist es wieder anders, verwerfe dann alles, will mir auch keine Gedanken mehr machen.«

Fall 36 ergeht sich in Selbstbeschuldigungen, die eine durchaus depressive Struktur haben: »Das ganze Leben war Lüge, ich habe versucht, den Idealisten zu markieren, war aber immer Materialist, habe mir nur so den Mantel des Idealismus herumgehangen. Der Charakter ist nicht in Ordnung, manches stimmt, aber vieles stimmt nicht ... Habe mich auch an meinem Weib und Kind versündigt, habe Fleisch gegessen und die anderen haben zugeguckt. Ich mache mir das alles jetzt zum Vorwurf. Ich war auf allen Seiten ein Egoist, nur die Kindheit war schön, da habe ich nicht gesündigt, aber später!« (Seufzt tief). »Ich habe mich sogar an Tieren vergriffen, mit Spielkameraden habe ich Unzucht getrieben, sogar mit Schwein und Pferd, ist doch komisch, mit 15–17 Jahren hatte ich den Trieb zum Mädchen, habe mich aber nicht getraut ...« Von Kassel an sei ihm alles so systematisch klar geworden. Dort begann es, er habe sich selbst nicht mehr ausgekannt. Auf dem Weg zum Bahnhof ging es unter eine Bahnunterführung durch. Er hatte das Gefühl, hier musst du durch etwas Dunkles hindurch, dich durchtasten, dann ging es schneller, dem Licht entgegen. Da erkannte er: *»Ich glaubte, ich strebte zum Licht, aber es war doch immer nur die Angst vor dem Dunklen.«*

Fall 75 hatte von Anfang an eine depressive Gestimmtheit, die in der Psychose in ein Vernichtungsbewusstsein übergeht: er solle erschossen, vernichtet werden: »Die Leute gucken mich so an, wie einen Verbrecher, der erschossen werden soll.«

Fall 44 schildert: »Es sind Momente, da bin ich derart geistig auf der Höhe, heller als alle anderen. Da ist ein unsichtbares Wesen, das mir das eingibt. Aber so verschwindet das auch wieder. Es sind so lichte Momente, die da auftreten da kommen die Gedanken ...«

Die Beispiele zeigen eine große Mannigfaltigkeit der Stimmungslagen. Immer gibt es eine Art Grundgestimmtheit, die sich durch den psychotischen Schub hindurch erhält und erst mit ihm zusammen zur Norm zurückkehrt. Wenn Schwankungen auftreten, so haben sie durchaus zyklothymen Charakter. So wurde bei dem oben erwähnten Fall 36 die depressive durch eine hypomanische Verstimmung abgelöst. Über diese Grundgestimmtheit lagert sich nun aber eine außerordentlich starke *stimmungsmäßige Beeinflussbarkeit durch das Umfeld,* wie sich kleine Wellen einer großen auflagern können. Diese Beeinflussbarkeit scheint unvergleichlich viel stärker zu sein, als beim Gesunden. Dies zeigt besonders schön Fall 69 (Rainer N.), der selbst über diese situativ-bedingten Schwankungen berichtete: (9) »Merkwürdigerweise hatte er im Augenblick, als er ins Auto stieg, das Gefühl, man wolle ihm wieder eine Chance geben ...« (12) »Als man sich B. näherte, wurde die *Landschaft freundlicher und damit auch seine Stimmung.«* Damit kehren sofort die vorher so bedrohlichen Wahnwahrnehmungen ihr Vorzeichen um: der Ortsname Gradigan bedeutete, es gehe gerade wieder bergan, die grüne Plane auf dem Wagen: man mache ihm Hoffnungen. »So fasste ich wieder Mut.« Diese hoffnungsvolle Stimmung hielt an, bis man ihn in den Raum brachte, »der mit seinen vergitterten Fenstern an ein Gefängnis erinnerte ...« Nun fällt die Stimmung rasch auf tiefste Stufen ab. Einen kurzen Moment kann ihn noch »die gütige Stimme» des Arztes aufrechthalten. Dann stürzt mit den unheimlichen ärztlichen Verrichtungen die Stimmung ins Bodenlose und das Ende ist der Suizidversuch (19). »Schwarze Wände und Gitter deuteten auf furchtbare Quälerei ...«

Auch für den Normalen hat eine Landschaft die Eigenschaft des Bedrückenden oder Freundlichen, ein Raum etwas Abstoßendes oder Einladendes: es sind die *Wesenseigenschaften,* von denen bereits mehrfach die Rede war und die auch hier wieder enorm hervortreten. Dies hat hier bereits gefühlsartige Tönung, also den Charakter von Komplexqualitäten i. S. Kruegers. Wir erkennen, dass viel stärker als jemals ein Normaler, der Wahnkranke von derartigen Faktoren abhängig ist. Die tiefe Selbsteinsicht unseres oben erwähnten Kranken (Fall 36) beim Durchgehen unter einer Bahnüberführung. – »Ich glaubte, ich strebte zum Licht, aber es war doch immer nur die Angst vor dem Dunkeln« – zeigt dies sehr eindringlich. Wann könnte jemals einem normalen Menschen das Durchwandern einer Bahnunterführung solche metaphorische Selbsteinsichten bringen? Die weit verbreitete Überzeugung, der Geisteskranke nehme so gut wie nichts von seiner Umgebung wahr, für ihn sei es gleichgültig, in welcher Umgebung er sei, zeigt eine so erschütternde *Ahnungslosigkeit vom Wesen des Wahnes,* dass man nur staunen kann, eine solche Anschauung auch heute noch bei manchen für die Pflege und Unterbringung von Wahnkranken Verantwortlichen anzutreffen. Genau das Gegenteil ist richtig: Es gibt überhaupt keine Krankheit, bei der die äußere Umgebung, das situative Feld, einschließlich aller Bestände, angefangen von der Beleuchtung und Ausstattung des Raumes, bis zur Geste, Stimme, dem Verhalten und dem Wort der Menschen, von so ausschlaggebender Bedeutung ist, wie gerade der Wahn. Jeder geistig Gesunde ist unvergleichlich viel robuster und unempfindlicher für die Wirkungen seiner Umgebung als der Wahnkranke. Dieser ist als ein *überempfindliches Gerät zur Registrierung von Wesenseigenschaften* hineingespannt in die Situation und reagiert mit den wildesten Ausschlägen auf die feinsten Veränderungen im Felde. Je tiefer seine Grundgestimmtheit liegt, desto wichtiger ist die Einflussnahme von außen. Dass in diesem Sinne auch Psychotherapie bei ihm möglich ist, war mir nie zweifelhaft. Ich war mir damals schon klar darüber, dass die eingehenden Aussprachen mit einem freundlichen Eingehen auf ihre Inhalte bei den meisten meiner Kranken vor 16 Jahren eine therapeutische Wirkung hatten. Da jeder phänomenologisch eingestellte Psychiater seit vielen Jahrzehnten dieselbe Erfahrung gemacht haben wird, wundert uns die Neuentdeckung dieses altbekannten Faktums in den letzten Jahren. Dass man dabei auch über das Ziel hinausschießen kann, wollen wir am Schluss unserer Studien kurz darlegen.

7. Die Apophänie des Vergegenwärtigten (des Innenraumes)

Wir haben uns bisher lediglich mit dem Problem der Apophänie im Außenraum befasst, mit anderen Worten mit dem Angetroffenen (METZGER) in der Apophänie. Die Bestände der Welt erscheinen, um es nochmals zu fixieren, im Lichte einer besonderen Geltung für das Subjekt als Folge eines tief greifenden Strukturwandels, der einen Wechsel des Bezugssystems aus der ptolemäischen in die kopernikanische Einstellung nicht mehr ermöglicht.

Wir konnten zahlreiche Fälle beobachten, bei denen während der ganzen Psychose dieses abnorme Bedeutungsbewusstsein sich nur auf die Bestände des Außenraumes beschränkte, keinerlei Veränderungen indessen im Innenraum erlebt wurden, also keine Gedankenausbreitung, keine Sinnestäuschungen usw. Bei unserem Schulfall Rainer war gleichfalls im Beginn seiner Erkrankung längere Zeit hindurch nur der Außenraum betroffen, der Innenraum hingegen frei. Dann aber hören wir auf einmal von dem Gefühl, unter »Hypnose« zu stehen. Wir sehen daraus, dass nun die Apophänie auch die Bestände des Innenraumes, also das Vergegenwärtigte (im Sinne von METZGER) ergriffen hat. Zwischen Angetroffenem und Vergegenwärtigtem scheint also eine natürliche Grenzscheide zu liegen, die vom

Krankheitsprozess zu einem gewissen Grad respektiert wird. Freilich sehen wir mindestens ebenso oft, wie beide Bereiche zugleich überwältigt werden.

Bevor wir uns nun mit dem Problem der *Apophänie des Innenraumes* näher auseinander setzen, möchte ich eine kurze Beobachtung einfügen, die gerade dieses *Übergreifen* vom einen auf den anderen Bereich deutlich erkennen lässt.

Fall 84. Das Trema reicht mindestens ein Jahr zurück, Pat. wollte sich schon 1940 einmal aufhängen. Im Dezember 1941 begann es: Die Kameraden konnten ihn nicht mehr so gut leiden wie früher, er hatte das so im Gefühl, vielleicht, weil eine UK-Stellung oder auch eine Beförderung lief. Mehrere seltsame Beobachtungen von der Art: Er hatte ein Schild im Luftschutzkeller anzubringen. Oben standen die Kameraden auf dem Korridor, etwa 15–20 Leute. Das schien ihm auf einmal furchtbar unheimlich und verdächtig. Er hatte das Gefühl, in den Keller gelockt worden zu sein, man wollte an ihn, ihn umzubringen. Er hatte ja schon die ganze Zeit das dumpfe Empfinden, die Leute hätten etwas gegen ihn, nun war es in bedrohlichster Weise da. (Woran gemerkt?) »Weiß es nicht, ist mir so vorgekommen. Der Feldwebel K. hat mich vielleicht in Schutz gehalten.« (Was ist passiert?) »Nichts, als ich fertig war, ging ich in die Stube zurück. Bemerkungen sind keine gemacht worden.« Solche Erlebnisse häufen sich. Einmal lief er aus einer ähnlichen, plötzlich zugespitzten Angstsituation davon und wurde auf dem Bahnkörper herumirrend aufgegriffen und ins Lazarett gebracht. Bei uns keinerlei Sinnestäuschungen, Körpersensationen, Gedankenentzug usw. Im Vordergrund steht ein in Wellen verlaufendes abnormes Bedeutungsbewusstsein, eine typische Apophänie des Außenraumes. Erst nach fünf Monaten, nämlich am 6. Mai 1942, wandelt sich das Bild. Damals erkrankt er an einer schweren Angina mit peritonsillärem Ödem. Nach Abklingen des Fiebers erholt er sich nicht mehr, liegt ängstlich und gespannt im Bett und gibt bei der Exploration an: »... bin meines Lebens nicht sicher, Herr Oberarzt, es werden so Bemerkungen gemacht, ich höre sie dauernd, auch inwendig so Stimmen, Bemerkungen, die so inwendig aus mir herausgemacht werden, Männerstimmen von verschiedenen Leuten, die sich über mich unterhalten ... kann sie nicht wörtlich wiederholen.« Das sei erst zwei bis drei Tage so. Der Patient ist ratlos und irritiert und versinkt bald in schweren katatonen Stupor.

Wir sehen, dass durch Monate hindurch der Außenraum apophän verändert ist, dabei allerdings auch nur das Stadium 1 erreicht: diffuses Bedeutungsbewusstsein, wellenartig auftretend, ohne eigentliche Wahnwahrnehmung. Nach einem fieberhaften Infekt (Angina) wird plötzlich das Gesamtfeld, vor allem nun auch erst der Innenraum, befallen. Es treten Gedankenbeeinflussung und Stimmen in Form von Rede und Gegenrede auf. Es ist, wie wenn *eine Schranke plötzlich durchbrochen* worden wäre.

a) Die Eingebung

Nun aber kann sich umgekehrt die Störung auch vom Anfang an lediglich auf den Innenraum beschränken. Fälle dieser Art, bei denen bei völligem Unbetroffenbleiben des Außenraumes (– also niemals Wahnwahrnehmungen, abnormes Bedeutungsbewusstsein bezüglich der Menschen und Gegenstände, niemals der leiseste »Verfolgungswahn« –) die Apophänie lediglich den Raum des Vergegenwärtigten befällt, sind selten. Alles, was an Einfällen auftaucht, erscheint bei ihnen im Licht abnormer Bedeutung. So entsteht das Bild des Prophetenwahns, den Kleist und seine Schüler als »Eingebungspsychose« bezeichnet haben.

Wir geben im Nachstehenden einen solchen Fall wieder, den wir wegen seiner Bedeutsamkeit für die folgenden Überlegungen ausführlicher darstellen wollen:

Fall 53. Andreas F., geb. 1906.

(1) Vater Bäcker, Mutter starb 1937 an Zucker. Neun Geschwister seien alle gesund, zu Hause herrschte große Not. In der Schule gut gelernt, arbeitete zuerst in der Landwirtschaft, dann als Hausbursche in einem Jugendvereinshaus für christliche Jungmänner, war dann ein Dreivierteljahr Hausbursche in einem Kaufhaus, dann Kraftfahrer und Beifahrer, später Page in einem Spielklub, vorübergehend als Hilfscroupier, später Garderobier in einem Tanz- und Nachtlokal. Dort habe er aushilfsweise nachts auch mitservieren dürfen, wenn die Ober weg waren. Er gewann Freude an dem Fach, ersparte sich 500 Mark und ging auf Grund einer Annonce 1928 nach Nizza, um sich als Kellner auszubilden; lernte französisch, arbei-

tete sehr fleißig, machte auch Saisonarbeit im Sommer in Frankreich. Heiratete 1930 eine Französin. Er war damals ganz auf seinen Beruf eingestellt, wollte es zu etwas bringen.
(2) 1932 ging er nach England, um auch englisch zu lernen, eine Arbeitserlaubnis war schwer zu bekommen, fand anfangs keine Stellung; später in guten Lokalen, meist in Picadilly. Nach zwei Jahren war die Aufenthaltsgenehmigung abgelaufen, er hätte sie jedoch verlängern können und hatte sogar die Verlängerung schon in der Tasche, als er im Frühjahr 1934 »von einer seltsamen Unruhe getrieben«, nach Deutschland zurückkam. Er fühlte sich in England bedrückt und häufig unruhig.
(3) In Deutschland musste er wieder ganz von neuem anfangen, die Arbeitsverhältnisse waren schlecht, das Arbeitsamt wollte nichts von ihm wissen, da er so lange im Ausland war. Er arbeitete in untergeordneter Stellung, war arbeitslos, lief von Lokal zu Lokal, niemand wollte ihn anstellen. Erst langsam konnte er wieder Boden fassen. Er kam nach Baden-Baden, wo er in einem guten Hotel, später in Düsseldorf eine Stelle fand. In all diesen Jahren hatte er häufig ein Unruhegefühl, ohne dass er sagen könne, was es eigentlich war. Er interessierte sich für Politik aus den Zeitungen, machte aber sonst nichts mit, weil er als Kellner aus Zeitmangel einer Formation nicht angehören konnte.
(4) In Düsseldorf 1937 hatte er dann eines Abends folgendes Erlebnis: Er lag im Bett, die Frau schlief neben ihm; plötzlich zog es ihn hoch, er musste Licht machen und nach dem Bleistift greifen, um auf ein Papier einige Gedichtzeilen zu schreiben. Diese Zeilen wurden zu ganzen Gedichten, immer mehr und mehr musste er so hinschreiben, die Gedichte waren »feuriger und religiöser Art«, eine »neu geformte Weltanschauung«. Dies alles wiederholte sich nun Nacht für Nacht und steigerte sich immer mehr. Er kam mit dem Papier nicht aus, schrieb oft über die Seiten hinweg, sodass er sich selber eine große Papierrolle kaufte, an der er immer weiter schreiben konnte. Tagsüber arbeitete er, war oft sehr müde, musste aber gleichwohl diese seltsame »Prophezeiung« und Gedichte aufschreiben. Die Frau ärgerte sich oft über ihn und hieß ihn schlafen.
(5) Im Frühjahr 1938 in Würzburg; es war die Goebbelsrede am Vorabend des Einmarsches im Sudetengau. Er war furchtbar auf-

geregt und getrieben, als ob er dabei sein müsste, »um zu schlichten«. Es müsste ohne Krieg ausgehen: »Es war ein Kochen in mir, ein Temperament, wenn mir wer in den Weg gekommen wäre, ich hätte ihn umbringen müssen.« Irgendetwas sagte in ihm: Soll ich denn in ein Gefangenenlager springen und von dort aus sprechen? Es trieb ihn zu reden, doch wusste er zugleich, wenn er es tue, würde er nur als Geisteskranker angesehen werden. Er tat nichts anderes, als dass er in eine Polizeistube rannte und rief: »Ich glaube an Gott!« Man hielt ihn fest, ließ die Frau kommen, die ihn nach Hause holte. Es habe ihn eben so hingezogen. Er fühlte eine Gefahr für Deutschland, es trieb ihn vorwärts. Von da an sei er das Gefühl nicht los geworden, wenn er nicht rasch handele und mit allem, was er zu sagen habe, fertig werde, dann sei es eine Gefahr für Deutschland.

(6) Am folgenden Tag saß er gerade am Tisch, wollte sich ausziehen und waschen, da es seine freie Stunde war vor dem Mittagsservice. Als er so saß, wurde sein Blick zum Himmel hinausgezogen; da sah er eine gelbe Wolke, die plötzlich aus dem Himmel herauskam und sofort wieder in den Himmel hineinsprang, so schnell, wie ein Ball, den man gegen die Wand wirft und der wieder zurückprallt. Er wisse auch heute nicht, was es war; ein seltsames Erlebnis, eine rötlich-gelbe Wolke*. Seit er sein Horoskop kenne, denke er, es war der Mars, der rote Kampfplanet. Unmittelbar nach diesem Erlebnis musste er wieder schreiben: »Nationalisten, seid stark, wenn der Feind an Euch herantritt!« Dann kamen Prophezeiungen über Prophezeiungen, eine »richtige Offenbarung«.

(7) Er schrieb dann wieder jede Nacht, fügte seinen Lebenslauf ein, weil er meinte, die Dinge würden sonst gar nicht verständlich seien. Er litt ungeheuer unter diesen Eingebungen. Oft zitterte er im Innersten. Er glaubte, er könne nicht mehr, so erschöpft war er. »Es war so, wie wenn man ein Tier abschlachtet und es ist noch nicht tot, sondern verblutet und es wird vom Blute so geschüttelt und zuckt«, so war es mit ihm. Er ging bald danach zum Arzt, weil er

---

* Der Fall wurde von Steffen unter dem Titel: Initialer schizophrener Strukturwandel als Prophetenwahn 1942 als Dissertation in Marburg bearbeitet. Schon daraus ist zu entnehmen, dass die »Prophetie« noch vor der ersten Atombombe erfolgte.

ganz fertig war mit seiner Gesundheit, da er ja auch tagsüber ständig arbeitete. Auch in der Arbeit trieb es ihn voran, als wenn er die doppelte Arbeit leisten müsse. Wenn er abends am Diwan lag, hörte er mitunter einen merkwürdigen Peitschenknall, es waren vielleicht »die Elemente, die im Übergewölbe, im Himmel sind, die zusammenprallen, dass man das bis unten hören kann«. Dabei ging ein Zucken durch den Leib, wie von Elektrizität.

(8) Der Arzt schickte ihn nach Wörrishofen im November 1938, wo er vier Monate eine Wasserkur durchmachte, die ihm sehr gut bekam. Er kam wieder auf die Höhe. Er habe auch in W. geschrieben, sich jedoch dort dagegen gewehrt, und wurde dort auch nicht davon gestört. Er nahm danach die Arbeit jedoch nicht mehr auf, sondern wohnte in einem möblierten Zimmer, da seine Gesundheit nicht mehr in Ordnung war: »Da ich bemerkte, dass es meine unbedingte Bestimmung war, diese Prophezeiungen zu schreiben, habe ich mich hingegeben ...« In diesem halben Jahr in Würzburg, in dem er sich nicht arbeitsfähig fühlte, schrieb er ständig. Es wurde ihm alles in den Kopf direkt eingegeben, nicht, dass er etwa Stimmen gehört habe. Er hatte es einfach in sich. Oft wollte er einschlafen, aber es ging nicht. Er lag vormittags viel im Bett, ging nachmittags spazieren an die frische Luft.

(9) Oft sah er am Horizont so ein breites Leuchten, wenn er die Augen ganz aufriss. Abends schrieb er dann. Die Eingebungen bekamen immer mehr politischen Charakter, es war so, wie wenn er Deutschland in Schutz nehmen müsste. Er schrieb die Eingebungen ab, übertrug sie dann auch in die Schreibmaschine. Einmal schickte er die Sache an einen Verlag, bekam sie aber sofort wieder zurück. Erst im Laufe der Zeit wurde ihm selbst klar, dass es sich bei allem darum handele, dass eine Strafe gegen das jüdische Volk zu vollziehen sei auf dem Weg irgendeines Kampfes. Er wisse nicht, ob er diesen Kampf führen oder nur als Vermittler auftreten solle, der es weitergehe. Er selbst wollte lieber der Vermittler sein, da er sich zum Kämpfer nicht eigne. Manchmal stehe er in geistiger Beziehung zum Führer. Im Schlummer habe er manchmal das Gefühl, als ob er »mit dem Führer tränenden Auges« zusammengewesen sei. Er habe den Führer früher einmal schon gesehen, als er in Düsseldorf in dem Hotel, in dem er bediente, aß.

(10) Später wandte er sich an einen Verlag »Rom« in Lorch, der den astrologischen Kalender herausgab und ließ sich sein Horoskop anfertigen; das war Winter 1939. An diesen Verlag schickte er auch das ganze Manuskript. Er erhielt jedoch eine »ganz törichte Antwort« mit einer Warnung, mit seinem Manuskript Reklame zu machen. Der Führer wisse allein, was er zu tun habe. Es seien Fantastereien, mit denen er Acht geben sollte. Daraufhin ließ er die Versuche bleiben.
(11) Er verließ Würzburg im Frühjahr 1939 und ging nach Wiesbaden, um sich wieder eine Stellung zu suchen. Die Eingebungen hatten damals nachgelassen. Er wurde als Chefkellner in einem Hotel angestellt, wo er bis zum Ende der Saison arbeitete. Dann ging er auf den Petersberg. Die Erlebnisse nahmen immer mehr ab und er arbeitete nun an der Ausarbeitung eines Manuskriptes. Der Einmarsch im Protektorat hatte ihn wieder sehr mitgenommen.
(12) Es wurde ihm langsam klar, dass man die Sache so nicht veröffentlichen konnte, es hätte einen inneren Aufruhr gegeben, man hätte es nicht verstehen können, vielleicht hätte man ihn auch für geisteskrank erklärt. Es wäre ihm viel lieber gewesen, wenn er alles hätte niederlegen können und nicht damit betraut worden wäre. Manchmal träumte er davon, einen netten Posten zu haben oder noch lieber selbstständig zu sein, evtl. ein kleines Weinlokal zu besitzen und mit seiner Frau in Zufriedenheit zu leben.
(13) In Wiesbaden fingen aber bald die Erlebnisse wieder an. Es zog ihn ins Bett, wo er sich wie ein kleines Kind fühlte, schwach und zittrig. Wenn er die Augen zumachte, hatte er glückhafte Erscheinungen, er sah das Bild Jesu mit dem Kreuz, einmal auch mir den Kopf mit Palmkätzchen, einmal sah er einen Hahn auf der Mauer, es waren liebliche Bilder, die er schon tagsüber herbeisehnte. Manchmal hörte er auch Klopfzeichen. Mitunter wollte er diese Erlebnisse abschieben, aber das Gewissen sagte ihm: willst du das nicht tun?, so als ob es ein Unrecht wäre, wenn er sich davon drücken würde.
(14) Nun wurde ihm langsam klar, was alle seine Prophezeiungen und Schriften eigentlich bedeuteten: Es handelte sich um ein *Sendschreiben vom Herrgott* darüber, was zu geschehen habe, das ihm durch den heiligen Geist eingegeben wurde. Es war zur Verteidi-

gung des Glaubens. Alles habe ihn darauf hingetrieben, dass er es bis zum August 1940 fertig gestellt habe. Der Kriegsausbruch im Herbst 1939 habe ihn wohl auch aufgeregt, aber er spielte keine sonderliche Rolle. Er arbeitete später im Metropol, dann im Kurhaus, bis zur Einberufung zum Militär. Er wusste schon vorher, dass er eingezogen wurde. Eine Stimme sagte laut zu ihm: »27. August–September.« Jetzt wisse er, das bedeute die Zeit, wo er alles von sich geben sollte. Als die Einberufung kam, war er mit dem Sendschreiben fertig. Die Arbeit hatte ein Vierteljahr gedauert, es seien etwa 60 Schreibmaschinenblätter. Als er zum Militär eingezogen wurde, habe er ziemlich bald danach beim Stabsfeldwebel erklärt, dass er nicht mit Schusswaffen umgehen dürfe. Dieser habe ihn jedoch furchtbar zusammengestaucht und gesagt, dass er erschossen werde, wenn er so etwas noch einmal sage. Bei einem Ausmarsch habe er dann das »Sendschreiben« seinem Major übergeben. Dieser habe anscheinend schon Bescheid gewusst. Er berichtete auch seinem Hauptmann über eine aufregende Vision, die er gehabt habe; es war, als ob jemand von England herüber Kabeln legen würde mit einer flüssigen Brennstoffmasse. Der Hauptmann sagte ihm, er solle sich nur an ihn wenden, wenn er irgendetwas habe.

(15) Die Ausbildung wurde ihm schwer. Er wurde von den viel jüngeren Ausbildern oft heruntergemacht. Das tat ihm weh. Aber er biss sich durch. Endlich wurde die Truppe Ende September 1940 nach Frankreich verlegt. Auf dem Wege dahin machte er wiederholt den Dolmetscher, da er gut französisch sprach. Die ganze Fahrt hatte ihn furchtbar angestrengt; da schon die Ausbildung vorher oft über seine Kräfte ging. Als er in N. ankam, wurde er von Fieber geschüttelt und war völlig zusammengebrochen, konnte nicht mehr laufen. In ihm war ein Satz aus dem Sendschreiben ganz klar, den er auch nochmals niederschrieb: »England hat das Schwert niederzulegen und sich zu ergeben.« Dies sollte der englischen Geistlichkeit weitergeleitet werden, dann würden sie doch vielleicht das Volk dahin beeinflussen, die Waffen zu strecken. Er erinnerte sich auch, dass er einmal aus dem Radio plötzlich hörte, wie auf englisch gesagt wurde »Jesus Christus wird herabsteigen, wenn die Stunde gekommen sei«. Auf die Frage, ob er eigentlich selbst Christus sei, zögert er einen Augenblick und meint, er sei nur ein Apostel. Über Chris-

tus selbst wisse er nichts. Er wurde nun ins Lazarett gebracht und kam von dort zu uns.

(16) Augenblicklich habe er keine Eingebungen, nur ab und zu sehe er grelle Lichtzeichen, lange Streifen im Zimmer oder am Himmel, wenn er hochblicke, es seien lange Blitze, dann wieder rundes Feuer, manchmal auch schwarze Flecken, wie Gummibälle: »Für mich sind es die Elemente, die im Himmel miteinander kämpfen. Es sind dann Stunden, wo ich zittere, wegen der Wirkung, die auf mich ausgeübt wird. Diese Erscheinungen sind täglich, ich schaue sie nur so an, oft werden sie auch größer.«

(17) Es ist jetzt so, als müsse er warten der Dinge, die da kommen. Er fühle etwas über sich. Die Kameraden nannten ihn den »Heiligen« und verspotteten ihn auch. In St. Anna in Paris war ein anderer Kranker, der ihn ebenfalls stark verspottete. Er habe nun die Angst, dass Amerika in den Krieg eintritt. Dann müsste er unbedingt eintreten, England und Frankreich aufrufen, es würde dann Revolution geben, »denn man kann doch nicht immer Krieg führen, es kostet so viel Geld und friedlicher Handel und Wandel ist doch das, was man braucht«. Es ist ihm, als müsste er auftreten und Reden halten für den Frieden und die Freiheit, als müsste er den Führer vertreten. Er meine, wenn man den englischen Geistlichen das »Sendschreiben« vor die Augen halte, dann werden sie sich auf unsere Seite schlagen. Er ist sicher, dass, wenn der Friede geschlossen ist, er von seiner Aufgabe entbunden sei. Am liebsten möchte er dann sich in der Kunst betätigen. Er meine, jetzt beginne die Christenheit erst, wenn der Krieg zu Ende sei. Die 2000 Jahre seien doch keine Christenheit gewesen, man habe doch lauter Kriege geführt, Menschen getötet und ganz unchristlich gelebt. Er selbst sei nur ein Werkzeug. Sobald die Menschen in seiner Nähe seien, würden sie ruhiger und etwas spannend, so, als ob sie auf etwas warten würden: »alle Welt ist so, als ob alles auf etwas wartet«.

(18) Seit seiner Aufnahme ist in seinem Zustand keine Änderung eingetreten. Von seinen Erlebnissen merkt man ihm äußerlich nichts an. Er ist still, bescheiden, höflich und unterhält sich bei der Visite ganz normal. Haltung und Motorik sind recht natürlich und entspannt. Er fasst bald Zutrauen und erzählt dann offen von seinen inneren Offenbarungen. Mitunter hat er auch jetzt noch starke in-

nere Erlebnisse, die ihn erschüttern. Er bebt dann vor innerer Erregung, jammert und stöhnt vor sich hin, bewegt oft abwehrend die Hände, ist schweißbedeckt, spricht jedoch auch nach Abklingen derartiger Zustände nicht. Er hält sich für den, der Europa vor einer Katastrophe erretten kann und soll, trägt sich mit dem Gedanken, dem Erzbischof von Kön zu schreiben und ihn daran zu erinnern, die Pforten des Gotteshauses offen zu lassen, vom 1. bis zum letzten Hahnenschrei. Auch dem englischen Volk will er schreiben, es möge Einsicht haben und den Krieg aufgeben. Einen Ausgang benützt er dazu, einen der hiesigen Pfarrer aufzusuchen, mit dem er eine längere Aussprache hatte.

(19) Wir bringen einige ausgelesene »Richt- und Glaubenssprüche« aus einem großen Manuskript, das uns der Patient bald nach seiner Entlassung zur Verfügung stellte.

»Wahre Richt- und Glaubenssprüche«

Rein die Wahrheit, rein das Herz,
Lässt jeden Schmerz dir fern vom Herz.
Wie der Stein zum Edelstein umwandelt,
Soll der Mann zum Edelmann umwandeln.
Gehet gerechte Wege und tut eure Pflicht,
Mit Liebe und Freundlichkeit tut Gutes.
Neid, Hass, Rache, und Selbstsucht sowie Habgier
schaff von Dir.
Geist ist Geist und bleibt Geist.
Desto enger du mit deinem Geist zu Gott in
Verbindung stehst, desto stärker wallt sich deine
Kraft in Dir.
Gott, du Allmächtiger wir rufen Dich
in größter Not, immer heiliger hören wir deine
Glocken läuten, der Geist deines gekreuzigten
Sohnes ist in uns erwacht. »Heilig sei sein Name«
»Heilig sei sein Schwert«, das da ihm verliehen hast.
Amen.
Stehet fest im Glauben
Ohne Glauben ist der Mensch eine Null,
Ohne Glauben verliert der Mensch seine Wege.

Dreimal »Drei« Edle Worte

Wahrheit, Gerechtigkeit und Barmherzigkeit,
Arbeiten, Kämpfen und Siegen, Glauben, Selbsthilfe und Mut.
Mangelhafte Fähigkeit dient dir zu nichts.
Durch Worte entstehen Taten und durch Taten Worte.
Ich bin kein großer Mann, aber ein bedeutender.
Herrlich wäre Dein Lebensweg, wenn Du hättest,
was dein Herz begehrt.
Der seelig erregte Mensch ist mit Zärtlichkeit
und Liebe zu behandeln.
Der Mensch, der viele Pläne hat, weiß nicht, was er will,
er muss sich, um sein Ziel zu erreichen, erst selbst erziehen.
Die größte Macht, die der Mensch besitzt,
ist die Überwindung der Versuchung zum schlechten.

Der Geist des Menschen

Der Geist der Menschen gestaltet,
Erneut und modernisiert die Welt.
Gott aber gestaltet und stärkt den Geist der Menschen.

Es handelt sich somit um eine wohl sicher schizophrene Psychose, bei der nach einem langen Trema psychotische Erscheinungen auftraten. Es fand sich indessen niemals Beziehungswahn, Verfolgungswahn, keine Wahnwahrnehmung, kurz niemals Apophänie der Erlebnisse des Außenraumes. Daher konnte der Kranke auch die längste Zeit seinem Beruf nachgehen. Die Außenwelt, in der er lebte, war praktisch nicht verändert. Die Apophänie hatte lediglich die Innenerlebnisse ergriffen.
Begünstigt offenbar durch die Lockerung des gedanklichen Zusammenhanges in der Ermüdung vor dem Einschlafen, treten (wie bei jedermann in dieser Einschlafphase) freisteigende »Einfälle« auf. Diese nehmen nun eines Abends plötzlich die Eigenschaft der »abnormen Bedeutsamkeit« an. Sie erscheinen in einem völlig anderen Licht, in einen anderen Bedeutungszusammenhang gerückt, erhalten eine eigenartige *Tiefe.* Dieses Erlebnis überwältigt ihn. Um es sich richtig vergegenwärtigen zu können, muss man nach einem

Gleichnis greifen: Für den Kranken stellt es sich offenbar so dar, als hätte man bis dahin alles nur in zweidimensionaler, flächenhafter Erstreckung gesehen; nun gewinnt es plötzlich *eine dritte Dimension,* erscheint in räumlicher Tiefe. Der gleiche Einfall, der gleiche Satz, der bis dahin als eine mehr oder weniger banale Selbstverständlichkeit erschien, scheint in dieser Sicht auf einmal eine ungeahnte Tiefe zu besitzen: »Geist ist Geist und bleibt Geist« – scheint nur dem eine Banalität zu sein, dem diese Tiefendimension fehlt. Für den Kranken ist der Satz im Lichte der Apophänie offenbar eine Erleuchtung. Blättert man das Manuskript des Kranken durch, das in nächtelanger Arbeit von Monaten und Jahren geschaffen wurde, ist man erschüttert über die Banalität all dieser »Eingebungen«. Es ist in Wirklichkeit die Fülle frommer Bibelsprüche und Sentenzen, wie sie auch sonst dem schlichten, aber überaus rechtschaffenen Mann, der sich stets um Probleme der Lebensgestaltung auf christlicher Ebene bemühte, abends durch den Kopf gegangen sein mögen, nun in das Licht abnormer Bedeutung getaucht.

Zu dieser erleuchtenden *Tiefe* kommt nun noch das Erlebnis der *Eingebung*. Nicht er hat diese Gedanken gedacht, vielmehr werden sie ihm »eingegeben«, fallen von oben auf ihn herunter, werden ihm (wie er dann später rationalisiert) vom Herrgott als eine Art »Sendschreiben« übermittelt. Damit entsteht so etwas wie ein Auftragsbewusstsein.

Mit all dem präsentiert sich der Fall als ein echter *Prophet:* durch sein Sendungsbewusstsein verkündigt er Wahrheiten, die nicht er gedacht, sondern die er in »höherem Auftrag« weitergibt, Wahrheiten, von »ungeheurer Tiefe«, ohne dabei die geringsten Zeichen des Wahnes im üblichen Sinne des Wortes zu zeigen. Sehr deutlich drückt sich das Prophetenhafte auch in der Gestimmtheit aus, die er äußert: »Alle Welt ist so, als ob alles auf etwas wartete.«

In unserem Zusammenhang interessiert vor allem, dass die Apophänie sich offenbar streng auf die *inneren Erlebnisse* beschränken kann. Sie hat hier sogar nur einen Sektor der gedanklichen Produktion ergriffen. Denn seine Alltagsgedanken sind ja ebenfalls frei oder sagen wir genauer: kaum betroffen. Denn er hat auch nicht die typischen Erlebnisse der Gedankenausbreitung oder Gedankenkontrolle, wie wir sie im Folgenden eingehend besprechen werden. Viel-

mehr beschränkt sich die Apophänie auf jenen Sektor dieser Innenerlebnisse, den wir als *»Einfall«* bezeichnen, also auf jene freisteigenden Gebilde, namentlich im meditativen Bewusstsein, die auch der Gesunde von den »willkürlichen« Gedanken abzutrennen pflegt, indem er von dem *Gedanken* sagt: *»ich* denke ihn«, vom *Einfall* aber: *»er* fällt mir ein«. Die Gedanken, die er denkt, sind gleichfalls frei, nur das, was ihm (im Zustand der Ermüdung) »einfällt«, ist also Gegenstand der apophänen Veränderung. Es ist verständlich, dass mit dem Einsetzen der Apophänie die Inhalte sich ihm als »Eingebung« darstellen müssen. Wir können formulieren: *in der Apophänie verwandelt sich der Einfall in die Eingebung.*
Wir fanden in unserem ganzen Material nur noch einen weiteren Fall dieser Art, ein Zeichen, wie selten diese spezielle Form apophänen Erlebens ist.

Fall 26 war als Art.-Beobachter in schwerem Einsatz. Er begann, sich mit religiösen Problemen zu befassen, fragte sich, warum gerade er immer übrig bleibe, während viele Kameraden neben ihm fielen. Mehr und mehr geriet er in ein philosophisches Spintisieren und eines Tages wurde ihm erleuchtungsartig klar, er müsse alle seine Gedanken über das menschliche Seelenleben und das Verhältnis von Empfindungs-, Gefühls- und Willensleben als eine Art philosophisches System niederschreiben und dieses Schriftstück an den Führer weitergeben. Er sagte, es waren nicht eigentliche »Eingebungen«, aber er hatte das deutliche Empfinden vom »Walten einer höheren Macht«. Als er den sehr umfangreichen, etwa zehn Seiten umfassenden Brief an den Führer auf dem Dienstwege befördern lassen wollte, schickte man ihn auf Erholung in ein Nervenlazarett. In den verschiedenen Stationen, die er bis zu uns durchlief, kam es immer nur wegen seiner enormen Erregung zu Schwierigkeiten mit den Ärzten und Pflegern, ohne dass jemals echtes apophänes Wahnerleben im Außenraum beobachtet wurde. Der Zustand klang nach wenigen Wochen wieder ab.

Auch hier zeigt sich, nur in einer viel abgeschwächteren Weise, der gleiche Erlebnismodus, wie im vorigen Fall.
Manche Kranke haben auch bei ihren *Träumen,* bei denen es sich um den Tatbestand des »Einfalls« reinster Ausprägung handelt, das sichere Empfinden, sie würden ihnen eingegeben. So der folgende Fall:

> *Fall 102* berichtet, man schicke ihm so Träume. Er wisse genau, dass es nicht seine eigenen Träume seien, denn er habe nie geträumt: »Das weiß man, das spürt man, das ist ganz anders, ein Fremdkörper ist das, als wenn fremde Gefühle in den Körper eindringen wollen, das schwächt die Nerven, weil es ein Fremdkörper ist ... Man schläft, aber man spürt, wie das in den Körper hineindringt, so bleiern, so schwer, ist gerade, als wenn man ganz aus der Richtung gebracht werden soll.«

Die Beobachtung zeigt, wie eingreifend apophänes Traumerleben sein muss. Dabei ist allerdings wichtig, sich klarzumachen, dass wohl auch hier erst in der Reflexion, d. h. eben im Traumerinnern nach dem Erwachen das apophäne Erleben einsetzt. Auch der Gesunde kann über seine Träume ja nur in der reflektierenden Rückerinnerung etwas erfahren.

Viel häufiger ist es nun allerdings, dass im Augenblick, in dem die Apophänie den Innenraum ergreift, alles gleichzeitig in das Licht des abnormen Bedeutungsbewusstseins getaucht erscheint. Dann kommt es zu jenen charakteristischen Erlebnissen der Gedankenkontrolle und Gedankenausbreitung, deren Besprechung wir uns jetzt zuwenden wollen.

b) Die Gedankenausbreitung

Die klassischen Psychopathologen haben unter Führung von Jaspers vor Jahrzehnten ein so reiches phänomenologisches Beobachtungsmaterial zusammengetragen, dass dem späteren Sammler kaum mehr etwas zu tun blieb. Er vermochte neue Stücke dieser sorgfältigen Sammlung kaum mehr einzuverleiben. Aber die Phänomene wurden lediglich sorgfältig beschrieben und die besten Stücke, mit einer Etikette versehen, in den musealen Glaskästen der klassischen Psychopathologie aufgestellt. Man bemühte sich auch um eine formale Ordnung nach den damals geltenden Prinzipien der Assoziationspsychologie; dabei passierte es freilich, dass phänomenologisch eng Zusammengehöriges, wie etwa das Erlebnis der Gedankenausbreitung und dasjenige des Gedankenlautwerdens in ganz verschiedene Räume geriet, da es sich bei dem einen um eine Störung des *Denkens*, im anderen um eine solche der *Wahrnehmung* handele. Die Störung der »Denkfunktion« bildete nun aber ein gänzlich anderes Kapitel, als diejenige der »Wahrnehmungsfunktion«.

Man hat kaum jemals versucht, dem Phänomen als einem psychologischen Problem näher zu kommen. Immer sah man nur zwei Möglichkeiten vor sich: entweder diejenige einer Erklärung des Phänomens vom Somatischen her, etwa durch seine Rückführung auf die Hirnstruktur oder die andere eines seelischen Verständnisses im Sinne der verständlichen Zusammenhänge (JASPERS). Der erste Weg war mangels greifbarer Befunde der Hirnpathologie ebenso verschlossen, wie der zweite durch das Dogma der »Unverstehbarkeit« des Wahns. Die Konsequenz konnte nicht anders sein, als sie in der Tat gewesen ist; die Probleme blieben im Stadium einer subtilen Beschreibung stecken. Hierbei war allerdings nicht zu vermeiden, dass manche seltene Phänomene wegen ihrer Kuriosität eine viel eingehendere Beschreibung fanden als andere, unscheinbarere, die indessen viel größere Wichtigkeiten hatten. Bei rein sammelndem beschreibenden Vorgehen gibt es im Grunde kein »Wichtig« oder »Unwichtig«, sondern nur gleiche Wichtigkeiten. Die Begriffe des Wesentlichen oder Unwesentlichen stellen sich erst mit einem übergeordneten Gesichtspunkt ein.

Dies gilt nun in besonderem Maß dem jetzt zu besprechenden Phänomen der *Gedankenausbreitung.* Es gehört zu den allerhäufigsten schizophrenen Erlebnissen und man hat als phänomenologisch orientierter Psychiater unentwegt damit zu tun. JASPERS widmete dem Phänomen nur wenige Zeilen im Kapitel. Ichbewusstsein im Gegensatz zum Außen und fügt nur ein (nicht viel besagendes) Beispiel hierfür an. Wir sehen uns einige eigene Beispiele an:

Fall 11 nominiert einige Patienten, die seine Gedanken mithören könnten: »Die hören meine Gedanken mit und alles, was ich mache. Sie brauchen gar nicht erst zuzugucken, die sehen das so. Wie die Apparate sind, weiß ich nicht, das muss mit dem Licht in Verbindung sein, bin schon dauernd am Überlegen. Es ist sehr interessant.« Er selbst könne die Gedanken der anderen nicht hören. (Auf die Bitte, ein Beispiel zu geben): »Man wollte mir das Wort ›Generaloberst‹ so in den Kopf eingeben ... sie wiederholen alles und bringen mich auf Punkte, die in meinem Leben eine Rolle gespielt haben. Man will es jedenfalls so haben, gibt mir die Gedanken ein, dann spreche ich die Gedanken aus und dementsprechend wird es dann mitgehört ...«

Man sieht hieraus deutlich, wie eng hier die beiden Symptome der »eingegebenen« und »mitgehörten« Gedanken ist. Dies ist sicher der gewöhnliche Fall, während die Beschränkung der Apophänie auf die »Einfälle«, wie sie im vorigen Kapitel besprochen wurde, zu den seltenen Ausnahmen gehört. Weiter zeigt schon dieses Beispiel, wie hier die Störung unmerklich in ein »Gedankenlautwerden« übergeht. Der Patient berichtet nämlich weiter:

»Ich glaube, dass auch Sie meine Gedanken hören«; er merke es daran, dass man ›Kurzbestätigungen‹ mache: »Wenn ich irgendeinen Punkt angebe, dann wird dies bestätigt, es wird dann direkt gesagt, ›bestätigt‹.« Das schalte sich so ein. Ein anderes Mal meint er ganz verzweifelt: »Jeder Tropf, jedes A... hört meine Gedanken mit, alle Kerle, wie sie da sind, jeder kann sie mithören und dann sagt so einer, wenn er herauskommt, nur irgendein Wort und schon sind die wichtigsten militärischen Geheimnisse verraten.« (Patient lebt ganz einer Spionage-Thematik.)

»Als ich zur Poliklinik ging, wurden wir unterwegs sogar mitgehört. Auf der Lahnbrücke unten wurden die Gedanken nachgesprochen, sogar in der Wirtschaft hat es Gedankensprache gegeben. Man kann den Apparat jedenfalls überall hin aufstellen ...«

(Auf näheres Befragen): Er meine, dass der Referent alles, was er (Patient) denke, in Flüstersprache höre. Der Schall wäre sonst ja zu groß. »Sie hören alles haarscharf, aber ganz leise und da gibt es die Rückübertragung.« (Wo er dann alles, was er denke, leise vorgesprochen bekommt.) »Unten sitzt wahrscheinlich ein Offizier bei den Apparaten. Der sagt nur: stimmt, bestätigt – das ist irgendwie Überdruck, ist etwas stärker als mein Denken, ich werde *übertönt*, das ist das richtige Wort. Ganz kurze Worte können so eingeschoben werden, dann laufen meine Gedanken wieder weiter ...«

Fall 13 gibt an: Er habe den Eindruck, dass die anderen alle seine Gedanken erraten könnten. Er wisse es aber nicht sicher, man könne auch nicht sagen, woran er es merke. Man deute es ihm nur an, wenn er etwas denke, dann mache es ein anderer oder spreche wenigstens davon.

Fall 56 auf die Frage, warum er eigentlich hier sei: Das sei doch nur, damit er nichts verrate, er dürfe eben nichts sagen. Referent wüsste doch genau seine Gedanken. Alle, auch die da drin, wüssten seine Gedanken, aber sobald er das sage, sei es Verrat.

Ein anderes Mal »Das ist eine gewisse Gedankenübertragung. Die können meine Gedanken lesen.« (Alle?) »So ziemlich alle.« (Können Sie es auch?) »Ja, teilweise.« (Woran merken Sie es?) »Zum Beispiel ich tue jetzt was denken, da tun die anderen das schon ausführen, was ich denke.« (Denken Sie sich eine zweistellige Zahl!) Auf Befragen: Er sei fest überzeug dass Ref. die Zahl weiß. Wieso er das annehme, könne er nicht sagen.

Fall 2 beklagt sich, sein Herz sei offen, alle könnten seine Gedanken mithören. (Auf die Frage, wieso?) Sein Feldwebel sei Hellseher gewesen: »Der hatte mich so lange verflucht und verdammt, bis mein Herz aufging und durch meinen Segen, den ich in mir hatte, ging sein Herz zu und ich bin dadurch der Unglückliche ...«

Es handelt sich im letzten Fall um einen biederen ostpreußischen Bauernsohn, der diese Thematik von dem Feldwebel, der ihn so lange verflucht habe, bis sein Herz aufging, sodass alle seine Gedanken lesen könnten, bis zum Schlusse festhielt und darüber auch naive Briefe nach Hause schrieb. Es lässt sich daran die prägende *Ausgangssituation* unschwer ablesen: Der ewig fluchende Feldwebel des Kasernenhofes, der bei dem linkischen Burschen wahrscheinlich ein besonderes Donnerwetter losließ, war der aktuelle und dominierende, das Feld beherrschende Machtfaktor, die große Barriere, als die Apophänie einsetzte. Dass die Gedanken aus dem Herzen und nicht aus dem Gehirn kommen, entspricht einer naiven Anschauung, wofür leicht ethnologische Beispiele beizubringen wären.

Fall 7 gibt an, nachts habe er keinen Schlaf, man werde ja auch immerzu angerufen. »Meine Gedanken werden mir abgelesen vom Militär aus. Ich habe ja schon viele Originalberichte gelesen, so Kriegsbücher und andere. Wegen dem Gedankenablesen kommt man nicht zum Schlaf, man kann sich nicht einrichten.«

Hier wird erkennbar, wie im hypnagogen Zustand Gedankenlautwerden eintritt, das während des Tages völlig fehlte, und wie die ständig reflektierende Einstellung natürlich den Schlaf behindert.

Fall 36. Hier sei es auch so mit den Männern. Er könne etwas reden, ohne ein Wort zu sagen. Er denke bloß, und die Männer hier zeigen, dass sie seine Gedanken kennen. Er denke an zu Hause und ein anderer sagt etwas zu einem Dritten, sehe ihn aber gar nicht an und er komme dann mit seinen Gedanken und komme wieder auf etwas anderes, das weiß auch der andere und so gehe es weiter. »Aber wie es möglich ist, das weiß ich nicht ...«

Fall 91 bestätigt, das sei so Gedankenübertragung, »da hängen zehn Köpfe dran, wie bei mir auch«. Er merke ja, wie seine Gedanken gelenkt werden, das sei so ein Lenken und Kämmen im Kopf, man kann auch seine eigenen Gedanken fassen. Sobald der Apparat eingeschaltet werde, gehe es nicht mit richtigen Dingen zu, man kann weder schreiben noch sonst was. Dann beginnt der Schädel zu brummen, da dreht sich dann alles nach dieser Auffassung, die ihm eingeflößt werde. (Auf die Bitte, dies näher zu beschreiben): Dazu müsste der Apparat abgestellt werden. »Die Nacht über war es weg, da war ich wie neugeboren. Auch heute morgen ging es noch, dann aber fing es wieder an.«

Fall 108 (auf Befragen): Ja das sei möglich. Gedankenlesen muss es ja geben. Ich habe den Eindruck, dass man meine Gedanken ablesen kann. (Woran?) Wenn ich den Gedanken habe, z. B. jemanden unter den Arm zu nehmen, im gleichen Augenblick fasst ein anderer jemanden unter, wenn das einmal wäre, könnte es Zufall sein, es kommt ja vor, dass zwei Menschen zu gleicher Zeit den gleichen Gedanken haben. Aber wenn es 10–15-mal hintereinander ist, das kann kein Zufall sein. Dass die Gedanken kontrolliert und eingegeben werden, sei sicher nichts Krankhaftes, das liege ja nicht an ihm, sondern an den anderen. Das stehe für ihn ganz fest.

Die Protokolle lassen das Phänomen deutlich hervortreten. Dennoch ist es schwierig, sich zu vergegenwärtigen, wie es eigentlich erlebt wird. Der Kranke kann niemals klarmachen, woran er eigentlich diese Gedankenausbreitung merke. Die Erklärungen mit Hilfe von Koinzidenzen (vgl. die Fälle 13, 36, 56, 108) sind offenbar lediglich Erklärungsversuche. Die zufällige Koinzidenz zweier Sachverhalte geht ja in der Apophänie verloren. Immer entsteht die Note des Beabsichtigten. Derartig apophän erlebte Koinzidenzen haben für den Kranken etwas Frappierendes: ein banaler Gedanke (z. B. sich eine Zigarette anzuzünden) koindiziert zufällig mit derselben Handlung eines anderen. Im apophänen Lichte erscheint der Zusammenhang als nicht zufällig: die beiden Ereignisse treten zueinander in Beziehung, in eine Art Bedingungszusammenhang; dies ist die Wirkung der Apophänie.

Aber dies allein genügt nicht. Es dient dem Kranken nur als eine Art Bestätigung einer Veränderung seines Denkvollzuges, der auch unabhängig von diesen Bestätigungen erlebt wird. Dies ergeben mit Sicherheit die zahlreichen Experimente einfachster Art, die ich mit den Kranken anstellte (vgl. z. B. Fall 56). Lässt man den Kranken sich eine Zahl denken, dann hört man in diesen Fällen stets, sie wären überzeugt, man habe die Zahl mitgedacht bzw. mitgehört oder irgendwie abgelesen, man wüsste sie jedenfalls. Und dies gänzlich ohne irgendeinen koinzidenziellen Beweis.

Bleiben wir bei diesem kleinen Versuch und vergleichen wir ihn mit demjenigen auf S. 116, wo einem Kranken mit schwerer Wahnwahrnehmung eine Zahl vorgesagt wurde. Er war von Anfang an überzeugt, sie müsse etwas mit ihm zu tun haben und versuchte, durch Zerlegung irgendwie des Rätsels Lösung zu finden. Indem also die Zahl aufgefasst wird, indem sie als Figur aus dem Hintergrund abgehoben wird, ist die »Beziehung« sofort da, sie wird nicht abgeleitet oder erschlossen. Die Figur rückt sofort in eine Art Gestaltzusammenhang mit dem Ich. Darin besteht der apophäne Erlebnismodus.

Hier denkt er selbst die Zahl, sie wird als Figur nicht vor einem äußeren, sondern einem inneren Hintergrund abgehoben. Nun stellt sich, unmittelbar mit dem Figurwerden und ohne dass das erst erschlossen oder abgeleitet zu werden braucht, ein Gestaltzusammenhang zum Außen dar. Es ist offensichtlich das *gleiche Phänomen*, nur in umgekehrten Sinne. Ich und Welt stehen gewissermaßen in polarer Verbindung: auf der einen Seite kann nichts geändert werden, ohne dass dies nicht auch auf der anderen eine Änderung brächte.

Dies veranlasst uns, hier von der *Apophänie des inneren Raumes* zu sprechen. *Die Gedankenausbreitung ist danach also einfach die Kehrseite der Wahnwahrnehmung.* Wie die vom Welthintergrund abgehobene Figur unmittelbar einen Funktionszusammenhang mit dem Ich eingeht, so geht die vom gedanklichen Hintergrund abgehobene Figur einen solchen Funktionszusammenhang zur Welt ein.

Wie das Außen in eigenartiger Weise in das Innen hineinwirkt, so öffnet sich das Innen in ebenso eigenartiger Weise dem Außen. *Es sind nur zwei Seiten ein und desselben Vorgangs*, nämlich der Apophänie. Dem Offenbar-Sein (Offen-Sein) der Bedeutsamkeiten der Außenwelt entspricht ein Offen-Sein der Inhalte der inneren Welt. *Innere und äußere Welt beginnen zu kommunizieren. So* kommt es, dass der Gedanke in der Apophänie für jedermann offen liegt.

c) Das Gedankenlautwerden

Der unwillentlich empfangene Inhalt, der Einfall, erscheint, wie wir sahen, in der Apophänie als Eingebung. Damit erhält das Außen ein aktives Übergewicht. Bis dahin als ein »Herunterfallen« oder »Inmichhineinfallen« erlebt, wird er nun »eingegeben«, oft sogar »aufgezwungen« oder »in den Kopf hineingepresst«. Gerade umgekehrt bei der Gedankenausbreitung: Hier besteht normalerweise beim Denken das Bewusstsein der Aktivität, infolgedessen ist in der Apophänie das Außen ganz passiv: es hört einfach mit, liest ab. Das Innen ist also in eigentümlicher Weise *transparent* geworden. Diese *Transparenz ist die erste Stufe der Apophänie des Vergegenwärtigten.* Denken wir uns die Apophänie nun gesteigert, ähnlich wie wir dies bei der Erörterung der Wahnwahrnehmung besprachen. Dort erkannten wir, dass bei Steigerung dieses eigenartigen Gestaltwandels in der Apophänie ein neues Moment in Erscheinung trat: das Vordrängen der Wesenseigenschaften und eine Lockerung des Wahrnehmungszusammenhanges. Damit erst kam es zur Wahnwahrnehmung im engeren Sinne des Wortes. Diese spezifische Veränderung des Wahrnehmungsfeldes muss als eine Art *Entdifferenzierung* der Feldstruktur aufgefasst werden. Wir haben sie in gesetzlicherweise überall im Abbau der Hirnleistung gefunden, sowohl bei der Aphasie und Agnosie, wie auch im amnestischen Symptomenkomplex. Das Vordrängen von Wesenseigenschaften kann als eines der wichtigsten Zeichen der *Protopathie* – wie ich in Anlehnung an Head diese Abbaustufen im Gestaltwandel der Leistung genannt habe – angesehen werden. Es ist uns kein Zweifel, dass auch die *Wahnwahrnehmung* als eine, allerdings besondere Form eines *prothopatischen Leistungswandels* angesehen werden muss. Es handelt sich auch hier um Entdifferenzierung. Nun bieten sich bei der Untersuchung der Apophänie des Innenraumes Phänomene an, die in ganz analoger Weise, wie bei der Wahnwahrnehmung aufgefasst werden können. Es sind die »Stimmen«.

Dass das akustische Halluzinieren in engster Beziehung zum Phänomen der Gedankenausbreitung und der Gedankeneingebung steht, wurde wohl immer gesehen. Aber gleichwohl mussten die beiden Phänomene bei der üblichen Einteilung des psycho-pathologischen Stoffes an gänzlich verschiedenen Stellen abgehandelt werden: Die »Stimmen« werden gehört, also wahrgenommen, also handelt es sich um eine Wahrnehmungsstörung, die Gedankenausbreitung indessen betrifft das Denken und wird bei den Denkstörungen behandelt. Obwohl man geradezu in statu nascendi verfolgen kann, wie aus dem Erlebnis der Gedankenausbreitung das Gedankenlautwerden unmittelbar hervorwächst, wie *aus dem Erlebnis der eingegebenen Gedanken schließlich die vorgesprochenen »Stimmen«* werden, die Befehle oder Drohungen aussprechen, musste dieses offensichtlich Zusammengehörige, infolge eines falschen, nämlich einer alten und überholten Vermögenspsychologie entstammenden Ordnungsprinzips auseinander gerissen werden. Diese Fehler zu überwinden und damit das festgefahrene Schiff der psychopathologischen Forschung wieder flott zu machen, ist eines unserer wesentlichsten Anliegen.

Phänomenologisch sind die Unterschiede zwischen dem Erlebnis der Gedankenausbreitung und dem des Gedankenlautwerdens lediglich *Unterschiede des Grades.* Wenn eine bestimmte Entdifferenzierungsstufe erreicht wurde, dann nimmt der unsinnliche Gedanke wieder sinnliche Qualitäten auf. Wir verweisen auf phylo- und ontogenetische Erfahrungen, denen zufolge die Sinnlichkeit ein genetisches Primat besitzt (WERNER).

Wir wenden uns wieder einigen Beobachtungen zu:

Fall 61 beklagt sich ständig über das Mithören seiner Gedanken. Auch beim Schreiben und Lesen, jedes Mal werde mitgelesen, wenn er etwas lese. Es wird ihm daraufhin ein Text vorgelegt. Nach kurzem Draufblicken sieht er auf: »Haben Sie es gehört?« Im Augenblick, in dem er etwas zu lesen beginne, höre er es ganz leise in beiden Ohren vorgesprochen. Manchmal auch falsch oder auch richtig. Wenn er einen Roman lese, von Anfang bis Schluss, höre er immer das ewige Geflüster. Patient ist davon überzeugt, dass wenigstens einiges von diesen geflüsterten Worten auch von den anderen gehört werde. Als er sich eine dreistellige Zahl denken soll, gibt er an, auch diese so gehört zu haben, als wenn er sie sich denken sollte. (Soll sich eine europäische Hauptstadt denken). Nach einer kurzen Pause wird er gefragt, wie es war.) Er habe zuerst Paris, dann Berlin so zugeflüstert bekommen, es war aber mehr so ein Zuführen, so, wie wenn ihm gesagt würde, die denkst du doch noch, so eine Art Beeinflussung. Er habe sich aber dann Polen gedacht und gegen die Beeinflussung angekämpft, aber vielleicht sei er doch auch zu den Polen hingelenkt worden ...

Es sei schon in Kiel seinerzeit aufgetreten, das leise Flüstern in der Luft, als wenn so Vexierbilder gemacht werden in der Luft, »ich weiß ja auch nicht, was das ist, als wenn einer durch den Rundfunk etwas so durchgibt. Man geht dabei moralisch kaputt und wenn es so weitergeht, dann nehme ich mir einen Rechtsanwalt, man ist doch kein Verbrecher ...«. Ein anderes Mal berichtet er: Er sei gestern auf seinem Stuhl gesessen und habe auf das Fenster gesehen. Da habe er so ein Flüstern gehört: eins, zwei, drei, vier, als solle er die Fensterscheiben zählen. Als er nun wirklich zählte, hörte das Flüstern wieder auf. So sei es auch mit dem Lesen, wenn er einen Brief vor sich habe, dann werde ihm vorgeflüstert, allerdings nur, wenn er selbst die Augen auf den Text hefte. Wenn man den Text abdecke, dann höre es auf. Wenn er aber den Brief vor sich habe, dann lese er ihn nicht allein, sondern »die anderen« lesen ihn mit.

Diese letzte Beobachtung führt in den Mechanismus der Störung hinein. Man kann als ein dem Lesen Kundiger nicht auf einen Text blicken, ohne zu lesen, es sei denn, man ist mit den Gedanken woanders. Dennoch gibt es Unterschiede. Man kann auf den Text hingewendet absichtlich lesen wollen oder man kann im Schweifenlassen der Augen an einem Text hängen bleiben. Der Kranke hat nun eine leichte Leseschwäche, ist kein guter Leser und liest mühsam von Wort zu Wort. Diese konzentrative Spannung erhöht offenbar dieses Gedankenlautwerden.

Fall 102 berichtet über den Beginn seiner Störung. Er habe im Dezember 1942 bei der Truppe einem Feldwebe die Haare geschnitten, da er gelernter Friseur sei. Plötzlich im Schneiden habe er so

Flüstern gehört. Als er in den Spiegel sah, habe der Feldwebel gelächelt. Er hörte, wie dieser sagte, dass er (Patient) die Gedankenübertragung auch könne, dass er sich ebenso unterhalten könne. Es war so, als ob die Gedanken aus dem Kopf an der Haarschneidemaschine vorbei auf ihn zukämen, sie kamen förmlich aus dem Kopf heraus. Er sei nicht erschrocken, habe auch keineswegs Angst empfunden, sondern sei nur erstaunt gewesen, plötzlich die Gedanken des Feldwebels zu hören. Er habe es nicht als schlimm empfunden. »Erst etwa eine Woche später haben die angefangen, so zu wüten damit, haben das ausgenützt.« (Wer?) »Das lässt sich nicht bestimmen, vom Feldwebel ging es jedenfalls nicht aus, der schlief ganz woanders. Es müsste schon einer der Kameraden gewesen sein.« Er berichtet weiter: Die Gedankenübertragung finde nicht dauernd statt, es seien Gedankengespräche. Nicht nur, dass seine Gedanken ihm von den anderen übertragen würden, auch umgekehrt könne er seine Gedanken auf die anderen richten. Über Aufforderung denkt er sich eine dreistellige Zahl und ist fest überzeugt, dass Ref. sie wissen müsse, da er sie ihm auf gedanklichem Wege gesagt habe. Ein anderes Mal: Jeder Mensch könne ihm die Gedanken übertragen. Er versuche manchmal sich dagegen zu wehren, da er darunter leide. Aber dann versuche man durch Druck, seine Gedanken auszuwischen. Seine eigenen und fremde Gedanken seien da durcheinander. Wenn der Druck zu stark sei, müsste er nachgeben, dann behielten die anderen die Oberhand. Diese Kopfsprache sei ständig da und gehe von den anderen Kameraden aus. Die Gedanken seien politischer Art oder ganz banale Alltagsgedanken. Auch geschlechtliche waren viel dabei. Man würde sie mehr mit dem Gehirn aufnehmen, nicht mit den Ohren hören.

Hier befinden wir uns gewissermaßen an der Grenze zwischen dem Denken und dem Hören. Es ist ein buntes Durcheinander von eingegebenen und selbst gedachten Gedanken, die gerade noch nicht wirklich gehört, aber doch schon irgendwie sinnlich aufgenommen werden.

Fall 11 gibt an: »Im Augenblick wo ich etwas denke, spricht ein anderer die Gedanken aus. Es sind etwa acht bis zehn Leute, die das können.« Er schreibe etwa einen Brief und suche nach einem Wort und im Augenblick, in dem er überlege, höre er plötzlich das Wort vorgesprochen. Das werde ganz leise gesagt. Einige Zeit später berichtet er rückblickend: »Wenn ich einen Brief schrieb, sagte er (ein bestimmter Patient) mir jedes Wort vor. Ich habe alles satzweis vorausgehört. Er bestimmte auch die Satzbildung, es war nicht direkt laut zu hören, sondern Flüsterton. Es kann doch keinen Apparat geben, wo man sieht, was einer schreibt. Das muss durch die Gedanken gehen, Sie hören meine Gedanken mit, laufend. Das merke ich an verschiedenen Wörtern.« Diese Beobachtung sei fürchterlich: »Was ich lese wird mitgesprochen, ich höre es ja ganz genau, in der Veranda draußen wird es wiederholt.« Als ihm versuchsweise ein Text vorgelegt wird, ist er ganz überzeugt, dass der Ref. mitgehört habe. Er habe das an den Augen gemerkt. »An den Gesichtszügen sehe ich es, dass meine Gedanken gehört werden.« Es wird auch umgewechselt, der eine tritt es an den anderen ab, übernimmt dann das Mithören.

Er habe, um sich Klarheit zu verschaffen, einen Versuch gemacht. Er schrieb einen Brief an seine Braut, vier Zeilen richtig, die fünfte Zeile habe er absichtlich falsch geschrieben; anstatt »ganz« schrieb er »kannst«, wodurch die Satzbildung in Unordnung geriet. Da hörte er, wie die Leute sagten: »Das geht nicht, das musst du umändern.« Sie konnten aber die Schrift nicht sehen, denn sie saßen draußen auf der Veranda, konnten also nur mitdenken. Auch wenn er an die Braut denke, werde alles kontrolliert.

Auch hier wieder zeigt sich die Untrennbarkeit des Erlebnisses des Mithörens von dem des Gedankenlautwerdens. Auffällig ist, dass so häufig der Kranke versucht, das Erlebnis am Lesen zu exemplifizieren. Hier scheint eine Prädilektionsstelle für das Phänomen zu sein. Es mag damit zusammenhängen, dass für einfache Menschen das Lesen eine besondere Konzentration beansprucht.

Fall 60 berichtet, dass schon jahrelang bei ihm das Gefühl bestehe, beobachtet zu werden (etwa seit 1936). Es habe auch niemals aufgehört, doch habe er mit niemand darüber gesprochen. Er sei im Jahre 1937 als Flugzeugführer ausgebildet worden, wurde 1938 wieder eingezogen, machte alle seine Scheine, kam 1939 zur weiteren Ausbildung nach D., wurde auf andere Maschinen umgeschult, erwarb das Flugzeugführerabzeichen, kam schließlich zum Stammflugzeugpersonal, musste Maschinen einfliegen und häufig höhere

Offiziere nach verschiedenen Richtungen transportieren. Während dieser ganzen Zeit habe er ununterbrochen Stimmen gehört. Wenn er überhaupt irgendetwas tue, eine Zigarette rauche oder esse, dann heiße es: jetzt raucht er, oder: jetzt isst er oder: jetzt steckt er sich gleich eine Zigarette an. Diese Bemerkungen werden aber nie in dem Zimmer gemacht, in dem er sich aufhalte, sondern im Nebenzimmer. Manchmal wolle er dann gerade das Gegenteil von dem machen, was er eigentlich tun wollte. So steckte er dann die Zigarette wieder weg, die er sich gerade anstecken wollte. Dann aber heiße es sofort: Jetzt steckt er sie wieder weg, jetzt macht er das Gegenteil von dem, was er tun wollte. Er wisse auch nicht, was eigentlich gespielt werde. Er habe immer den Eindruck, dass seine Gedanken kontrolliert würden. Es gäbe doch Momente, wo man an nichts denke, dann heiße es gleich: jetzt denkt er an nichts. Er höre das so durch, es seien sicher nicht seine eigenen Gedanken, man höre sie immer so draußen, im Nebenzimmer. In einem Lokal in Gießen sei es ihm ganz schlimm aufgefallen. Es wurde gesagt, der tut alles, was man ihm vorsagt. Deshalb habe er das Gegenteil von allem gemacht. Er hatte damals den Eindruck, es sei von einem bestimmten Menschen ausgegangen, der einige Tische weiter saß. Auch im Flugzeug habe er es gehört, auch wenn er ganz allein drin saß. Es hieß: jetzt verliert er die Höhe oder jetzt behält er die Höhe: »Ich weiß wirklich nicht, wie das möglich ist, ich war ganz allein, ich begreife das nicht …« Er setzt hinzu, er habe das mit dem Halten der Höhe, wenn er allein flog, nicht so genau genommen. Man müsste es freilich genau nehmen, deshalb war die Bemerkung an sich berechtigt.

Wir gaben die Protokolle in etwas größerer Ausführlichkeit, weil erst die eingehende Selbst-Darstellung dieser überaus ähnlichen Erlebnisweisen das Wesentliche klar hervortreten lässt. Wesentlich ist nun, wie wir glauben, die Einsicht, dass diese Art des »Halluzinierens« genetisch unmittelbar aus dem Denken hervorwächst, dass sie nichts anderes ist, als eine Art sinnliches Denken, zugleich aber auch eine seltsame Entfremdung von seinen eigenen Denkinhalten. Es entwickelt sich langsam aus einem eigenartigen Transparentwerden des Inneren, das mit dem Draußen in Kommunikation zu treten beginnt, das Lautwerden der Gedanken, das also nur eine *höhere Stufe* dieser Transparenz und Kommunikation ist.

Nun zeigt gerade das letzte Beispiel dieser das Tun begleitenden »Stimmen«, in wie enger Beziehung diese Erlebnisform mit der *reflektierenden Einstellung* steht. Denn was der Kranke hier schildert, ist im Grunde nichts anderes, als die fortwährende Reflexion: er selbst sieht sich offenbar bei allen seinen Verrichtungen zu, begleitet sein Tun mit dieser befremdlich beständigen »Rückwendung«; es ist ein weiteres Zeichen dessen, was wir als *Anastrophé* bezeichnet haben, also jenes »Reflexionskrampfes«, der jede Apophänie begleitet.

Wir wollen nicht eigens auf ein weiteres hierher gehörendes Symptom eingehen, das in der klassischen Psychopathologie eine überwertete Rolle spielt, das *Gedankenabreißen.* Viele unserer Patienten klagten auch darüber. Man hatte den Eindruck, dass es einmal lediglich jenes auch normalpsychologisch bekannte Phänomen des *Fadenverlierens* in apophäner Beleuchtung ist; bei schwererer Ausprägung aber möchte man an eigenartige Leerezustände, eine Art Stehenbleiben der sonst ständig weiterfließenden Gedankenproduktion denken, die gleichfalls apophän erlebt werden.

Die Mannigfaltigkeit aller dieser Erscheinungen hat endlich auch ihren Grund in der Mannigfaltigkeit der individuellen Denktypen. Jeder Mensch führt Selbstgespräche, dies aber in sehr unterschiedlicher Weise. Manche Menschen sprechen sich mit Du an. Sie erzählen etwa: »Da dachte ich, du gehst doch besser den anderen Weg ...« Andere wieder bestreiten diese Form des Verkehrs mit sich selbst und geben an, die Ich-Form nie, auch in oberflächlichen Auseinandersetzungen mit sich selbst, zu verlassen. Andere wieder sprechen ihren fiktiven Gesprächspartner im Selbstgespräch mit Sie an, andere neigen zu einer Pluralisierung und verwenden die Wir-Form. Viele haben die Angewohnheit, alles ihnen Begegnende sprachlich zu formulieren, andere müssen es zählen, wieder andere neigen zu spielerischen Wortzerlegungen und anderen Wortspielereien, bei manchen wird das Denken überhaupt nicht sprachlich, sondern bleibt in einer vorsprachlichen Bildform, andere denken in vollendet ausgeformten druckfertigen Sätzen. Von vielen dieser individuellen Verschiedenheiten wird Auftreten und Form der »Stimmen« abhängen, sofern der Betreffende schizophren werden sollte.

8. Das Denkgefüge

Die Störungen des schizophrenen Denkens spielen in der klassischen Psychopathologie und auch in der Psychiatrie eine sehr große Rolle. Es ist sicher eines der schwierigsten Probleme und wir können anhand unseres Materials, das ja praktisch nur erste und frische Schübe enthält, zu diesem bedeutsamen Problem nicht viel beitragen, weil es nicht eine Seite des Wahnproblems, sondern des schizophrenen Residualzustandes ist. Um uns aber nicht dem Vorwurf der Einseitigkeit auszusetzen, würden wir es ganz überspringen, möchten wir wenigstens zwei Beispiele kurz analysieren, die wir unserem Material entnehmen. Wir glauben freilich, dass die schizophrene Denkstörung sehr wohl dem Versuch einer Gestaltanalyse unterzogen werden könnte und sollte. Zunächst eine kurze Beobachtung über das Phänomen der »Anspielungen«, die ja immer auf eine gewisse Verarbeitung von Wahnwahrnehmungen zurückzuführen sein dürften.

Fall 54 erklärte einmal, man machte Anspielungen und Andeutungen, dass er zwei uneheliche Kinder von fünf Monaten habe. Aber das sei doch Unsinn, und stimme nicht. Man habe es nicht direkt gesagt, aber eben hinten herum so angedeutet.

Wir machten den Versuch, herauszubringen, worauf diese »Anspielung« zurückzuführen war. Durch sehr viel mühevolles Ausfragen, das im Einzelnen hier übergangen sei, ergab sich Folgendes:

Bei der Visite am Tag vorher – die Patienten standen bei der Visite in einer Reihe aufgestellt, wie es beim Militär üblich ist – war ein Kranker, bevor die Visite den Patienten erreichte, danach gefragt worden, wie viele Kinder er habe, worauf er die Antwort gab, ein Kind von fünf Monaten. Einer der nächsten Patienten, ein debiler Epileptiker, wurde gefragt, wie viel 2 mal 5 sei. Die erste Frage nach den Kindern bezog unser Patient im Lichte seiner Apophänie auf sich. Es war, wie wenn man ihn – auf Umwegen – nach der Zahl *seiner* Kinder gefragt hätte. Die Frage klang noch weiter, als beim nächsten Kranken die Frage: Wie viel ist 2 mal 5? auftauchte. Nun erschien auch sie im apophänen Licht, auf ihn bezogen, zugleich aber auch rückbezogen auf die vorige Frage. Dort hatte der Patient von einem Kind von fünf Monaten erzählt. Das 2 mal 5 interferier-

te offenbar mit der vorigen Frage zu der »Anspielung« auf zwei Kinder zu fünf Monaten. Die Unehelichkeit entnahm er vermutlich dem »Hintenherum« des Fragers. Es lässt sich daraus entnehmen, wie in der Apophänie unentwegt solche Bezüge auftauchen, eine Zeit lang verarbeitet werden, wieder ad acta gelegt werden, um neuen Rätselfragen dieser Art Platz zu machen. Gleichzeitig aber zeigt das Beispiel eine gewisse Art von »Agglutination«. Dinge in seinem Felde, die sachlich nichts miteinander zu tun haben, als dass sie eben zufällig aufeinander folgen, verschmelzen miteinander, treten in Interferenz, bilden ein Ganzes. Dies gibt, wie wir glauben, die Grundlage ab für jene seltsame *agglutinierende Denkform*, wie wir sie dann in den Fällen schwerer Denkstörung finden.
Ein sehr aufschlussreiches Beispiel dieser Art gibt der folgende Fall, dessen schizophrene Erkrankung lange Zeit bei der Truppe nicht erkannt worden war. Selbst bei einer kurzen Beobachtung in einem Tübinger Nervenlazarett dachte man lediglich an eine psychopathische Entwicklung einer querulatorischen Persönlichkeit. Erst in einem Gerichtsverfahren, das gegen ihn lief, wegen einer Beschwerdeschrift, die er abgefasst hatte, kam er in unser Lazarett.

Fall 46[*]. War bei der Truppe zunächst durch eine Reihe von Verstößen gegen die Disziplin aufgefallen, bekam zahlreiche Arreststrafen, schließlich wurde er in eine Sonderabteilung versetzt, wo er sich gut führte. Kam danach in ein Bau-Batl., wo er wegen Nichtbeförderung schließlich eine 140 Seiten lange Beschwerdeschrift einreichte. Sein Gedankengang war etwa der Folgende: Zahlreiche seiner Arreststrafen seien schon zu Unrecht erfolgt. Auch habe man ihn ursprünglich in der Küche verwenden wollen, ihm dabei auch in Aussicht gestellt, ihn zum Feldkoch auszubilden. Er wäre dann in eine Planstelle gekommen und hätte dadurch Beförderungsmöglichkeit gehabt. Auf Grund einer neueren Verfügung sei er dann als kv. zur Truppe, nämlich zu den Pionieren nach Hann.-Münden gekommen. Auch dort sei er zunächst in der Küche beschäftigt gewesen, dann aber vom Kommandeur zur Kompanie zurückversetzt worden. Dagegen erhebe er Einspruch und wolle damit überhaupt seine

---

* Inaugural-Diss., Müller, R., Querulantenwahn, psychopathische Entwicklung oder schizophrener Prozess. Marburg 1944.

ganze Sache nochmals »aufrollen«, da er auch schon seine Versetzung in die Sonderabteilung als eine Verletzung seiner Ehre ansehe. Die Beschwerdeschrift stellt diesen Hergang nun nicht etwa in dieser Weise dar, vielmehr ist es unmöglich, daraus klug zu werden, sodass ein beliebiger Ausschnitt daraus für den gesamten Inhalt der 140 Seiten repräsentativ ist. Ein solcher Ausschnitt lautet etwa: (Die in Klammern eingesetzten Ziffern stammen vom Ref., um eine »Übersetzung« zu ermöglichen.) »Der eine Weg: (1) Prüfung meiner Angaben der zu Unrecht bestehenden Versetzung zur Sonderabteilung vom 11.2.1942 (2) was die Dienstgradherabsetzung zur Folge hatte, durch die 4. M.G.K. 36 Friedberg (3), wo ich kaum vier Wochen diente, (4) welche dies nach Kassel beantragt, (5) lediglich auf Grund einer Kann-Bestimmung des OKH (6) in meinem Falle nicht anwendbar. (7) erwiesen anhand außergewöhnlicher Unterlagen seitens meines aktiven Regiments 81, der Nervenabteilung in Tübingen sowie der Entscheidung der 15. Div. (8) gegen eine Anwendung der Kann-Bestimmung des OKH (9) aufgrund solcher Bestrafungen (10) wie sie diese in ihrem wahren Charakter infolge meiner damaligen Beschwerden, (12) konnte, (11) jedoch nicht zur Sonderabteilung versetzt wurde, sondern in die Nervenabteilung nach Tübingen kam am 5. Sept. 1940 wegen seelischer Gemütserkrankung, die sich auf die Nerven auswirkt, (13) was im Zusammenhang stand, mit dem zu Unrecht bestehenden Bestrafungen, die ohne jede vorherige Vernehmung erfolgte. (14) Nachdem das Pz. Pion. Ers. Batl. 29 Ausbildungs-Batl. unterrichtet anhand obiger Unterlagen, dass die Versetzung zur Sonderabteilung vom 11. Febr. 1942, was die Dienstgradherabsetzung zur Folge hatte (16), zu Unrecht besteht, (15) wird sich ja, wie sich die Anordnung vom 18. Sept. 1942 des Pz. Pion. Ers. Batl. 29 Ausbildungs-Batl. ergeben, gemäß der besonderen Anordnung der Dienststelle Langensalza in meiner Sache, (17) welche in völliger Kenntnis des wahren Charakters meiner Papiere, (18) mir einen Weg gebend, das die endgültige Wiederherstellung meiner Ehre und Rechte in sich schließt. (19) Nach den Grundlagen des Nationalsozialismus, Rechte denen Pflichten vorangingen ...«

Die klassische Psychiatrie hat zahlreiche solcher Beispiele in ihre Lehrbücher aufgenommen, als Zeichen für das zerfahrene, alogische, konfuse Denken in der Schizophrenie. Wir haben nun versucht, was freilich nur durch lange Gespräche mit dem Kranken möglich war, den Gedankengang dieser Stelle in eine verständliche Sprache zu übersetzen, jedoch möglichst unter Beibehaltung der Formulierung des Patienten. Diese Übersetzung lautet: (Die von dem Patienten ausgelassenen Satzteile stehen in Klammern): Der eine Weg (1) (besteht in der) Prüfung meiner Angaben (über die) zu Unrecht (erfolgte) Versetzung zur Sonderabteilung vom 11. Febr. 1942 (2); (diese hatte) die Dienstgradherabsetzung zur Folge, (die) durch die 4. M.G.K. 36 Friedberg (ausgesprochen wurde) (3), (obwohl ich dort) kaum vier Wochen diente, (sodass man mich ja dort gar nicht kannte) (4); (diese Einheit) beantragte (gleichwohl) in Kassel (die Versetzung), (5) lediglich auf Grund einer Kann-Bestimmung des OKH (6); (diese ist aber) in meinem Fall nicht anwendbar (7)! (dies habe ich) nachgewiesen anhand außergewöhnlicher Unterlagen (durch) mein aktives Regiment 81, (ferner durch) die Nervenabteilung Tübingen, (und endlich durch) die Entscheidung der 15. Div. (8); (alle diese Unterlagen sprechen) gegen eine Anwendung der Kann-Bestimmung des OKH (9), (denn) aufgrund solcher Bestrafungen (10) konnte ich (11) (zwar damals versetzt werden), wurde aber nicht zur Sonderabteilung versetzt, (weil man sie) in ihrem wahren Charakter (erkannte) – (der wahre Charakter war nämlich) meine Beschwerde (12) –, sondern (ich kam damals) in die Nervenabteilung nach Tübingen am 5. Sept. 1950 wegen seelischer Gemütserkrankung, die sich auf den Nerven auswirkte (13). (Diese Erkrankung) stand in Zusammenhang mit den zu Unrecht (ausgesprochenen Bestrafungen, die ohne jede vorherige Vernehmung erfolgt (sind) (14); das Pz. Pion. Btl. (wurde von mir durch die angeführten) Unterlagen unterrichtet, dass die Versetzung zur Sonderabteilung am 11.2.42 zu Unrecht (erfolgte) (15) – (diese Versetzung) hatte (übrigens auch) die Dienstgradherabsetzung zur Folge (16) – (die Einheit hatte eine) meine Sache (betreffende) besondere Anordnung der Dienststelle Langensalza (17), (die) den wahren Charakter meiner Papiere (kennt) (18) erhalten, (um) mir einen Weg zu geben, (der) die endgültige Wiederherstellung meiner Ehre und Rechte (19) (ermöglicht); nach dem (Grundsatz) des Nationalsozialismus: Rechte, denen Pflichten vorangingen ...

Die *Tatsache der Übersetzbarkeit* ergibt somit, dass die einzelnen gedanklichen Motive als solche sinnvoll sind und auch in der Abfolge eine gewisse sinngemäße Kontinuität aufweisen. Wenn man die Vorgeschichte kennt, versteht man, worauf die Sätze sich beziehen. Aber in der sprachlichen Formulierung der Gedanken fehlt jede klare Durchgestaltung. Die einzelnen Motive setzen sich nicht gegeneinander ab, gliedern sich nicht durch, es fehlt jede Zentrierung, wie sie sich im Satzgefüge in der richtigen Wahl von Haupt- und Nebensätzen kundgibt. Die sprachliche Formulierung der einzelnen Motive ist ein vages, unklar konturiertes, binnen-diffuses Gebilde, die Glieder hängen lose aneinander, ohne sich zu einem Ganzen zu fügen, es gibt keinen Anfang und kein Ende, keine Zäsuren, Abschlüsse oder Absätze. Wenn einmal ein Punkt gemacht wird, so ist es ganz zufällig, er könnte ebenso gut an einer beliebigen anderen Stelle stehen. Zu dieser »paralogischen« Denkstörung gehören auch gewisse Stereotypien, Formelbildungen und ungenaue Verwendung gewisser Ausdrücke. So findet sich im Schriftstück auf den ersten zehn Seiten etwa 24-mal der Ausdruck »zur endgültigen Wiederherstellung meiner Ehre und Rechte«, auf den ersten fünf Seiten findet sich elfmal der Ausdruck »der mir aufgezwungene äußerste Weg der Beschwerdeführung«, oder es finden sich zahlreiche ungenaue Verwendungen von Ausdrücken wie in: »Der andere Weg, den ich allein vereinbaren kann, als Soldat ...« Der Patient will offenbar sagen: »Der Weg, der sieh mit meiner Eigenschaft als Soldat vereinbaren lässt ... oder: der Weg, den ich allein verantworten kann als Soldat ... Überall lässt sich deutlich erkennen, dass der Gedanke nicht zu einer klaren Ausformung in der Sprache gelangt, sondern vorzeitig, in einem unreifen Stadium stecken bleibt und mit dem folgenden Gedanken agglutiniert. Ein Motiv reiht sich an das nächste, keines ist völlig durchgereift, sondern bleibt unklar und verschwommen. So erhält das Ganze jenen überaus charakteristischen Sprachstil, den wir aus vielen schizophrenen Dokumenten kennen. Eine genaue Analyse dieser Störung würde aber den hier gesteckten Rahmen einer Erlebnisanalyse schizophrenen Erlebens im frischen schizophrenen Schub überschreiten.

9. Die Körpersensationen

Es ist nahe liegend, die Phänomene, die der Kranke so oft in der Leibsphäre erlebt, ebenfalls im Sinne der Apophänie zu deuten. Hier liegt indessen eine Schwierigkeit. Die Überzeugung des Kranken, all diese Sensationen würden ihm »gemacht«, ließe sich leicht in den Kreis anderer Phänomene dieser Art einordnen. Aber woher kommen die Sensationen als solche? Woher kommt etwa das Stromgefühl, das nahezu jeder Kranke offenbar erlebt? Woher kommt die Giftwirkung, die die Kranken so häufig an ihrem Leibe spüren? Das Problem hat sich, wie man sieht, umgekehrt. Unter dem Gesichtspunkt der Apophänie ordnet sich das Erlebnis des »Gemachten« ohne weiter in den Kreis ähnlicher Phänomene ein, es wird damit »verständlich«. Aber unerklärlich bleibt die Gefühlsgrundlage. Leidet der Patient an Parästhesien? Woher kommen diese?
Man erzählt, ein älterer Psychiater habe einmal in der Tat das Bett eines Kranken unter elektrischen Strom gesetzt. Er soll von dem Kranken ausgelacht worden sein, dass dieses mit dem »elektrischen Strom« etwas zu tun haben solle, den er dauernd spüre. Noch am einfachsten zu deuten sind die sexuellen Beeinflussungen.

> *Fall 61* gibt an, auch wenn er tagsüber bei einem Mädchen sitze und gar nichts »Schlechtes« denke, *plötzlich spüre er den Strom* an seinem Geschlechtsteil. Das werde steif und das werde alles gemacht ... »Die können das alles so machen, auch die Gefühle so ganz fein einstellen ...« Seit 1939 habe er fast jede Nacht diese Belästigungen, keine Nacht sei mehr frei gewesen, sogar wie er verwundet war ...

Die Beobachtung zeigt, dass von »Strom« gesprochen wird, wo sich ein durchaus physiologischer Vorgang abspielt: die Erektion. Dies gibt einen Hinweis darauf, dass *»Strom«* in der Sprache des Kranken in der Tat *einfach das am Körper »Gemachte« schlechthin zu* meinen scheint.

> *Fall 31* berichtet: nachts vom Umblättern des Buches vom Nachtpfleger sei so ein »Strom« zu seinem Bett hinübergegangen, vielleicht unter dem Fußboden. »Das ging durch den ganzen Körper, so ein Stoß, hat auf den Nerven weh getan ...«

Auch diese Beobachtung macht klar, dass »Parästhesien« im üblichen neurologischen Sinn offenbar *nicht* bestehen. Das Umblättern des Buches war in der Stille der Nacht das einzige Geräusch, überhaupt der einzige Sinnesreiz. Es hob sich als profilierte Figur von dem fast leeren Sinnesfeld ab. Auch der sensible Normale könnte etwa sagen: das Umblättern stach heraus, das Rascheln des Papiers tat mir weh. Dieses körperliche Empfinden eines herausgehobenen akustischen Sinnesreizes im leeren Feld erscheint in der Apophänie bei unserem Kranken als »Strom«, der ihn mit dem Reizort verbindet. Wieder ein Beweis, dass Parästhesien im neurologischen Sinne hier sicher keine Rolle spielen.

Fall 89 fuhr auf Urlaub, da er durch ein mehrwöchentliches Trema – als Depressionszustand gedeutet – bei der Truppe aufgefallen war. Auf der Eisenbahnfahrt hatte er plötzlich das sichere Gefühl, als wäre Gift in den Kleidern, »als ob flüssiges Gas auf mich gefallen wäre«. Er lief panikartig in die Toilette des Waggons, zog sich dort nackt aus, sah die Kleider nach, ohne etwas zu finden und wickelte sich in einen Gardinenstoff, der sich in einem Paket befand, das ihm ein Kamerad für seine Frau mitgegeben hatte. Durch unvorschriftsmäßige Uniform fiel er sofort beim Aussteigen in Trier auf und wurde verhaftet.

Auch diese Beobachtung zeigt, wie eigenartig plötzlich offenbar Hautsensationen auftreten können, von denen nicht recht klar wird, wie sie zu deuten sind. Wir halten es jedoch für möglich, dass der einfache Kleiderdruck, also normale Sinneserlebnisse, die den Hintergrund unseres Gesamtsinnesfeldes bilden, in der plötzlich ausbrechenden Apophänie derart in den Vordergrund treten können, dass sie zu solch abnormen Reaktionen zu führen vermögen.

Fall 32 sagt, die elektrischen Spannungen wechseln dauernd: das ist wie wenn man einen Lautsprecher auf stärker und schwächer schaltet.

Fall 91 fühle im ganzen Körper so ein magnetisches Zusammenziehen. Wenn der Apparat eingeschaltet sei, dann brumme der Schädel.

Fall 107 meint, die Elektrizität mache ja viel, die spielt immer mit hinein. Er fühle dauernd das feine Summen im Kopf.

Fall 43 berichtet nachträglich, es wäre alles unter Strom gestanden. Deshalb sei er auch unter den Betten durchgekrochen. Er musste das so machen. Es war so, als wenn überall elektrischer Strom sei, durch die Betten, den Fußboden und die Wand: »als läge ich auf elektrischem Strom«.

Fall 44 spricht von einer Unmasse von Starkstrom, dass »ich gar nicht dagegen ankämpfen kann«. »Durch den Starkstrom, wo der Teufel drinsteckt, wenn man nicht ganz fest da drinnen ist, wird man aufgerissen.« Der Strom packe ihn von allen Seiten, dadurch sei er fertig, zu nichts mehr fähig ...

Fall 5. (Ein englischer Offizier, der in der Gefangenschaft erkrankte mit der Idee, er solle kastriert werden): »Sie werden doch nicht bestreiten, dass sie gestern den Apparat haben laufen lassen.« Die Strahlen kamen von unten und der Fokus war auf ihn gerichtet.

Alle diese Beispiele geben doch keinen recht klaren Einblick, wie die Sensationen des Kranken nun eigentlich phänomenal zu deuten sind. Immer wieder fühlt man sich veranlasst, doch an eine neurologische Sensation zu glauben. Dies aber ist sicher unrichtig. Wir geben nachstehend eine weitere Beobachtung wieder, die uns ziemlich deutlich machte, dass es in der Tat *lediglich die Apophänie* im Bereiche des Leibes ist, die unter den Stromerlebnissen zu verstehen ist.

Fall 10 steht, wie er berichtet, seit mehreren Tagen unter der Wirkung eines Apparates. Er war vor kurzem in der Stadt. Auf dem ganzen Weg war alles wieder ganz vorbereitet. Die Menschen auf der Straße waren alle im Bilde, sie gaben sich Zeichen und dirigierten ihn den ganzen Weg entlang. Dies muss mit dem Apparat zusammenhängen, von dem das Ganze ausgeht, eine Art Wellenapparat, der irgendwie auf »stärker« und »schwächer« eingestellt werden könne. Wenn er auf »ganz stark« eingestellt sei, sei er völlig willenlos, dann müsse er alles machen, was der Apparat ihm eingibt, auch *jede kleinste Bewegung werde dann direkt gesteuert* und gemacht. Auf »schwach« wäre das nur angedeutet, er habe dann auch seinen eigenen freien Willen. Auf dem Wege in die Stadt wurde er den ganzen Weg gesteuert, war dabei ganz willenlos. Es käme auch vor, dass sich die Einflüsse gegenseitig kreuzen, dann sei es eben nicht genau abgestimmt, alles verlaufe aber sonst nach der Uhr, bis auf das Kleinste.

Er schrieb einen Geburtstagsbrief an die Frau. Sowohl Schrift wie Inhalt waren von außen gesteuert, er merkte es sofort. Es war nicht seine Satzstellung, auch die Form war nicht von ihm. »Ich kenne doch meine Schrift.« Auch jede Bewegung beim Schreiben, alles, alles war restlos »ferngesteuert«.

Nachmittags war er mit einer Besorgung bei Herrn Dr. R. Auch auf diesem Wege wurde er dauernd »ferngesteuert«. Er war ganz klar, sah alles, beobachtete alles. Aber jede Bewegung war vorgeschrieben, nicht seine eigene Bewegung. Wenn der Apparat auf stark gestellt werde, sei auch im Bett jede Bewegung gesteuert. Der Patient quält sich dauernd ab, mit Überlegungen, wie das funktioniere. Es müsse wohl eine Zentrale oder ein Apparat daran beteiligt sein, der von irgendeinem zentralen Punkt aus die Sache leite, etwa am Schloss oben. In den engen Gassen müssten es aber wohl die Menschen sein, von denen die Wirkung ausgehe, die ihn fernsteuere. So werde er dann von Mensch zu Mensch weiterdirigiert. Dass Menschen auf der Straße nicht mit einbezogen oder ganz neutral seien, komme nicht vor. (Patient lächelt geradezu bei diesem Gedanken, so unmöglich scheint ihm die Frage.)

Er habe weiter beobachtet, dass, wenn der Stromkreis eingeschaltet sei, die Herzaktion schneller sei, das sei doch merkwürdig.

Der Patient berichtet ein anderes Mal über ein Erlebnis im Krankensaal. Er schrieb, alles war natürlich »gemacht«, wie immer und ging wie nach einem Uhrwerk. Da war wieder so eine »Stimme« in ihm bzw. so eine Eingebung, er sollte zu dein Nachttisch gehen und eine Zigarette herausnehmen. Dies tat er auch. Es war aber der Nachttisch des Kameraden W. Dieser beschwerte sich sofort, er habe ihm eine Zigarette geklaut. Er verstand das nicht, denn er habe doch nur gemacht, wozu der Apparat ihn zwang. Weiterhin sei ihm das Schreiben besonders auffällig. Das sei einfach fabelhaft, es falle ihm so leicht, auch die Gedanken fließen schnell und mühelos, alles gehe leichter als früher. Nur müsse man sehr aufpassen, um der Übertragung zu folgen. Das läuft dann so automatisch, wie nach der Uhr. Es sei genau, wie draußen, als er so »ferngesteuert« wurde. Er brauche gar nicht zu überlegen, nur zu schreiben. Natürlich müsse man einen Überblick haben, damit eines ins andere greift. Auf die Frage, ob auch schon der Entschluss, einen Brief an die Frau zu schreiben, von dem Apparat gemacht sei, bejaht er nach einem Augenblick des Zögerns.

Diese Beobachtung zeigt, einen wie hohen Grad reinkörperlichen Beeinflussungsgefühls die Apophänie erreichen kann. Der Kranke fand dafür das damals noch nicht so aktuelle Wort der »Fernsteuerung«. Er erlebt offenbar einen Zustand, in dem in der Tat auch die leiseste Willkürbewegung seines Körpers die Tönung des Gemachten enthält. Dafür nun wird auch von diesem Kranken der Begriff Strom verwendet und das Bild des Apparates herbeigeholt, um die Sensation zu erklären.

Aufgrund aller dieser Beobachtungen halten wir es für sehr wahrscheinlich, dass dem so häufig geschilderten Erlebnis des schizophrenen Kranken, er stehe unter Strom, wie überhaupt allen körperlichen Beeinflussungserlebnissen *die Apophänie im Leibbereich* zugrunde liegt.

Auch bei der eigenen Bewegung, d. h. den Bewegungen des Leibes, kann man unreflektiert bei den Dingen sein, die die Hand ergreift oder reflektiert bei der Bewegung der Hand. Apophänie scheint auch hier nur die reflektierende Bewegung zu betreffen. Das unreflektierte Bewegen des Leibes entgeht ihr und nur dort, wo die Reflexion sich aus unbekannten Gründen in besonderer Weise mit allen Bewegungen des Leibes beschäftigt, entsteht jenes seltsame Erleben, das buchstäblich jede Bewegung »gemacht«, also künstlich gesteuert erscheinen lässt.

Zugleich ist die Haut eine einzige Sinnesfläche und vermittelt ein taktiles »Feld« sehr komplexer Gliederung. In jedem Augenblick des Wachseins hat dieses Feld eine hochkomplexe Topologie: Auflagedruck, Kleiderdruck, Kälte- und Wärmebezirke, Spannungs-, Gelenks- und Muskelsensationen, beständig wechselnd, bilden die Bestände dieses Feldes. All dies in der Apophänie – mit der Tönung besonderer Bedeutung als gemacht, unnatürlich, künstlich, erlebt – wäre Gegenstand besonderen Studiums. Wo diese Sensationen besonders vorherrschen, entstehen Bilder, wie sie Huber neuerdings als coenesthetische Varianten des schizophrenen Prozesses beschrieben hat. Eine besondere Rolle scheinen diese Körpersensationen aber erst im Lichte der Apokalyptik zu spielen, der wir uns jetzt zuwenden wollen.

III. DIE APOKALYPTISCHE PHASE

Wir hatten uns bisher ausschließlich mit jenen Schizophrenen befasst, mit denen man Gespräche führen, von denen man sich Vorgeschichte, Erkrankungsbeginn und Erlebnisse schildern lassen konnte, die sogar über all dies einen erstaunlich detaillierten Bericht liefern konnten. Aber schon unser eingangs geschilderter Schulfall Rainer erwähnte, während einer bestimmten Phase seiner Erkrankung fehle ihm ein Stück Erinnerung, er könne sich nur unklar an manches erinnern. Es war dies um die Zeit, als er den Suizidversuch beging. Er schätzte diese Zeit auch wesentlich kürzer ein, in der Tat war es eine Periode von einer Woche. Im Krankenblatt finden wir während dieser Zeit nur die Eintragungen: sehr erregt, gespannt, aggressiv, greift das Pflegepersonal an, verworren, redet unverständliches Zeug. Die Exploration setzte erst in der rückläufigen Bewegung der Erkrankung ein, zwar noch mitten im Wahn, der sich aber bereits abzubauen begann. Hätten wir die Exploration etwa erst um die Zeit seiner Entlassung begonnen, wäre kaum mehr reichliches Material zu gewinnen gewesen. Vieles wäre bagatellisiert, vieles andere überhaupt nicht mehr vorhanden gewesen.

Es sind also vorwiegend jene Formen, die man als *paranoide Schizophrenien* zu bezeichnen pflegt, mit denen wir uns bisher beschäftigten. Neben ihr hat die klassische Psychiatrie eine andere als *katatone* Form beschrieben, die völlig anders aussieht. Das Verdienst KRAEPELINS, das Gemeinsame aus der Fülle der Erscheinungen herausgesehen zu haben, wird heute mitunter angezweifelt. Schon BLEULER sprach von »den Schizophrenien« und ZUTT glaubt neuerdings nicht einmal mehr an eine Gruppe ihrem Wesen nach verwandter Krankheiten.

Das Gemeinsame wurde von jeher im gemeinsamen Endzustand gesehen; ein sehr verschiedener Beginn würde in denselben Endzustand ausmünden, eben den schizophrenen Defekt. Einer meiner wesentlichen Anliegen, als ich 1941 diese Untersuchungen über die Schizophrenie begann, war es, zu untersuchen, wie sich die Verschiedenheit der beiden Formen im *ersten Beginn* darstellt.

Mit der Besprechung des katatonen Zustandsbildes betreten wir nun ein Gebiet, in dem phänomenologische Forschung sehr rasch an Grenzen gerät. Wir haben einen erregten oder apathischen Menschen vor uns, der unzusammenhängende, unverständliche oder auch überhaupt keine spontanen Äußerungen von sich gibt, der auf Fragen nicht sinnentsprechend antwortet, sodass man nicht einmal weiß, ob die Äußerung als Antwort auf die Frage zu verstehen ist oder nicht, vielleicht mit ihr nur zufällig koinzidiert. Wir haben zu tun mit Menschen, teils in schwerster Angst, teils in rauschhaft erhobener Stimmung, die gänzlich unverständliche Handlungen begehen, die dennoch für den Kranken einen bestimmten, wenn auch vielleicht »symbolischen« Sinn zu haben scheinen, den aber niemand verstehen kann; und die schließlich in seltsamer Weise motorisch erstarren, dass es scheinen will, als wäre nun alles innere Leben erstorben, als würde überhaupt nichts mehr »erlebt«. Treten die Kranken aus dieser psychotischen Phase wieder heraus, und stellt sich der Kontakt mit der Umwelt wieder her, erfahren wir dennoch nur selten etwas über diese Zeit; und es sind besonders seltene und wertvolle Funde, wenn es einmal gelungen ist, nachträglich zu erfahren, was in der zurückliegenden katatonen Phase eigentlich erlebt wurde. Fast immer sind es nur Bruchstücke, Einzelheiten; aber jedes solche Fundstück ist für uns so wertvoll, wie ein antiker Scherben für den Archäologen.

Wir werden im Folgenden den Weg der empirischen Phänomenologie mitunter verlassen müssen, um mit Interpretationen, Deduktionen und Hypothesen die fehlende Wegstrecke zu überbrücken. Es geschieht dies nicht aus Leichtsinn, sondern aus Not.

1. Beginn der katatonen Psychose

Wir wählen aus der Fülle unseres Materials – über die Verläufe und die Verteilung der Verlaufstypen wird im folgenden Abschnitt berichtet – zunächst einige typische Bilder des Psychosebeginns, bei denen wir bewusst den Vorteil der *Uniformierung unseres Materials* ausgenützt haben.

Fall 47 kam am 1.9.41 in einer Fliegerkaserne bei München in Revierbehandlung, weil er sich körperlich krank fühlte. Man dachte an Muskelrheuma. Er sollte Spritzen bekommen, aber schon bei der ersten Spritze äußerte er: das hat keinen Zweck, mich kann kein Arzt behandeln. Die zweite Spritze verweigerte er: »Ich lass mir keine Spritzen geben«, worauf er nach sechstägigem Aufenthalt sofort aus der Revierbehandlung zur Truppe entlassen wurde, wo er wieder seinen Wachdienst machte. Am 12.9.41 fiel er auf der Wache durch sein sonderbares Benehmen auf. Er sprang plötzlich von seiner Pritsche, auf der er gelegen, aber nicht geschlafen hatte, nahm Gewehr und Stahlhelm und ging ins Freie. Als man ihn fragte, was er wolle, sagte er immer wieder nichts anderes als: »Ein deutscher Soldat gibt sein Gewehr nicht her.« Erst als der Kompanieführer geholt wurde, ließ er sich das Gewehr abnehmen, und zur Schreibstube führen. Dort sprach er völlig verworren von seiner Frau, die ihm Befehle gegeben hätte. Er wurde sofort in das Nervenlazarett überführt. Vor dessen Eingang blieb er stehen und war nicht zu bewegen, weiterzugehen. Er redete verworren und musste mit Gewalt in den Wachssaal gebracht werden. Dort fing er an zu toben, warf sich gegen die Türen, brüllte dauernd unverständlich, griff die Pfleger an, biss sich selbst in die Hand, stieß unartikulierte Laute aus, konnte nur mit Mühe überwältigt werden. Unter Scopolaminwirkung konnte er nur gefesselt im Bett gehalten werden; sobald er erwachte, begann er erneut zu toben. In diesem Zustand wurde er in die Anstalt überführt, die Bisswunde vereiterte, musste inzidiert werden; auch machte er mehrere fieberhafte Infekte durch, u. a. ein schweres Erysipel, war mehrfach vital bedroht. Erst am 27.10.41 entnimmt man dem Krankenblatt, dass eine Beruhigung eingetreten sei, der Patient aber immer noch Stimmen höre und glaube, hypnotisch beeinflusst zu werden. Über einige Zwischenlazaretts gelangt der Patient vier Monate nach Beginn seiner Erkrankung in unser Lazarett.

Hier war er relativ geordnet und gab an: Schon etwa ein Jahr hätte er sich nicht mehr richtig konzentrieren können. Er hatte dauernd Schmerzen in den Gliedern, im Kreuz, in den Nieren, auch Herzschmerzen gehabt. Habe sich am 1.9. krankgemeldet, sei im Revier gelegen. Dort sei »alles so komisch« gewesen. Es kam von den Kameraden, er glaube, es hinge vielleicht auch mit der Hypnose zusammen. Einmal sei das Fenster so aufgeflogen, das fiel ihm auf, es war wegen ihm, vielleicht habe er auch damals zu viel Luft bekommen: »Ich kenne ja den Zusammenhang nicht.« Am 12.9. habe er auf der Wache die Stimme seiner Frau gehört, und die eines alten Mannes aus seiner Heimat, der ihn früher einmal wegen seines Magens mit Tee behandelt hatte. Er hörte deutlich seine Frau zu ihm sagen: es kommen zwei Generale, er müsste raus und der erste sein beim Strammstehen, dann würde er befördert. Er habe sofort sein Gewehr genommen und sei hinausgegangen. Dunkel wisse er noch, dass man ihn in die Kaserne führte, von da an fehle ihm jede Erinnerung. Erst in der Anstalt Eglfing erinnere er sich, seine Frau gesehen zu haben. Am Handgelenk hatte er eine eiternde Wunde, von der er nicht wusste, wie er daran gekommen war. Von da an reißt die Kontinuität der Erinnerungen nicht mehr ab.

Patient machte einige Wochen später unter unseren Augen nochmals einen ähnlichen Schub durch, der gleichfalls wieder mit Klagen über rheumatische Schmerzen begann, sodass ein Pyramidonstoß gemacht wurde (12.3.). Am 17.3. war er verändert, rief den Namen seiner Frau, wälzte sich im Bett umher und war nicht zu fixieren. Einige Tage später gab er an, er habe das Gefühl gehabt, als wäre seine Frau ermordet worden. Nach 14 Tagen erholte er sich langsam, ohne deutlichere Angaben über seine Psychose machen zu können.

Der Fall zeigt, dass die katatone Psychose einen langen Anlauf nimmt: ein Trema mit vorwiegend körperlichen Missempfindungen, einem allgemeinen Krankheitsgefühl, dann eine Periode von etwa zwölf Tagen, in denen ohne Zweifel *apophänes Wahnerleben* besteht, das sich auch während der Revierzeit in einem seltsamen, aber in seinem psychotischen Charakter nicht erkannten Verhalten zeigt – die Verweigerung von Spritzen galt bei der deutschen Wehrmacht schon beinahe als Befehlsverweigerung – und dann erst, nun allerdings sehr akut, der Ausbruch der Katatonie, dem eine Exazerbation der Apophänie unmittelbar vorhergeht. Nach dem Abklingen besteht Amnesie für die katatone Periode.

Fall 24 musste sich etwa im Mai 1941 einer Drüsenoperation unterziehen. Nach Rückkehr zur Truppe fiel dem Komp.-Führer erstmalig auf, dass er geistig »nicht auf der Höhe« war. Eine fachärztliche Untersuchung verlief jedoch negativ. Der Kranke vernachlässigte sich, führte Befehle nicht aus, wusch sich so selten und nur unter Druck, dass sich die Kameraden ekelten, musste mehrfach bestraft werden. In den frühen Morgenstunden des 28.11.41 nahm er plötzlich ein Gewehr aus dem Gewehrständer und rannte im Nachthemd mit diesem die Treppe hinunter, in der anderen Hand einige Platzpatronen. Dem UvD, der ihn aufhielt, sagte er, er müsse mit dem Komp.-Führer sprechen, da drei Feldwebel der Kompanie Landesverrat begingen. Er sei einer großen Spionagesache auf die Spur gekommen. Man brachte ihn ins Bett, kurze Zeit danach schmiss er alle seine Ausrüstungsgegenstände durchs Fenster. Er wurde auf der Wache festgesetzt, wo er zu toben begann. Als man ihn morgens holte, begrüßte er den Komp.-Führer mit Handschlag, erklärte, er sei nun Hauptmann der Luftwaffe, lud den Komp.-Führer zu einer Fahrt nach Berlin ein, vorher müssten aber die drei Feldwebel erschossen werden. Überweisungsdiagnose zweier namhafter Fachärzte: »Manie«. Bei uns in hochgradiger Erregung, ideenflüchtig und maniriert, nicht geordnet zu explorieren, reiht sinnlose Worte und Satzfragmente aneinander, indem er an Dinge in seinem Gesichtskreis anknüpfend, erzählt: »Ich bin eins und zwei werde ich machen lassen und drei seid ihr und vier ist nichts, fünf ist mein Essen und sechs die Seife und sieben geh ich fort, acht weiß ich nicht, neun ...«, flüsternd aber so, dass man ihn nicht verstehen kann, immer weiter zählend. Man hat während dieser ganzen Zeit den Eindruck, er habe einen bunten Wirbel von Gedanken oder Worten im Kopf, denen er aber nicht laut Ausdruck gibt. Sehr viel Stereotypien, Zupf- und Winkbewegungen, motorisch ständig in Bewegung, grimassierend, zwinkernd. Im Verhalten äußert sich viel Spielerisches, Probierendes, Zufälliges. Die Erregung klingt langsam ab, es resultiert ein schwer veränderter Residualzustand mit Echolalie und Echopraxie, Verlegenheitsmotorik. Der Patient wirkt leer, euphorisch, zerfahren und antriebslos.

Auch hier wieder ein sich über viele Monate hinstreckendes Prodromalstadium. Über seine Innenerlebnisse erfuhren wir nichts, können aber eine Veränderung seines Erlebens mit Sicherheit annehmen. Dann akutes Einsetzen einer *apophänen Phase* mit Spionage-Thematik, die auch ihn veranlasst, in einer Art von Hyperaktivität mit der Waffe selbst einzugreifen. Dann steigert sich der Zustand in kürzester Zeit in eine manisch wirkende Erregtheit mit vollständigem Zerfall des Feldes in Bruchstücke.

Fall 105 galt bei der in Griechenland stationierten Truppe als sehr verschlossen. Nach dem Bericht des Truppenarztes gelang es trotz aller Versuche nicht, mit ihm in näheren Kontakt zu kommen. Es bedrückte ihn etwas, worüber er aber nicht zur Aussprache zu bringen war. Man vermutete traurige Familienverhältnisse. Er war nie zum Lachen zu bringen, obwohl seine Kameraden sich alle Mühe gaben, ihn zu Zerstreuungen mitzunehmen. Am 19.10.41 abends wurden seine Kameraden auf ihn aufmerksam, weil er »wirre Reden« zu führen begann: Die Straßenbahn sei nicht gerade gefahren, sondern nach rechts abgebogen und das sei eine Schikane der Griechen gewesen. Er habe ein Wehrmachtsauto angehalten, doch habe der Unteroffizier »so sonderbar geguckt« und nicht deutsch verstanden. Nachts stand er plötzlich auf, nahm sein Gewehr, lief zum Posten, riss ihm die Munition weg und lud damit sein Gewehr so rasch, dass der Posten es nicht verhindern konnte, dass er zwei Schuss gegen griechische Straßenpassanten abgab, die niemand trafen. Man musste ihm mit Gewalt das Gewehr wegnehmen. Auf dem Weg ins Lazarett versuchte er, sich auf der Straße vor einen Lastwagen zu werfen, dann von einer Mauer ins Meer zu stürzen. Wurde schließlich gefesselt. Beim Eintreffen des Arztes schrie er stereotyp: »Es muss alles seine Ordnung haben ... ich will ein anständiger Kerl sein.« Bei der ersten Exploration durch den Nervenarzt: »... manchmal im Nacken so wie Elektrizität ... die Zusammenhänge fehlen mir, die Zusammenhänge vom Krieg und vom Vikloss ... Viklossie ... (versucht vergeblich, ein unverständliches Wort auszusprechen).« (Gedankenbeeinflussung?) »Jawohl, sie werden zum Stehen gebracht ... irgendwie mit Fotografie muss das gehen, mit ultravioletten Strahlen. Da! – am Fenster ... und jetzt kommt das Licht! (sieht zur Decke, klatscht stürmisch in die Hände), Mensch ... Mensch ... Mensch ..., aber die Sterne kommen mir komisch vor! ... Alle meine Sinne, hoffentlich krieg' ich sie wieder ... man hat immer Angst vor dem Zahnarzt ... und die Plomben, alle die Zusammenhänge, sie müssen sie kennen ...« (klatscht auf die Oberschenkel) ... usw. Gesamteindruck: schwere, sich steigernde ekstatische Angst, extreme Ratlosigkeit, weit geöffnete starre Augen, schweißbedeckte Haut, starke innere Spannung, Zeichen von Ideenflucht, wechselnd zwischen blitzartiger Aggressivität und hilfesuchendem Anklammern. Wenige Tage später kataleptisch, stuporös, völlig katatones Bild. Nach etwa 14 Tagen langsame Aufhellung, jedoch immer noch schwer erregt, sinnlose Angst, planloses Umherlaufen, Schwitzen, Ratlosigkeit. Starke Schwankungen im Befinden. Nach sechs Wochen ungebessert in die Heimat verlegt. Dort einmal der Eintrag: Zunächst starkes Schwanken, gute Tage, aber stark paranoid. Fünf Monate nach Krankheitsbeginn Aufnahme in unserem Lazarett: geordnet, kann aber kaum etwas von der Krankheit erzählen, weiß nichts über eine vorherige Verstimmung. Habe eben viele Sandsäcke schleppen müssen und die Hitze und die Mücken nachts, das alles war wohl Schuld, dass er zusammengebrochen sei. Dunkel wisse er noch, dass er auf Wache war, da kamen zwei Griechen, und er glaubte, sie wollten etwas auskundschaften. Er habe zwei Mal geschossen, das wisse er. Dann holte ihn ein Unteroffizier ab. Als ihm einiges aus dem Krankenblatt vorgehalten wird, glaubt er es nicht, das müsse ein Irrtum sein. Das könne nicht stimmen. Er erinnere sich noch, die Zwangsjacke angehabt zu haben, weil er die Pfleger angegriffen hätte, wisse aber nicht, warum er das tat: »Die Pfleger waren aber auch sehr grob, das muss ich schon sagen.« Er hat deutlich die Tendenz, die Sache zu bagatellisieren, doch scheint in der Tat das meiste zu fehlen. Er kommt immer wieder mit: Die Hitze und die Mücken.

Nach einem Monate dauernden Trema von Bedrücktheit und Verschlossenheit akuter Beginn mit einer wenige Stunden dauernden *Apophänie:* plötzliche Bedeutungserlebnisse, als bestünde ein Komplott der Griechen gegen die Einheit, verdächtige Beobachtungen auf der Straße; sehr rasche Zuspitzung, wobei auch er wieder aktiv mit der Waffe einzugreifen sucht. Nun rasch völlige Auflösung aller Zusammenhänge, die er bei seiner ersten Exploration offenbar deutlich empfindet. Schwerste Angsterregung, Erlebnisbruchstücke. Gesamteindruck des Schwerkranken. Dauer der Psychose über Monate, relativ gute Aufhellung, aber nahezu völlige Amnesie für die psychotischen Inhalte.

Auch in diesen drei Fällen soll uns die Uniformität der Psychose, oder noch besser: das Typische dieser *Psychosen in Uniform,* den Sachverhalt erhellen. Was uns wichtig erscheint, ist dieses: Nach einer langen Tremaphase, die sich von den bisher besprochenen

Fällen vielleicht nur durch Vortreten einer *veränderten Leibbefindlichkeit* unterscheidet, die etwa als »Hypochondrie« imponieren könnte, sehen wir, wie sehr akut eine kurze, aber sichere *apophäne Phase* durchlaufen wird: abnormes Bedeutungsbewusstsein, Gedankenausbreitung und Wahnwahrnehmung mit der üblichen Hypnose- und Spionage-Thematik. Hätten wir die Patienten in jenen Stunden des Krankheitsbeginns zufällig zu untersuchen gehabt, hätte der Erfahrene aus dem Zustandsbild die Diagnose *»paranoide* Form der Schizophrenie« mindestens stark in Erwägung gezogen. Diese Phase geht aber rapide in eine katatone Psychose mit schwersten Erregungen, meist anschließender Stuporphase mit Katalepsie usw. über. Sofern sich der Zustand zurückbildet, wird *wieder eine paranoide, d. h. apophäne Phase* durchlaufen.

Dieser überaus typische Verlauf, den die klinische Erfahrung immer wieder bestätigt, legt es nahe, sich die *katatone Psychose* gewissermaßen als *eine tiefere Stufe* dessen vorzustellen, was wir im vorigen Kapitel als *Apophänie* eingehend besprochen haben.

Obwohl ich der Meinung bin, diese Feststellung werde niemanden, der über klinische Erfahrung verfügt, besonders überraschen, kann ich sie dennoch in den Lehrbüchern der Psychiatrie nirgends deutlich ausgesprochen finden. Stets steht die katatone Form einfach neben der paranoiden, wobei freilich oft hervorgehoben wird, die eine könne in die andere übergehen. Aber stets werden die beiden als zwei mögliche Spielarten nebeneinander gestellt, nirgends wird der entscheidende Punkt klargestellt: *die eine (paranoide) Form muss gesetzmäßig durchlaufen werden, damit die andere (katatone) erreicht werden kann.* Diese Erkenntnis scheint mir aber zum Verständnis des Wesens katatonen Erlebens von entscheidender Bedeutung zu sein.

2. Deduktive Ableitung über das Wesen der apokalyptischen Erlebnisform

Da wir vom Kranken selbst im Stich gelassen worden und immer nur Bruchstücke über seine Erlebnisse in der katatonen Psychose hören, wollen wir zunächst auf einem ungewöhnlichen, nämlich rein deduktiven Weg Einsicht in diesen Zustand zu gewinnen suchen. Wir sind uns bewusst, hierdurch gegen die Forderungen empiristischer Wissenschaft zu verstoßen, doch wissen wir auch, dass keine Wissenschaft ohne Deduktionen, Arbeitshypothesen, heuristische Gedanken usw. auszukommen vermag.

Wir machen also den Versuch, rein gedanklich alle phänomenalen Veränderungen, die wir im vorigen Kapitel dem Begriff der Apophänie subsumierten, uns um eine Stufe gesteigert zu denken.

Zunächst erinnern wir uns, dass die Gestimmtheit des Kranken, die im *Trema* eine besondere Form annahm, in der apophänen Phase sich noch steigerte oder mindestens beibehalten wird. Der depressiv-ängstliche oder hypochondrische Zustand des Tremas erhält sich als solcher während der Apophänie bzw. bringt sich als Angstraptus, als Vernichtungs-, Schuld oder Versündigungserlebnis in verstärktem Maße zur Austragung. Der euphorisch gehobene Zustand steigert sich in manisch anmutende Ideenflucht, Erregungs- und Omnipotenzerlebnisse. Der in der zyklothymen Symptomatik neutrale Erregungszustand bleibt neutral, neigt jedoch dazu, in der Apophänie nach der einen oder anderen Seite umzukippen. Eine Stufe weiter und wir gelangen im ersten Fall zum radikalen Vernichtungserlebnis bis zum Weltuntergang, im anderen Fall zum ebenso radikalen Erlebnis der Vergottung und Weltregentschaft, im dritten Fall zu einer maximalen Erregung, die meist von einem Extrem ins andere umkippt, Weltuntergang und Vergottung in einem enthaltend.

Die Apophänie des Außenraumes – wenn wir sie eine Stufe weiterführen – ergäbe etwa Folgendes:

Wir haben im vorigen Kapitel bei Besprechung der Wahnwahrnehmung bereits drei Steigerungsstufen unterschieden, a) bloßes vages Bedeutungsbewusstsein, b) Erlebnis des Gestellten, c) Wahnwahrnehmung.

Wir fanden, wie von Stufe zu Stufe die Wesenseigenschaften der Bestände des Wahrnehmungsfeldes stärker hervortreten im selben Maße, in dem sich der Wahrnehmungszusammenhang lockert. Ein Stufe weiter und die Bestände des Feldes, deren Wesenseigenschaften nun ungeheuer dominieren, haben ihren gegenständlichen Zusammenhang überhaupt verloren. *Die »Wolke« von Wesenseigen-*

schalten, die jeder Gegenstand in sich gebannt hält, ist *freigesetzt worden.*

Wir versuchen, uns an die Stelle unseres eingangs geschilderten Schulfalles Rainer zu versetzen, als im Arztzimmer des ersten Lazarettes bei ihm diese Phase erreicht wurde (vgl. S. 27): (Der weiße Kittel) – es dominiert die Qualität des Barbierartigen – alles erinnert an Barbierstuben – alle Sorten von Rasiermessern in der Brusttasche – Seifenschaum – auch Leichen seift man ab – weiße Kittel – Leichenträger – der Kittel ist ein Leichendiener – (draußen Gebrüll von Vieh) – Schlachthofatmosphäre – Blutströme, die auf weiße Kittel spritzen – auch Schlachthofknechte haben weiße Kittel – nur ausblutende Tiere brüllen so ... Jetzt tritt der weiße Kittel auf mich zu – hat etwas Blitzendes in der Hand – Rasiermesser, mit dem man Bäuche aufschlitzt – U-Bahnmörderartig – man kastriert auch Stiere mit solchen Messern, deshalb brüllen sie so ... usw. Wir wollen nicht behaupten, mit diesem Versuch das Erlebnisfeld von Rainer zu dem gegebenen Zeitpunkt richtig umrissen zu haben. Es geht hier lediglich darum, sich ein Bild von jener dämonischen Wolke von Assoziativem oder Qualitativem zu machen, die jedem Gegenstand eignet. Sie ist im normalen Erleben nicht sichtbar. Im Assoziationsversuch kann man manches sichtbar machen. Nun wird sie auf einmal »freigesetzt«. Keine leblosen Gegenstände stehen mehr ruhig und sorglos im Raume an dem ihnen zukommenden Platz, mit ihren sichtbaren Zwecken und in all ihrer Harmlosigkeit. Der Raum entfaltet oder enthüllt ein unheimliches Leben. Nichts darin ist zufällig, alles, aber auch alles enthält Anspielung, bedeutet etwas und *enthüllt eine Physiognomie.*

(Der Blick fällt etwa in die Ecke auf einen Besen, der gegen einen Schrank gelehnt ist) – er lümmelt sich förmlich in der Art, wie er sich gegen den Schrank lehnt –, ist eine Anspielung daran, dass der Vater ihm früher wegen Lümmelns Vorhaltungen machte – man will daran erinnern, man wüsste all dies aus seiner Kindheit – auch spielt er auf ein Bild in einem alten Bilderbuch an, wo Hexen auf Besen ritten, unanständig den Stock zwischen den entblößten Beinen – Andeutungen an früher getriebene Onanie – Angst vor dem Vater – ... (und daneben der Eimer) – will man ihm damit sagen, er sei Unrat, der ausgeschüttet werden muss? Oder spielt man an darauf, er habe einmal in einen Eimer uriniert und wie der Besen neben dem Eimer aufrecht steht, Besen und Eimer, wie Mann und Frau – ob man ihm andeuten will, er solle sich auch eine Frau suchen ...? Ein einziger Blick in die Ecke des Zimmers auf banale Gegenstände enthüllt die dämonische Welt der »Wesen« und jeder Blick trifft irgendetwas, das Ohr hört irgendetwas und alles, was sich dem Blick und dem Ohr bietet, enthüllt diese Dämonen, die in den tausendfältigen Geräuschen und Gegenständen auch nur eines einzigen Augenblickes »wesen«.

Nun aber kommt hinzu die *Apophänie des Innenraumes.* Auch hier fanden wir Stufen: Gedankenausbreitung und Gedankeneingebung als die erste, dann: Gedankenlautwerden und »Stimmen« als die höhere Stufe. Damit war es zu einer eigenartigen Entfremdung der eigenen Gedankenwelt gekommen, die als die eigene nicht mehr erkennbar ist. Wieder sind es »Wesen« geworden, deren Stimmen zu hören sind. Nun noch eine Stufe weiter und vieles von dem, was durch Blick und Ohr in der veränderten Welt erscheint, wird ihm zugesprochen. Was wir oben etwa bloß in der Form einer fragenden Vermutung zum Ausdruck brachten, hört er nun formuliert in Form von Zuruf. Da der Blick nicht an einer Stelle zu haften pflegt, und auch das Ohr immer wieder Neues aufnimmt, ist niemals die Zeit zur Entfaltung all dieser Wesen. Es klingt alles nur kurz an, um Neuem Platz zu machen: eine ungeheure, nicht endende und nicht fassbare Flut von Bildern und Gestalten. Vergegenwärtigen wir uns etwa, unter Bezugnahme auf den obigen Entwurf, der Blick unseres Kranken wäre vom weißen Arztkittel zu dem Besen, und von da zu dem Eimer in der Ecke geglitten, dann wäre im Zeitraum von Sekunden angeklungen: Barbier, Seife, Schlachthaus, Lümmeln, Hexenritt, altes Bilderbuch, Unrat, Urinieren, Mann und Frau ... Würde der Patient durch eine sprachmotorische (maniforme) Enthemmung aussprechen, was hier durch seinen Geist durchflutete und zwar im Lichte der Apophänie, die dies alles als auf ihn bezogen erscheinen lässt, dann ergäbe sich jener typische Duktus, den wir so häufig bei Katatonen finden; etwa: Sie sind ein Rasiermesser – weiße Seife, Achtung – ein Lümmel im Schlachthaus – hängt zusammen mit Hexenritt – sehen Sie das Buch – voll Unrat – ich kann's nicht aussprechen – Urin zwischen Mann und Frau ...

Es ist verständlich, dass ihm niemals das Material ausgeht, denn immer von neuem, wohin er auch blickt, was immer er auch hört, entmischen sich dem jeweiligen Felde die entbundenen Wesen. Wenn er aber die Dinge nicht ausspricht, etwa infolge einer sprachmotorischen Hemmung, mag er sie gleichwohl erleben und wird verrätselt in einen Zustand der fassungslosen Passivität versinken, weil er mit der Fülle der ihn überwältigenden Bilder nicht fertig zu werden vermag.

Doch wäre der Versuch, sich katatones Erleben auf solche Weise zu vergegenwärtigen, nicht richtig, würde man sich all dies ins helle Licht rationalen Bewusstseins getaucht denken. Wir haben im vorigen Kapitel gesehen, dass der Wahrnehmungs- und Denkzusammenhang erheblich gelockert, d. h. alles *traumähnlich* geworden ist. Über die Frage, ob der Katatone bewusstseinsgetrübt ist oder nicht, ist schon viel diskutiert worden. Man wird sich wohl erst über die Frage einigen müssen, was man »Bewusstsein« und was man »Trübung« nennt, bis hier eine Einigung erzielt werden kann. Wir sind überzeugt, dass das katatone Erleben dem Traumerleben außerordentlich ähnlich ist: alles gleitet vorüber, Neues taucht auf, ein unablässiger Strom von Bildern, die aber nicht wie im Traum lediglich aus dem Inneren ihren Quell haben, sondern vom Umfeld bezogen werden, das sich in eine Welt von diskontinuierlichen Bildern aufgelöst hat. All dem fühlt der Kranke sich preisgegeben, verfolgt das Geschehen staunend, erregt, ängstlich, ja nach der Grundgestimmtheit, die von Anfang an bestand.

Hinzu kommen endlich als wesentliche Faktoren noch die Erlebnisse aus der eigenen *Leiblichkeit,* die sicher einen Vorrang im Gesamt der Erlebnisse haben. Wir fanden das Erlebnis des eigenen Leibes in der Apophänie bereits schwer verändert: Jede Bewegung, jeder Druck etwa durch die Auflagefläche, jedes sexuelle Gefühl wird als» Strom«, d. h. eben als »gemacht« erlebt: genau so wie dem Kranken seine Gedanken nicht mehr gehören, so auch nicht mehr seine körperlichen Sensationen. Was früher lediglich dem Erlebnishintergrund angehörte, von dem sich nur selten irgendein Anteil, eben als bewusste »Sensation« abhob, das beansprucht nun eine ewig reflektierende Aufmerksamkeit und muss registriert werden, besonders dann, wenn die übrigen Sinnesfelder »leer« sind, d. h.

nachts. Dann treten die Leiberlebnisse besonders stark hervor, der Auflagedruck erscheint apophän als »Strom«, die sexuellen Empfindungen werden entsprechend stark registriert usw.
Noch eine Stufe weiter und es wird auch hier zu einem Zerfall kommen. Die Kontinuität der eigenen Leiblichkeit wird verloren gehen, Leibstücke werden erlebt, andere verschwinden vorübergehend, Erlebnisse des In-Teile-zerrissen-Seins oder der Gespaltenheit treten auf, Gefühle als sei das Gehirn in den Wirbelkanal gerutscht oder als sei man eine Marionette, die an Fäden gezogen wird. Viele katatone Haltungs- und Bewegungsanomalien erklären sich aus einer solchen *apokalyptisch veränderten Leiblichkeit.*
Es wird uns auch nicht wundern, wenn schließlich auch die Kontinuität des Ich vorübergehend abhanden kommen wird. Erlebnisse von der Art: Ich bin nicht mehr Ich oder das Bewusstsein, gestorben zu sein, werden daraus resultieren.
Mit der Traumnähe – denn auch der Traum ist rein gestaltqualitatives Erleben – hängt nun wohl auch die Schwierigkeit zusammen, sich nach der Wiederherstellung der Sinnkontinuität an die Erlebnisse zu erinnern. Nur »Fetzen«, »einzelne Stücke«, »Bilder« können erinnert werden. Eine Kontinuität des Sinnes hat offenbar gar nicht bestanden und kann schon deshalb nicht berichtet werden. Aber auch das allermeiste der – flüchtigen Traumbildern gleichen – Erlebnisse unterliegt der Amnesie.
Wenn also ein Katatoner nachträglich über eine geschlossene Sinnkontinuität zu erzählen vermag, werden wir immer gewisse Zweifel haben: entweder wurde die Apokalyptik nur gestreift oder die Diagnose ist überhaupt zweifelhaft oder die richtige Wiedergabe ist fragwürdig. Es kann viel Dichtung die großen Lücken in der Erinnerung überbrücken, ähnlich wie es bei manchen Traumerzählungen der Fall ist. Für den Analytiker mag dies gleichgültig sein, für die Vergegenwärtigung des Phänomenalen scheint uns der Zweifel nicht unwichtig.

3. Apokalyptische Erlebnisbruchstücke

Nach meiner Erfahrung erhält man die besten Schilderungen von ganz frischen, ersten Erkrankungsschüben in der Zeit kurz nach dem Abklingen der apokalyptischen Phase, also in der rückläufigen Bewegung der Erkrankung, ähnlich wie im Falle Rainer. Sind schon früher Erkrankungsschübe abgelaufen, ändert sich der Erlebnismodus, da die neue Erkrankung auf einen geänderten residuären Zustand trifft. In solchen Fällen ist es meistens schwieriger, eine gute Erlebnisschilderung zu erhalten.

Fall 64 suchte wegen »Nervenüberlastung« den Revierarzt auf, der ihm dringend einen Erholungsaufenthalt in einem Kurlazarett verordnete. Auf der Fahrt nach Nauheim merkte er, dass der ganze Zug voll Kriminalisten säße, die ihn beobachteten, man glaubte jedenfalls, er würde deutsche Stellungen an die Engländer verraten. Bald hörte er Bemerkungen: der gehört in eine Halde gestellt und erschossen. Im Kurlazarett sagte eine Schwester spöttisch: »Hier sind Sie in guter Kur.« Obwohl man alles von ihm wusste, tat man so, als wüsste man nichts. Er legte sich sofort zu Bett. Nachts war es nun furchtbar: Im Zimmer über ihm hörte er dauernd, wie dort Leute abgewürgt wurden. Und erwartete jeden Augenblick, man werde auch ihn erwürgen. Man habe die Leute jedenfalls in die Badewanne hineingesteckt und unter Wasser gehalten, bis sie nicht mehr schnaufen konnten. Er habe das Gurgeln deutlich gehört – und die Leichen dann durch das Rohr hinuntergespült. Schreien habe er nicht gehört, die Leute seien wohl überlistet worden. In der Früh habe er gehört, als ob der Totenwagen anführe, die Leichen zu holen. »Es war mir auch, als ob meine Angehörigen dabei gewesen wären.« Er hörte eine fremde Stimme rufen: »Hörst du das?« und die Nägel zum Sarg zuschlagen. Er fiel offenbar sofort so auf, dass man ihn noch am gleichen Tage zu uns weiterverlegte. Hier habe er seine beiden kleinen Nichten herumlaufen sehen: »als ob man mich in sadistischer Weise quälen wolle«. Man habe getan, als ob die Kinder aufgehängt werden, er habe gehört: »tut den Kopf herein« – und genau vernommen, wie sie stranguliert wurden: »Jetzt weiß ich ja, das hat man mir nur vorgetäuscht; aber noch vor 14 Tagen war es so, als ob die ganze Familie, Mutter, Tante und Kinder, aufgehängt würden.« Er habe die Bemerkung gehört: »Da nebenan hängen sie.« Man habe auch gedroht, dass man ihm sie zeigen wolle. Auch wurde ihm Fleisch vorgesetzt, von dem er glaube, es war Menschenfleisch, es habe furchtbar gestunken: »Ich glaube auch, die Pfleger haben geäußert, dass mir dabei meine Nichten vorgesetzt wurden ...«

Die Apokalyptik der Bilder lässt nichts zu wünschen übrig, insbesondere wenn man sich klar macht, welche »objektiven« Erlebnisdaten hierfür die Grundlagen bildeten: Es war offenbar das Spülgeräusch, das man in mehrstöckigen Hotels oder Kuranstalten durch ein in der Nähe laufendes vertikales Abflussrohr mitunter zu hören bekommt, wenn in einem darüber gelegenen Stockwerk das Klosett oder die Badewanne abläuft. Es ist die Aufgabe des Tiefenpsychologen, nach den Determinanten der Bilder zu fragen. Mythologische Motive klingen deutlich an, die Sage des Tantalus, der den Göttern seinen zerstückelten Sohn Pelops als Mahl vorsetzte, archetypische Bilder im Sinne von C. G. Jung oder sadistische Fantasieorgien im Sinne von Freud.

Uns interessiert hier lediglich das *Formale:* In der Apophänie, im Übergang zur Apokalyptik – vielleicht noch verstärkt durch die Lockerung im Einschlafbewusstsein – ist das Überwiegen der Wesenseigenschaften so weit vorgeschritten, dass das Spülgeräusch (und manche andere Geräusche dieses nächtlichen Kurlazarettes) die für den Kranken darin enthaltenen dämonischen Qualitäten des »Im-Wasser-Erdrosseln« und des »Wegspülens von Leichen durch Abflussrohre« entband. Diese Erlebnisform hat natürlich engste Beziehungen zum Traum und man könnte nach unserer Überzeugung *Wahninhalte psychoanalytisch genau wie Trauminhalte* verwenden. Sie sind formalpsychologisch dasselbe: nämlich *die Entbindung von Gestaltqualitativem unter der Wirkung determinierender Tendenzen der Persönlichkeit.*

Fall 82 kommt wegen eines körperlichen Erschöpfungszustandes zur Aufnahme, insbesondere mit *Klagen über Völlegefühl im Bauch, als ob die Speisen nicht durch den Magen wollten.* Psychische Charakterisierung durch den Arzt: weich, klagsam, nicht eigentlich depressiv. Nach achttägigem Lazarettaufenthalt findet man ihn eines Morgens nackt im Klosett, Penis und Skrotum mit einem Draht abgebunden.

Er ist sehr erregt, lacht und weint durcheinander, erklärt, er habe die Sünde abbinden wollen: »Man will nicht in den Sarg kommen ... zu so was kommt man durch die Frauen ... Ich wollte immer die Wahrheit sagen, sagte sie aber nicht, weil einmal die Unwahrheit kommen muss, Stimmen hört man von den Angehörigen, weil man ihnen nicht traut, weil sie einem am nächsten sind ...«

Es folgt eine lange Verworrenheit mit unzusammenhängenden Satzfragmenten: Würmer in den Ohren ... musste mich sterilisieren ... einer aus meiner Heimat ist hier ... Bei Exploration sitzt er ängstlich auf einem Stuhl, wirkt extrem zerstreut, verloren, springt einmal auf, erklärt, er habe kein Rückenmark mehr, hält ständig den Atem an, stößt ihn dann wieder krampfhaft aus, starrt zum Fenster hinaus. Er meint, es liefe etwas aus seinem Herzen heraus, hält die Hand unter das Hemd in die Herzgegend und sieht ab und zu vorsichtig hin, als erwarte er, die Hand voller Blut zu sehen. Dann greift er an den Kehlkopf und meint, das werde auch weniger: »Ich lasse mich doch nicht mit Brot ausstopfen, mir gehören doch die Lungen, ich habe doch Venen gehabt, die sind mir gezogen worden ... deshalb mich doch nicht mit Brot ausstopfen zu lassen ... ja, ich bin doch trocken von innen ... da vorn ist doch das U-Boot, da kann man sich eine Lunge mitholen ... Ja mir ist als wenn das hinten stillsteht (zeigt den Hinterkopf) – das Rückenmark.«

Hier ist auffällig, wie ein körperliches Missempfinden, das Völlegefühl im Bauch (als ob die Speisen nicht durch den Magen wollten) der präpsychotischen »Hypochondrie«, nun der Apokalyptik des Leiberlebens die Form gibt: Ich lasse mich doch nicht mit Brot ausstopfen. Auch die brutale Attacke gegen den eigenen Körper ist die apokalyptische Form, mit sexuellen Anfechtungen fertig zu werden. Die Thematik der eigenen Leiblichkeit ist hier die Dominante des Erlebens.

Bei maniformer Enthemmung kann der Sprachduktus den Charakter ideenflüchtiger Reihen annehmen. Der oft toxisch anmutende Zustand zeigt trotz der Verwandtschaft dieser Erlebnisweise zum Traumerleben keine Zeichen von Bewusstseinstrübung, sondern eher von Hypervigilität.

Fall 48 (periodische Katatonie) kommt in katatoner Erregtheit.

(Ein Löscher wird vor ihn hingestellt): »Ja, weiter, gar nichts (nimmt ihn in die Hand), das genügt, der erste höchste Ort genügt – Kartoffelorte – Kartoffeln, gestern gab es ja Eintopfküche – letzter Besuch eine Flasche Bier – weiter Numero sieben – Nordsaal – zur Zeit – hängt zusammen mit Trainingsanzug – Tapiau hierher – Karp – Frau Karp, sie verstehen, sie hört das Gespräch mit, er nicht – Frau Dr. Frech, erste Liebe – bin ich eingegangen worden – der Wagen – ist geschätzt worden auf 4000 Mark ...

In dieser Reihe lassen sich für den Kenner des situativen Feldes manche der Motive zurückspuren:

(Kartoffelort) – eine ironische Anspielung auf das Lazarett wo er sieh schon öfter über das Essen beklagt hatte, wegen der vielen Kartoffeln; (Eintopfküche) – ähnliche Anspielung; (Letzter Besuch eine Flasche Bier) – bekam von den Angehörigen kürzlich eine Flasche Bier mitgebracht, die er (im Nordsaal der Station 7) konsumierte, wo er »zur Zeit« lag; (hängt zusammen mit Trainingsanzug) – Anspielung auf die Kleidung mancher Kranker in diesem Saal; (Tapiau hierher) – dort erkrankte der Patient und kam vom dortigen Lazarett hierher; (Frau Karp) – unbekannt; möglicherweise eine Bekannte in Tapiau; (Frau Dr. Frech) – eine Stationsärztin der Anstalt, die öfter Visite machte; (erste Liebe bin ich eingegangen worden) – unklare Anspielung ...

Das Ablaufen dieser »Assoziationen« hat durchaus den Charakter der »Ideenflucht«. Die »Lockerung des Assoziationszusammenhanges« verstehen wir gestalttheoretisch als eine Neigung zur Entbindung von Wesenseigenschaften bei dieser Erlebnisstruktur.

Man konnte derartige Reihen etwa durch *Geruchsreize* leicht zum Anlaufen bringen. (Erhält Benzin zu riechen) »Jawohl, hängt zusammen mit Flugzeug, Äther – Benzin – Feuerstein, Herr Schüler – Werra – Nürnberg – Reichsparteitag – Linie 12–14 – Straßenbahn – Herr Schüler wohnt Frankfurt/Main, Eschenheimer Landstraße – Kronwegesack – Hafen – Hamburg – Amerika-Linie – Brasilien – Spanien – Leutnant Meinicke –Brunnen – Seusling, mein Geburtsort – S wie Samuel – Eu wie Eule – U – Büdingen – 350er Zündapp – erster Urlaub – 7. Mai Frankfurt, kurz vor meinem Geburtstag – ich persönlich – schreiben Sie es klein ...«

Nicht selten neigen die Kranken in dieser Erlebnisphase zu gewissen *Wortspielen*, hinter denen man oft geneigt ist, einen tieferen Sinn zu suchen. In der Tat sind es auch nicht nur Spiele, wie überhaupt mit dem Ausdruck »Spiel« hier vorsichtig umzugehen ist. Oft lässt sich irgendein Sinn erahnen, so etwa in folgenden Beispielen:

> *Fall 82* (In einem Brief nach Hause): »Bin in Gießen, werde neu gegossen und der Speer hat genau getroffen, nämlich der es noch am längsten mit mir aushielt. Und wenn es nur immer bei bliebe ... Gruß allen, die es gut mit mir meinen ...«
>
> *Fall 48.* »Ich weiß, wer vorgestern hier war: Hermann Göring. Ich habe das gleich gewusst, als es Hirschbraten zu Mittag gab.«
>
> *Fall 56.* (Wie geht es heute?) »Zur Zeit habe ich keinen Stuhl, der muss doch auch irgendwo was zu tun haben ... Das ist höchstens der Stuhl von Ihnen, weil Sie der Richter sind. Ich nehme an, dass ist jetzt der Richterstuhl ...« (Als man ihn fragt, was er eigentlich damit meine, erklärt er): Der Stuhl sei doch immer schlecht, wohl durch das ruhige Leben und die Luftveränderung; das könne natürliche Gründe haben; aber zugleich sei doch mit der Frage noch was anderes gemeint gewesen. (Was?) zögernd: »Dass eben die ganze Sch... raus kommt, nicht?« Macht dabei eine schwungvolle Handbewegung. (Was meinen Sie damit?) »Na ja, das muss doch irgendetwas sein, warum ich hier bin, was da dahinter steckt – das ist doch alles Sch...«

Man erkennt: Die Frage, wie es gehe, weckt die Stuhlklage; mit dem Begriff »Stuhl« wird der Doppelsinn zum »Richterstuhl« geweckt (Ref. wurde oft, von den Schizophrenen als oberster Richter angesprochen). Der »Richterstuhl« nimmt nun Bezug auf den Grund seines Hierseins, also auf das, was »dahinter« steckt; dies nimmt nun wieder Bezug auf den »Stuhl« – es soll endlich »herauskommen«. Dass er ewig nicht »herausbringt«, was »dahinter steckt«, besitzt eine physiognomische Wesensähnlichkeit, eine Art von ähnlicher Physiognomie, wie, dass er »nicht herausbringt«, was »dahinten« (im Darm nämlich) steckt (Stuhlverstopfung). Vieles mag hier an die Rabulistik in manchen analytischen Traumbilddeutungen erinnern.

Der dortige Fehler bestand darin, in diesen Dingen eine finale Rationalität, zu sehen, die sicher nicht darin liegt. In Wahrheit kommen dem Kranken die Einfälle ad hoc, einfach weil er in der Apokalyptik wie im Traum geöffnet ist für die Welt der Bilder. Physiognomische Ähnlichkeiten drängen sich ihm stärker auf, als es je im normalen Zustand möglich wäre*.

Trotz dieser Bemühungen um die Gestaltanalyse des katatonen Erlebens müssen wir indessen vorläufig resignieren. Das Wesen dieser Art des Erlebens ist im Letzten doch nicht zu erfassen. Es liegt im Ungeformten, Unfassbaren und entzieht sich hier durch jedem Zugriff. Fassbar sind letztlich nur einige anastrophe Dominanten aus der Grundgestimmtheit: Das Bewusstsein, an der Weltlenkung teilzunehmem, oder als der eigentlich Schuldige an allen Sünden der Welt vernichtet zu werden, bilden das Gerüst. Alles andere ist immer nur in seltenen und zufälligen Einblicken schaubar.

Was uns aber festzustehen scheint, ist dies: Die katatone Form der Schizophrenie sollte nicht der paranoiden Form *nebengeordnet* werden; phänomenologisch, also vom Erleben des Kranken her, stellt sie sich als eine *Vertiefung* der dort vorherrschenden apophänen Erlebnisstufe dar. Daher kommt es, dass kaum jemals ein apokalyptischer Gestaltzerfall (im Sinne der Katatonie) eintritt, ohne dass nicht eine, wenn auch kurze apophäne Phase durchlaufen wird, die alle Zeichen einer »paranoiden« Psychose haben kann. Auch in der umgekehrten Richtung kann man – von gewissen Ausnahmen abgesehen, von denen noch zu sprechen sein wird – meist diese apophäne Durchgangsstufe nochmals beobachten.

ᴧ ᴧ ᴧ

Vertieft sich in der sog. akuten tödlichen Katatonie (Stauder) der Zustand weiter, dann wird eine *terminale Phase* erreicht, über die phänomenologisch nichts ausgesagt werden kann. Es ist eine Art von toxischem Koma und unterscheidet sich kaum von anderen komatösen Zuständen. Sie endigt mit dem Tode. Dieser Ausgang der Katatonie ist jedoch selten. Viel häufiger kommt es nach einiger Zeit zu einer rückläufigen Bewegung, die wir als die Konsolidierung bezeichnen. Sie kann zu jedem Zeitpunkt, also auch schon in der

---

* Wir erinnern an Ergebnisse der Gestaltanalyse alektischer Fehler: Obst anstatt Most. Beide Worte werden wegen ihrer physiognomischen Ähnlichkeit verwechselt.

apophänen Phase, vielleicht sogar schon im Trema (vgl. später) eintreten. Wir wollen versuchen, aus unserem Material hierzu noch weitere Erfahrungen zu sammeln.

IV. DIE KONSOLIDIERUNG

Schon bei unserem Schulfall Rainer konnten wir den langsamen Konsolidierungsprozess verfolgen. Zunächst machte sich eine gewisse Entspannung im Felde bemerkbar. Der apokalyptische Erlebnismodus hatte überhaupt nur wenige Wochen angehalten, der Kranke kam schon in der rücklaufenden Krankheitsbewegung zu uns, machte aber auch bei uns noch eine Erregungsperiode durch, die als eine »katatone« bezeichnet werden musste. Wir konnten von ihm in diesem Falle eine gute Selbstdarstellung seines »Kampfes« bekommen und ein anscheinend sinnloses Toben aus seiner Wahnthematik heraus »verstehen«. Dann aber begann sich der Konsolidierungsvorgang deutlich durchzusetzen. In diese rückläufige Phase fielen auch die fortlaufenden Explorationen. Langsam klang das apophäne Erleben aus. Noch für Wochen bestand abnormes Bedeutungsbewusstsein, aber die Erlebnisse hatten an Aktualität verloren. Die »Beobachtung ging weiter«, aber sie regte nicht mehr so auf. Er konnte damit experimentieren, konnte sich über dies oder jenes Gedanken machen, konnte vor allem »so tun, als wenn nichts wäre«, also die Apophänie seines Erlebens für sich behalten. Ein Versuch zur »kopernikanischen Wendung« – wie wir diesen oft unternommenen Überzeugungsversuch zur Krankheitseinsicht nennen wollen – schien zunächst gänzlich fehlzuschlagen (44). Einige Tage später schien er indessen plötzlich akzeptiert zu werden. Dann aber kam es noch einige Male zu einem Hin- und Herkippen; er würde ja meine Meinung – dass es sich nämlich um eine »Krankheit« und nicht um eine so komplizierte »Beobachtung« gehandelt habe – annehmen, wenn nicht ... und dann kamen Einzelheiten aus der Psychose, die ihm ein untrüglicher Beweis dafür schienen, dass doch er Recht habe. Schließlich aber können wir seinem abschließenden Brief (48) entnehmen, dass eine nahezu vollständige Korrektur erfolgt war, nachdem er bereits entlassen war. Man könnte sagen, der Wahn war »von ihm abgefallen«. Dieses Bild ist nicht sehr gut, denn es enthält die Anschauung, als wäre der Wahn etwas Äußerliches gewesen, das wie eine Kruste abfallen kann. Sofern man es im Bilde einer schweren Läsion, einer Wunde, versteht, die nach der Vernarbung die Kruste abstößt, mag es angehen. Wir sagen aber lieber: der apophäne Einbruch hatte sich langsam konsolidiert.

Nun aber sehen wir in dieser rücklaufenden Bewegung sich einen eigentümlichen *Widerstand* bemerkbar machen. Wir erhalten den Eindruck, er wolle sich gar nicht von der Idee trennen, im Mittelpunkt eines gewaltigen Beobachtungssystems gestanden zu haben. Er meinte einmal (S. 36) (44) »stürzen Sie mich doch nicht noch einmal in diesen furchtbaren Zweifel! Entlassen Sie mich und ich werde zeitlebens in dem *schönen Wahn* leben, dass mir eine Chance geboten wurde. Es ist doch das größte Erlebnis, das ich überhaupt hatte. Ich will diesen Gedanken gar nicht aufgeben ... Ich will mich nicht wieder in diesen furchtbaren Zweifel stürzen ...«

Hier liegt nun, wie wir glauben, der Angelpunkt zu der heute so aktuellen *Psychogenie-Frage der Schizophrenie.* Man könnte nämlich – und hat es getan – daraus den Schluss ziehen, hier werde deutlich, woher der ganze Wahn unseres Kranken seine Dynamik bezieht: Er wollte den Verzicht auf die Offizierslaufbahn nicht leisten, zugleich sah er keine Möglichkeit der Realisierung; so flüchtete er sich in den Wahn – als die letzte Möglichkeit, die »letzte Chance«, das »größte Erlebnis«, das er jemals hatte. Die Wahnpsychose sei also nur ein Arrangement (im Sinne ADLERS), eine wenn auch irreale, rein im Raume der Fiktion verbleibende *Wunscherfüllung*, eine Art wochenlanger Wachtraum, aus dem er anfangs nicht »erweckt« werden konnte und sich später emsig sträubte, sich wecken zu lassen, wie jemand im Halbschlaf die Decke festhält, die der Weckende ihm wegziehen will*.

Dieser Erklärungsmöglichkeit, die natürlich diskutiert werden muss, steht aber doch manches entgegen, mindestens eine *andere Möglichkeit,* die eben auch diskutiert werden muss: Erst mit dem

---

* Wir nehmen damit den auf S. 40 offen gelassenen Gedankenkomplex wieder auf.

Abklingen der Apophänie, also mit dem Beginn der Konsolidierung, werden die Erlebnisse im Sinne der Finalität verwertet, d. h. zu einer Selbstwerterhöhung umgeformt und umgefälscht, ein Mechanismus, der sehr nahe liegt, benützt doch unser Seelisches alles nur immer Greifbare zu einem solchen Zwecke. Die Psychose führte zunächst zu einer radikalen Selbstwertminderung im Wahneinbruch – man erinnere sich nur an die furchtbaren, bis zum Suizid gehenden Erlebnisse – worauf nun mit der Konsolidierung eine kompensierende Selbstwertsteigerung folgt. Dieser Mechanismus wäre in keiner Weise ungewöhnlich, werden doch durchgemachte Krankheiten als solche häufig wie eine siegreich geschlagene Schlacht erlebt und wie ein Orden getragen. Jenes anastrophe Erleben, Mittelpunkt zu sein, eignet sich deshalb durch seine Thematik besonders gut zur neurotischen Fixierung. (Dass von Anfang an der *Inhalt* des Wahns – das So-Sein im Sinne von K. Schneider – sich aus der aktuellen Wunsch- und Konfliktlage determinieren lässt, betonten wir zu Anfang.) Dies also wäre die *andere* Möglichkeit*.

Welche von beiden die Richtige ist, wollen wir indessen nicht entscheiden. Man kann erfahrungsgemäß den von einer der beiden Möglichkeiten Überzeugten nicht vom Gegenteil überzeugen. Dies ist verständlich, macht man sich klar, dass es um Auslegungsfragen geht und hierbei niemals objektive Beweise im einen oder anderen Sinne zu erbringen sind. Würden wir etwa argumentieren: Wäre der nicht anders als im Wahn realisierbare Wunsch nach der Offizierslaufbahn wirklich der einzige Motor für die Wahngenese, wie solle man die höchst unzweckmäßige Finalität dieses Wahns erklären, die doch beinahe das Leben gekostet hätte (Suizid), dann erhielten wir

---

* Die rasche unter Umständen durch eine Aussprache erreichte Auflösung eines jahrelang bestehenden Wahnes würde eine Erklärung finden in der Annahme, dass derartige (neurotische) Fixierungen möglich sind. Dies könnte etwa gelten für den von Gaupp mitgeteilten Fall Hager, den ich in Übereinstimmung mit Janzarik, Huber u. a. für einen Schizophrenen halte. Der einzige Punkt, der diese Diagnose bisher schwierig machte, war die rasche Auflösung des Wahnes nach der Aussprache mit dem Gutachter und (unfreiwilligen) Psychotherapeuten Gaupp.

vom überzeugten Psychogenetiker die Antwort: lieber tot, als nicht Offizier. Auf die Frage, was die apokalyptische Szene bei der ärztlichen Untersuchung noch mit seiner Wunscherfüllung zu tun hätte, würde er antworten, man erlitte ja auch im Traum schwerste Angst- und Bedrohtheitsgefahren und dennoch zweifle heute niemand mehr an der unbewussten Determination der Trauminhalte. Wir wollen uns hier also offen halten. Es gilt vorerst, den Wahn als ein Phänomen der Gestaltung richtig zu beschreiben und zu analysieren, d. h. ihn sowohl thematisch, wie auch formal in seine natürlichen Teile und Abschnitte zu zerlegen. Ein solcher bedeutungsvoller Abschnitt ist nun, wie wir glauben, die *Konsolidierung.*
In dieser Phase oder auch in der Rückerinnerung hören wir häufig Wendungen, wie:

Fall 10. In diesen Tagen hörte die Kraftzentrale langsam auf zu arbeiten, aber die Beobachtung ging weiter ...

Fall 11. Als seine Braut zu Besuch kam, sei ihm auf einmal »alles klar geworden«. Er habe sich deshalb beruhigt. »Ich hatte wahrhaftig den Verfolgungswahn, d. h. ich bin wirklich verfolgt worden; und dadurch habe ich den Wahn bekommen ...«

Fall 12 gab an, als er hier ankam: »Hier sei ihm nichts mehr aufgefallen«, nachdem er noch kurz vorher schwerste apophäne Erlebnisse hatte. Erst 14 Tage später traten erneut Wahnerlebnisse auf.

Fall 28 sagte nach Abklingen des Wahns: »Weil ich den schönen Namen Gottbehüt habe, glaubte ich, dass Gott mich behüte. Jetzt sehe ich aber, dass ich genau so ein Schnösel bin, wie die anderen auch ... war früher in einem Traumzustand, jetzt ist wieder alles gewöhnlich ... die Krankheit bestand wohl in falschen Einbildungen und Vorstellungen, heute ist auf der Straße alles ganz natürlich, damals war alles gestellt, wie im Film ...« (Auf die Frage wie er sich das erkläre, bleibt er dabei, es sei damals wirklich gestellt gewesen.) »In Film muss es ja auch gehen, dass man alles aufstellt.« Einige weitere Wochen später: »Heute ist alles wie weg, kann mich überhaupt nicht mehr erinnern ...«

Fall 31 wurde nach der Besserung auf die ruhige Abteilung verlegt. Meint, es wäre doch vielleicht alles Blödsinn, was er sich »dort drüben« eingebildet hatte. Unter dem Verdacht der Spionage stand er ja wohl, aber es kam doch wohl nicht viel dabei heraus, sonst wäre ja schon was nachgekommen. Neigt zur Bagatellisierung. Kann auf die Frage nach früheren Erlebnissen nichts mehr antworten: es ist mir alles so komisch vorgekommen.

Fall 40 berichtet, er habe sich eingebildet, er müsse alle bekehren, er wisse selbst nicht, wie er darauf kam.

Fall 50 schildert, wie ihm alles »so bekannt« vorgekommen sei: »Oder soll ich das alles gesponnen haben? Dann müsste ich allerdings sehr verrückt gewesen sein, wenn ich das alles als wahr angesehen habe.«

Fall 56 sagt, nach einer äußerlichen sehr guten Remission: »Ich weiß nicht, der Körper muss verändert sein, ich kann mich anstrengen wie ich will, ich kriege die Verfolgungsgedanken nicht mehr heraus ...«

Fall 72 glaubt abschließend, dass »alles nur eine Prüfung« war. Man wusste, dass er empfindlich war und machte alles, um ihm die Empfindlichkeit abzugewöhnen.

Fall 89 meint in der Konsolidierungsphase: »Manchmal glaube ich, es sind Menschen, die so hinter mir her sind. Und dann denke ich, es sind doch wieder die Nerven, weil es doch mein Bruder auch hat« (der mit einer Schizophrenie in der Anstalt liegt).

Fall 108 meint, auch jetzt werden noch Bemerkungen gemacht. »Anfangs hat es mich große Überwindungen gekostet, nicht hinzuhören, aber jetzt höre ich nicht mehr zu, interessiere mich nicht dafür. Wenn ich mich damit beschäftigen würde, glaube ich, dass ich alles auf mich beziehen könnte und es wieder so auffassen würde. Aber ebenso gut kann ich es als bloße Unterhaltung auffassen.«

Derselbe Kranke konnte kurze Zeit später, als diese Phase des Kippens im Abklingen war, eine gute Darstellung des Wahnerlebens im Rückblick geben:

Mitunter kommt es auch jetzt noch vor, dass ich versuche, Beziehungen herzustellen. Wenn ich einen Brief zwei- bis dreimal lese, wirkt er anders, als beim ersten Mal. Beim zweiten Mal lese ich ihn ruhiger, auch wenn es Nachrichten sind, die mich aufregen könnten. Habe mehr Abstand. (In diesem Moment hört man Geräusche vom Flur her.) »Früher habe ich mir immer eingebildet, dass es mit mir Bezug hat. Hätte aus dem Geräusch sicher versucht, daraus einen Schluss für mich zu ziehen ... ich wusste immer, dass es eine

Beziehung hatte, aber nicht, was für eine; eine Gewissheit war es eigentlich nicht, mehr eine Gültigkeit, das unbestimmte Gefühl, dass alles nicht ungewollt, sondern gewollt sich abspielte. Das Natürliche fehlte mir dabei, das Zufällige. Ich hatte nicht das Gefühl, dass es ein reiner Zufall ist, z. B. wie bei diesem Geräusch soeben.« Dieses Gefühl wurde zeitweilig auch stärker ... (soll ein Beispiel geben) »Irgendein Wort aus einer Zeitung, die da lag; da war es, als ob dieses Wort nicht reiner Zufall war, dass ich gerade dieses Wort zu lesen bekam. Als ich dieselbe Zeitung einige Zeit später bekam, war es ganz anders, das flukturierte so ...« Er berichtet weiter, dass er immer das, was gerade gesprochen wurde, in Beziehung setzen konnte zu dem, was er selbst gerade tat oder dachte oder vorhatte.

Die Beispiele sollen zeigen, wie sich entweder allmählich oder auch mitunter überraschend schnell, von einem Tag zum anderen, die völlige Umstrukturierung einstellen kann, die *kopernikanische Wendung:* Nicht er, der Kranke, steht in der Mitte des Weltgeschehens, sondern die Welt läuft wie bisher ihren Gang und er ist nur ein kleiner unwichtiger Teil dieser Welt. *Der Überstieg ist wieder möglich geworden.* Die Apophänie kann aufhören fast so, wie ein neurologisches Symptom aufhören kann, z. B. eine Parästhesie nach einem abgelaufenen Schub einer multiplen Sklerose, oder ein Doppeltsehen oder ein Schwindel bei Vestibularisreizung. Kaum ist es abgeklungen, kann man sich die frühere Sicht schon kaum mehr vorstellen, sie blasst ab, wird inaktuell. Dieses Kommen und Gehen, auch das zeitweilige Kippen spricht unseres Erachtens sehr im Sinne eines organischen Krankheitsgeschehens, nicht im Sinne eines psychogenen Symptoms.

Dieses *Kippen* war besonders ausgeprägt im folgenden Fall:

Fall 54 hatte lange Zeit hindurch seinen Nachbarpatienten für den Vater seiner Salzburger Freundin gehalten. Jetzt kann er mitunter vollkommen nüchtern davon sprechen, dass er sich hierbei geirrt habe. Im nächsten Augenblick jedoch spricht er »von dem Vater meiner Freundin, der ja in meinem Nachbarbett lag«. Die eine Einstellung kann unmittelbar in die andere umkippen und es kann innerhalb eines Gespräches mehrmals zu diesem alternierenden Wechsel der Einstellung kommen.

Dieses Kippen beobachtete man später überhaupt bezüglich seines ganzen Wahnes. Mitunter konnte man ihn zur Anerkennung der Anschauung bringen, dass alle seine Erlebnisse durch eine eigene krankhafte Veränderung erklärbar seien. Aber diese Einsicht wird nur kurze Zeit festgehalten, dann kippt er wieder in die entgegengesetzte Sicht zurück, dass er inmitten eines riesigen Beobachtungsapparates gestanden habe, in dem die Salzburger Freundin eine entscheidende Rolle gespielt habe. Er will nicht an den Gedanken heran, dass sie mit all dem nichts zu tun gehabt habe. Wenn sie aber damit zu tun hatte, dann könne sie nur eine Agentin des SD sein und dann verliere er die Achtung vor der deutschen Frau: »Ich verliere dann alles, habe noch nie so an einen Menschen geglaubt und wenn ich jetzt sehen muss, dass alles Lüge war, dann kann ich nicht mehr an die deutsche Frau glauben.« Es machte sich also auch hier jener neurotische Widerstand bemerkbar, den wir oben erwähnten: Er will den Gedanken nicht aufgeben, dass sich alles um ihn gedreht habe, er erlebt nun, da die aktuellen Verfolgungserlebnisse abgeklungen sind, die Erinnerung, an diese Zeit im Sinne einer enormen Selbstwertsteigerung. Das Erlebnis wird positiv akzentuiert und kann nur gegen Widerstand aufgegeben werden. Es bindet ihn vor allem an seine Salzburger Freundin (die ihm in vor Beginn der Psychose einen Abschiedsbrief geschrieben hatte), während sie bei Aufgabe der Fixierung wieder an die Peripherie des Feldes rücken und den Bezug mit ihm verlieren würde. In dieser Phase des ständigen Kippens und einer zweifellos *neurotischen Wahnfixierung* geht er auf Urlaub und berichtet bei der Rückkehr:

> Er sei noch mit der Absicht nach Hause gefahren, sich bei verschiedenen Bekannten über ihr merkwürdiges Verhalten Gewissheit zu verschaffen. Als er wegfuhr, war er fest überzeugt, dass die Bekannten »instruiert« gewesen wären, und gegen ihn gearbeitet hätten. Schon im Zug musste er daran denken, wie doch alles anders gewesen sei, als er das letzte Mal (während des blühenden apophänen Wahns) im Zuge gefahren sei*. Bei verschiedenen Anlässen wurde ihm ganz klar, dass er damals dieselbe Bemerkung völlig anders aufgefasst hätte, die ihm nun ganz natürlich vorkam. Schon dabei sei ihm stark der Gedanke gekommen »ob nicht tatsächlich alles nur

* Vgl. S. 106.

Einbildung gewesen sei«. Als er dann zu Hause die Bekannten aufsuchte, wusste er mit einem Schlage, dass alle seine Beobachtungen von früher auf einem Missverständnis beruhten bzw. auf einer Einbildung. Er zweifelte nun nicht einen Augenblick mehr, dass alle seine Erlebnisse über Verfolgung und Spionage eine Selbsttäuschung darstellten.

Diese nicht zufälligen, sondern offenbar mit einer gewissen Gesetzmäßigkeit auftretenden *psychogenen Mechanismen* im Anschluss an schizophrene Schübe, machte schließlich noch ein Fall recht anschaulich, an dem man besonders deutlich sehen konnte, wie sehr der führende Inhalt seines Wahnes durch das aktuelle Gesamtfeld determiniert wurde.

Fall 110 wurde uns zugewiesen, weil er bei der Truppe mit der Idee, Christus zu sein, aufgefallen war. Er war wegen einer Kniegelenkseiterung im Lazarett operiert worden. Der dortige Chefarzt schien ihm so »bekannt« und plötzlich wusste er, dass es sein Chef, der Weingutsbesitzer N. sei, bei dem er seit etwa einem Jahr in Arbeit stand. Von diesem Weingutsbesitzer »wusste« er schon vor der Einziehung, dass es in Wirklichkeit sein Vater sei. Er hatte nämlich, unehelich geboren, seinen Vater niemals kennen gelernt, und sich viel mit der Frage abgeplagt, als er noch ein Knabe war, wer wohl sein Vater sei. Durch sein gütiges Wesen sei ihm der Chef schon damals aufgefallen und der Gedanke, dieser habe ihn eigens zu sich kommen lassen, setzte sich immer stärker fest. Nach der Operation war er überzeugt, der Chefarzt habe ihm während der Operation von seinem eigenen Blut gegeben, deshalb sei er so rasch geheilt. Der Patient kam mit ziemlich verworrenen Ideen bei uns zur Aufnahme, zeigte ein typisches apophänes Erleben mit Hypnose, Gedankenausbreitung und Personenverkennung. Bei uns trat sofort der Chefarzt des Lazaretts an die Stelle des früheren Chefarztes, auch er war identisch mit dem Weingutsbesitzer N., alle schmolzen also zu einer einzigen Vatergestalt zusammen. Dieser »Vater« sei auch der, von dem alle Einflüsse ausgingen, unter denen er jetzt stehe: »Das ist der, der die Menschen wie ein Magnet zusammenzieht. Er ist wie ein Magnet, ist kein gewöhnlicher Mensch! Vielleicht ist er der liebe Gott – und ich bin Gottes Sohn.«

Acht Wochen später war dieser Christuswahn ohne besondere Be-

> handlung völlig abgebaut. Er erklärte, er habe einmal in einem Buche gelesen: »Durch zwei oder drei Menschen werde ich (Christus) unter euch sein.« Da er sich selbst für Christus hielt, glaubte er im Oberstabsarzt den Heiligen Vater zu sehen. Jetzt glaube er nicht mehr, Christus zu sein. Die Remission dauerte allerdings nicht lange, bald kam ein neuer Krankheitsschub.

Dieser Fall zeigt, wie in diesem Dasein analog den Fällen BINSWANGERS, eine Grundthematik bis in die Kindheit zurückzuverfolgen ist: Die *Suche nach dem Vater,* den er als unehelich Geborener nicht kennt. Diese Sehnsucht nach dem Vater war ebenso unerfüllbar, wie sie dominantes Thema dieses Weltentwurfes war. Wieder könnte man im Sinne der Psychogenetiker argumentieren; die Flucht in den Wahn war die einzige Form der Wunscherfüllung, wenn auch auf einer irrationalen Ebene. Man verstünde nur nicht, wieso der Wahn abklingt, wieder einsetzt und eventuell wieder abklingt. Uns scheint es nahe liegender, anzunehmen, dass der aus endogenen Gründen *unabhängig* von dieser Thematik einsetzende *Wahn den Wunsch erfüllt,* weil im Augenblick des Wahnbeginns eine *solche starke Wunschthematik* bestand. Nun findet er in allen obrigkeitlichen Figuren, die ihm begegnen, schon im zivilen »Chef«, dann in den »Chefärzten« den gesuchten Vater, der zugleich der »Heilige Vater« ist, dessen Sohn Christus somit er selbst sei. Damit findet er auch die Erklärung für die Apophänie und die Anastrophé. Dass der Wahn eine Form der Wunscherfüllung sein kann, ähnlich wie der Traum, halten wir für möglich, aber dass er ausbricht, nur um den Wunsch zu erfüllen, glauben wir nicht, ähnlich wie auch der Schlaf nicht nur aus Gründen der Wunscherfüllung im Träumen einsetzt. Da Wahn und Traum ähnliche psychologische Mechanismen darstellen, haben sie auch das Moment der Wunscherfüllung gemeinsam.

***

Obwohl wir es hier ständig mit schizophrenen Schüben zu tun haben, und von einem *Schub* immer nur im Gegensatz zu einer *Phase* im gewöhnlichen Sprachgebrauch der Psychiatrie gesprochen zu werden pflegt, wollen wir uns darüber klar sein, dass es sich bei dem, was wir als Apophänie bezeichnet haben, gleichwohl um eine

Phase handelt. Und zwar um eine *Phase innerhalb des schizophrenen Schubes;* sie entwickelt sich, steigert sich, geht unter Umständen über in eine weitere, die apokalyptische Phase, um dann mehr oder weniger rasch abzuklingen. Bei allen drei Begriffen, dem Trema, der Apophänie und der Apokalyptik, handelt es sich somit um *phasische Abläufe.* Dass sie mitunter als ein Dauerzustand festgehalten zu werden scheinen und damit die schizophrenen Endzustände sich eben als »paranoide« oder »katatone« Dauerformen charakterisieren lassen, bedarf natürlich einer besonderen Erklärung, die im nächsten Abschnitt diskutiert werden soll. Solange wir uns jedoch mit dem einzelnen schizophrenen Schub befassen, wollen wir die eingeführten Begriffe als Bezeichnungen für ein *phasisches* Geschehen verstanden wissen.

Während dieser Phasen läuft indessen – gewissermaßen heimlich und ohne besonders in Erscheinung zu treten – eine Veränderung einher, die in der Apophänie als einem phänomenologischen Tatbestand nicht mitenthalten ist, jene Veränderung nämlich, die zu dem führt, was wir als den *Residualzustand* bezeichnen. Hierbei handelt es sich nun im Gegensatz zu den bisher besprochenen Phasen nicht um eine solche, sondern um eine *Dauerveränderung.* Erst sie charakterisiert das Gesamtgeschehen eben als »Schub«.

V. DER RESIDUALZUSTAND

Das ernsteste Argument gegen die Anschauung von der Psychogenie schizophrener Psychosen ist wohl die Tatsache, dass sie nicht ad integrum abzuklingen, sondern mit einem Residuum auszuheilen pflegen. Diese Residuen haben nichts unmittelbar mit den psychotischen Inhalten zu tun. Sie sind also nicht etwa im Sinne eines Residualwahnes zu verstehen. Es sind nicht Wahnreste aus der Wahnthematik, die gewissermaßen stehen bleiben. Solches gibt es natürlich; aber es trifft nicht das Wesen des Residuums, wie wir es hier im Auge haben. Vielmehr kann das gesamte Wahnerleben restlos abklingen, sogar mit voller Korrektur und Einsicht in das Wahnhafte der Erlebnisse. Und dennoch kann ein Residuum feststellbar sein. Dieses kommt dem Kranken oft stärker zum Bewusstsein als seiner Umgebung. Deshalb sind wir auch hier wieder auf die phänomenologische Analyse angewiesen.

Wegen dieses zurückbleibenden Restes trifft der zweite Schub immer auf eine veränderte Persönlichkeit, die mit der ursprünglichen nicht mehr identisch ist. Die neuen Erkrankungsschübe verändern eine bereits veränderte Struktur. Nur der erste Schub verhält sich hier anders. Man erfährt deshalb das Spezifische dieser residuären Zustände am besten nach dem ersten Erkrankungsschub. Nach späteren Psychosen können wir gleichwohl sehr gute Schilderungen erhalten, sofern die Kranken den Unterschied zur normalen Grundstruktur noch vergegenwärtigen können. Das kann häufig, muss aber nicht möglich sein.

Worin bestehen nun diese Residuen? Unser Fall Rainer machte hierüber sehr aufschlussreiche Angaben, die wir hier aus den Protokollen im Auszug nochmals wiederholen: (38) »Ich weiß überhaupt nicht mehr, auch in Zukunft nicht, ob irgendwann etwas Zufall ist. Das ist ein Eindruck, der lähmt.« Es besteht ein Gefühl der Unsicherheit, er fühle sich den meisten Menschen unterlegen bzw. nicht gewachsen. Er habe keine Aufnahmefähigkeit mehr für ernste Lektüre (42). Billige Romane, auf die er früher mit Verachtung herabsah, sei das, wonach er griffe. Für das Große und Schöne sei er nicht mehr aufnahmefähig. Es sehe wüst und leer in ihm aus (46). Er sei nicht mehr derselbe, nicht mehr sorglos, wenn er es vielleicht auch scheine. »Mir kommt es vor, als ob mein Leben von jetzt an unter einem Unstern stehen würde, ich weiß nicht, wie das enden soll ... ein Makel hängt an mir ...« Aber es sei nicht das Äußere, sondern mehr das Innere: »Ich fühle mich nicht mehr so unbeschwert, habe kein rechtes Vertrauen mehr zu dem, was ich unternehme ... ein Makel, der auf mir liegt, so etwas Gehetztes, Gepeinigtes habe ich an mir. Ich glaube, so wirklich froh kann ich niemals wieder werden, bin vielleicht auf dem besten Wege, ein Eigenbrötler zu werden, so einer, der für sich lebt, ein Spießer oder Mucker.« Ein anderes Mal meint er: »Das ganze Erleben lastet auf mir, ist dauernd wie ein Schatten, der mich begleitet ...« »Jetzt denke ich bei allem: vielleicht, vielleicht auch nicht ... man könnte es auch *ungenügende Willenskraft* nennen.« »Ich lebe unter dem Ein-

druck, dass man mir den Stempel der Minderwertigkeit aufgedrückt hat. Ich bin nicht mehr so vollwertig, wie andere Menschen.«
Diese Selbstschilderung steht freilich noch ganz unter dem Eindruck des abklingenden Wahns. Aber gleichwohl scheint hier eine *Ahnung des Bleibenden* aufzuklingen, die erschüttert.
Man hat viel Hypothesen versucht, das Spezifische des schizophrenen Defektes zu fassen. Berze sprach von der Hypotonie des Bewusstseins, Beringer von der Entspannung des intentionalen Bogens. Stranski von der intrapsychischen Ataxie. Es ist im Grunde gleichgültig, wie man dieses Spezifische nennen mag, es sind immer nur Bilder oder Gleichnisse. Wir begnügen uns vorläufig mit der Bezeichnung des schizophrenen *Residuums,* weil sie nichts vorweg nimmt und dem Begriff des »Defektes« aus anderen Gründen überlegen ist. Es gilt vor allem, gute *Selbstschilderungen* der Kranken zu sammeln. Denn sie müssen es ja am besten wissen, worin der spezifische Unterschied gegenüber früher besteht.

Fall 85 – der vor Jahren schon eine schizophrene Psychose durchgemacht hatte, wurde vom WBK geschickt (mit der Frage, ob Simulation vorläge). »Ich könnte Freude gebrauchen ... man kann doch den Unterschied bilden von früher, das können Sie doch auch, Herr Doktor. Sie wissen, wie Sie früher waren und jetzt, so ist es. Habe mich früher doch auch auf den nächsten Sonntag gefreut, oder aufs Spielen, aufs Schach, auf irgendetwas, man freut sich immer auf etwas. Aber jetzt – nichts mehr davon. Es ist mir gleichgültig, interessiert mich nicht ... schon der Aufenthalt hier kostet Kraft für mich, das ist Kräfteverlust, die Energie, die Freude auf Morgen fehlt. Aber ich lebe trotzdem. Wenn ich mich privat mit jemand unterhalten würde, würde es mich nicht anstrengen, aber jetzt hier, das kostet schon wieder Kraft ... ist alles ein Kräfteverlust. Nur zu Hause kann ich mich hochhalten. Im Beruf kann ich es einteilen, wie ich es will (Patient ist Handlungsreisender), kann aufhören, wenn ich will, arbeite nur drei bis vier Tage in der Woche, da kann ich gehen und stehen, wie ich will und am Freitag, da können sie mir 100 Mark hinlegen, da fahre ich doch nach Hause ... Die Spannkraft, die Energie habe ich nicht mehr.« (Soll ein Beispiel geben) »In irgendeiner Leistung hatte man den Drang früher, das ist eben heute nicht mehr, zum Essen, Trinken reicht es, aber darüber – es interessiert mich nicht mehr.« Auf weiteres Befragen wiederholt er immer dasselbe, es fehle ihm an der Spannkraft, dem Tatendrang, der Energie. Am Morgen sei es ihm am schlechtesten. Er brauche immer erst eine Weile, bis er in Gang komme. Er wisse genau, dass ihm die Kraft fehle. Auch habe er viel Körperreißen: »Wissen Sie, wie das ist, Herr Doktor, Körperreißen im ganzen Körper? Hier und hier ...« (Der Patient wirkt seltsam verschroben, grimassiert, springt auf, verliert den Faden, stellt Zwischenfragen in etwas distanzloser Weise.) Das einzige Vergnügen für ihn sei der Kinobesuch, dem könne er folgen. Das gäbe ihm sogar eine gewisse Spannung. Es komme sogar vor, dass er dabei gerührt sei, aber selten. Es brauche nicht etwas Trauriges zu sein. Er gehe nicht zu sehr in der Handlung unter, sondern beobachte die Kunst des Schauspiels. Ein gutes Kinostück könne ihn sogar in freudigen Zustand versetzen.

Das Protokoll zeigt sehr deutlich dasjenige, was Beringer in der »Entspannung des intentionalen Bogens« beschrieben hat. Die Vorliebe für das Kino, die ich übrigens seither von vielen schizophrenen Residuärzuständen bestätigt bekommen habe, erklärt sich wohl daraus, dass hier die Spannung von außen den Patienten mitreißt. Es ist der Anstoß von außen, den der Kranke braucht, weil derjenige von innen fehlt, einer der Gründe, warum der Kranke in einem Arbeitsbetrieb, der ständig von außen einen gleichmäßigen Druck auf ihn ausübt, oft noch Gutes leisten kann.

Fall 108 gibt an, dass er von den Dingen jetzt viel weiter weg sei, sie gleichsam von weitem ansehe. Er sei von einem Extrem ins andere umgeschlagen. Heute sei er ängstlich, frage sich, ob er es auch richtig mache, wo er sich früher keine Gedanken gemacht habe. Überhaupt das naive Handeln sei völlig weg. Von seinem Lehrer sei er früher als ruhig, naiv und bescheiden bezeichnet worden. Jetzt habe er dieses naive Leben nicht mehr. Er sähe sich jetzt gewissermaßen selber zu. Das kannte er früher nicht. Er lebte ganz ausnahmslos unbewusst und könne sich auch an keinen Moment erinnern, in dem er sich so *bewusst war, wie er es jetzt dauernd sei.*

Da er in diesem Zusammenhang auch von Entschlussunfähigkeit gesprochen hatte, wird er gebeten, ein Beispiel hiervon zu geben: »Ich wollte mir etwas holen, Streichhölzer, hatte kaum noch welche, hätte sie mir gerne geholt, vom Südbahnhof (Wegstrecke von etwa acht Minuten). Irgendetwas hält mich davon ab, mach's dann nicht, irgendwie geht es nicht durch, bleibt im Ansatz, im Keim, hält nicht durch ... es ist aber schon besser. Aber auch jetzt noch, will z.B. in den Laden gehen, mir Zigaretten holen ... habe aber Bedenken, weil ich mir denke, dass ich es als Soldat nicht soll. Wenn ich dann am Laden vorbeigehe, will ich hineingehen, gehe aber doch nicht hinein.«

Auch beim Briefschreiben: »Wenn ich fortlaufend schreiben kann, und Ruhe habe, kann ich schreiben, bin aber furchtbar ablenkbar. Früher saß ich trotz des Radio am Schreibtisch, konnte mich konzentrieren. Jetzt werde ich leicht durch Äußerlichkeiten abgelenkt. Das war schon viel schlimmer, war so, dass ich kaum einen Satz klar zu Ende schreiben konnte, weil alles um mich herum mich sofort aus dem Konzept brachte.«

Aus diesen Protokollen ist neben der typischen Entschlussunfähigkeit und Konzentrationsschwäche vor allem die bewusst empfundene Reflektiertheit hervorzuheben. Sowohl diese, wie auch die fehlende Konzentration, dieses Achten auf alle Bestände des Feldes, scheinen in der Tat ein Relikt des apophänen Erlebens zu sein. Dennoch ist jetzt sicher kein Wahn mehr feststellbar.

Fall 28 meint in der Phase der Konsolidierung: »Ich wollte, ich wäre wieder ein richtiger freier Mensch, komme mir manchmal vor, wie verblödet, dass ich keine großen Gedanken habe. Zum Beispiel Lesen geht kaum, ich kann nicht gut die Zeitung lesen, das macht mir noch keine Freude, auch Bücher, strengt mich direkt an, möchte am liebsten draußen spazieren gehen ...« Ein anderes Mal: »Es ist eigentlich das Gegenteil von dem, wie ich kam. Bin zu ruhig, manchmal möchte ich fast gar nichts tun.« Er sei sicher gesunder als damals, aber eines müsse er doch feststellen, dass er in diesem erregtem Zustand bestimmte Fähigkeiten besaß, die er jetzt nicht habe. Die Zunge war gelöster, das Briefschreiben viel leichter, vielleicht war auch viel Blödsinn drin, z.B. konnte er auch fast fließend französisch sprechen. Auch die Entschlusskraft war größer. »Jetzt kann ich keinen großen Entschluss fassen.« Aber doch sei ihm der jetzige Zustand sympathischer, »man müsste nur mehr Geist bekommen, müsste aufgeweckter sein«, auch am Gedächtnis hapere es und am Schlaf.

Fall 33 hatte schon 1936 eine schizophrene Psychose durchgemacht. Er gab nun an, er habe seit vier Jahren ein merkwürdiges seelisches Gefühl in der Brust: »*Es ist wie ein welkes Blatt,* keine eigentlichen Schmerzen. Das ist als Rest von dem früheren Nervenzusammenbruch geblieben, so ähnlich ...«

Fall 54 gab an, durch die Lazarettgeschichte habe er einen gewissen Lebensglauben verloren. Es sei ihm fast gleichgültig, ob er lebe oder nicht lebe. Er könnte sich ohne weiteres erschießen, tue es nur wegen der Mutter nicht. Er habe über nichts mehr richtige Freude. Das Einzige, was er sich wünsche, sei Arbeit. »Darin sehe ich das Wesentliche, weil man nur so alles vergessen könnte.« Am liebsten wäre er an der Front, wo »man sich auf anständige Weise eine Kugel holen könnte«. (Ganz nüchtern und ohne Pathos.)

Fall 91 ist einsilbig und wortkarg: es kommt ihm vor, als wenn er jetzt sein Leben lang verbannt wäre: »Man kommt nicht mehr aus der Schlinge raus ...«

Der folgende Fall bietet ein wesentlich schwereres Residuum, von dem nun schon von einem »Defektzustand« gesprochen werden könnte. Hier ist nicht nur das, *was* er sagt, ein Hinweis für die schwere Veränderung, sondern auch die Weise, *wie* er es tut. Hier ließe sich die Diagnose wohl schon aus dem Verhalten stellen.

Fall 22. (Wie geht es Ihnen jetzt?) »Weiß nicht, wie ich sagen soll, so recht ist's noch nicht, es fehlt überall.« (Beschäftigung?) »Beschäftigen tue ich mich freilich, so was im Haus rum ist, das andere im Kopf.« (Gedanken?) »Es gibt nachzudenken und vorzudenken ... Wenn Frieden ist, was gibt's da viel Arbeit ...« (Wollen Sie zu den Eltern?) Ja, wenn die noch leben, ob die überhaupt noch leben?« (Waren doch eben erst da?) »Ja, das geht heute sehr schnell ...« (Sind die Leute gut zu Ihnen?) »Na ja, gut, mitunter ist das in Sekunden umgestimmt ...« (?) »Da habe ich Kopfreißen im Kopf und in den Beinen, dass ich keinen Schritt tun kann und da soll ich was tun, und da sitzt man da und die Vorarbeiten und Nacharbeiten müssen doch getan werden, es muss doch alles in Ordnung sein, was drum und dran hängt an den Menschen ... Es geht doch immer durcheinander, das Geschmeiß mit der ganzen Kriegsgeschichte, mit dem Verlegen und dem Zeugs ... ich kann mich nicht recht so betun, so bewegen oder so. Manchmal ist es so, wie es war, manchmal ist es so durcheinander, dass ich gar nicht weiß, was ich machen soll vor Gereiß und so ...« (Fühlen Sie sich verändert?) »Weiß nicht, so stumpf, so dumpf, so anders, so schwerfällig oder was das ist, ich kann das gar nicht sagen ...« (Fremde Gedanken?) »Kann möglich sein, das da was Fremdes oder was Verkehrtes drinnen steckt, was nicht dahin gehört.« Patient grimassiert stark während der Unterhaltung, fixiert immer nur ganz flüchtig, blickt meist träumerisch in die Ferne, vermeidet die Blickbegegnung. Beim Herausgehen aus dem Zimmer bleibt er vor einem Schrank stehen, blickt ein Weilchen durch die Scheibe, dreht sich um, versucht so etwas wie eine militärische Ehrenbezeugung, die ihm aber nicht gerät, will noch etwas sagen, geht dann aber schweigend hinaus.

Wir haben die Protokolle ausführlicher gebracht, um wieder, die Uniformierung der Psychosen ausnützend, das Typische und immer Wiederkehrende möglichst deutlich heraustreten zu lassen. Was sich am stärksten aufdrängt, ist in allen Fällen der *Verlust der Spannkraft.* Damit wird einmal ein objektiver Sachverhalt bezeichnet, der deshalb auch in einer Verhaltensbeschreibung ohne weiteres benützt werden könnte; er vermag das *Verhalten zu* charakterisieren: die Spannkraft des Auftretens, der Haltung, der Art und Weise, wie ein Ziel angegangen und verfolgt wird. Dies meint auch das Bild von der Reduktion des intentionalen Bogens (Beringer).

Derselbe Begriff meint aber auch einen *phänomenalen* Tatbestand. Es ist das Erlebnis der eigenen Entschlusskraft oder Willenskraft. Alles, was uns die Kranken erzählten, handelt von diesem Mangel an Spannkraft hinsichtlich der Fernziele, der großen Lebensplanung, des Berufsziels usw. wie auch hinsichtlich jeder kleinsten Tagesverrichtung. Schon bei dem Entschluss, sich in der nächsten Trafik eine Schachtel Zigaretten zu kaufen, wird er empfunden. In jeder Schilderung kehrt dieser erlebte Mangel an innerem Antrieb, an Entschlusskraft, an Konzentration, Interesse, Energie, an Durchschlagskraft wieder.

Es ist auffällig, dass *während der Psychose* davon kaum die Rede war. Die erregten Kranken zeigten oft enorme Leistungen an Entschlusskraft. Denken wir nur an die Selbstmordversuche, an die Intensität, mit der die Entlassung begehrt wurde, an Gewalttaten oder Widerstandsleistungen aller Art. Meist erst mit der Konsolidierung stellen sich die Klagen und Veränderungsgefühle im Sinne einer energetischen Einbuße langsam ein. Man hat also den Eindruck, als hätte sich diese Veränderung während des gewaltigen psychotischen Geschehens unmerklich eingeschlichen und sei nun erst sichtbar geworden.

Mitunter findet man auch während der Psychose Hinweise auf eine Veränderung in diesem Sinne. Unser Fall Rainer glaubte, auf dem Höhepunkte seiner Psychose, er müsse seine Willenskraft unter Beweis stellen. Er »kämpfte« wie ein Löwe gegen die Pfleger – das typische Bild eines katatonen Erregungszustandes darbietend – bis er seine Kraft »erlahmen« fühlte. Vielleicht hatte man hier die Reduktion des energetischen Potenzials gewissermaßen in statu nascendi vor Augen: Der Kranke erlebte schon in der Psychose diesen energetischen Abbau, versuchte in einem letzten Aufbäumen alle Willensreserven zu mobilisieren und ging als ein Veränderter, energetisch Verarmter aus diesem Kampf hervor. Im katatonen Stupor scheint die schwere Reduktion des energetischen Gehalts unmittelbar anschaulich zu sein.

Lewin und seine Schüler haben erstmalig dasjenige, was man auch alltagspsychologisch die »Energie«, die »Spannkraft« des Menschen zu bezeichnen pflegt, so behandelt, als handele es sich wirklich um Kraftwirkungen analog physikalischer Kräfte. Dies erwies sich als ein überaus fruchtbarer heuristischer Ansatz. Der Mensch mit seinem Wollen und Wünschen, seinen Ängsten und Befürchtungen, seinen Interessen und Triebfedern, ist in der Tat ein hoch differenziertes, »energetisches System«. Energie natürlich immer im psychischen Sinne gemeint. Er erlebt etwa in der Bedürfnisspannung sich selbst auf das Bedürfnisziel hin »gespannt«. In jedem Erlebnisfeld bilden sich Anziehungs- und Abstoßungskräfte aus, die, man wie Vektoren oder Potenziale in Kraftfeldern behandeln kann, wenn man sich freilich auch der Unterschiede dieser psychischen von physikalischen Kraftwirkungen bewusst bleiben muss.

Lewin führt diese Gedanken konsequent durch: Damit überhaupt Psychisches geschehen kann, Zuwendung oder Abwendung oder Bewegung in irgendeiner Richtung – und wenn es nur das Verjagen einer Fliege wäre – muss eine Bedürfnisspannung, eine Art Spannungssystem sich ausgebildet haben. Fortwährend bilden wir

derartige Spannungssysteme aus, vielfach ineinander geschaltete neben- und ineinander wirkende Teilsysteme, und suchen sie in der Bedürfnisbefriedigung zur Entspannung zu bringen. Ganz abgesehen von den Trieben und ihrer Triebbefriedigung ist etwa schon das Lösen einer Aufgabe eben die »Lösung« einer solchen »Spannung«, die mit der Aufgabestellung sich ausgebildet hatte.
Zur Ausbildung dieser fortwährenden Spannungssysteme, ohne die Psychisches nicht denkbar ist, gehört ein Energiebetrag. Da wir im Raume des Psychischen, nämlich des Qualitativen, die Energiequanten nicht messen können, sind wir nur auf den Vergleich angewiesen. Wir wissen etwa, dass wir nicht gleichzeitig mehrere disparate Ziele mit der gleichen maximalen Intensität verfolgen können, so als wäre der jeweils aktuelle, im Augenblick verfügbare Energiebetrag, begrenzt. Auch kann man seine Energien »verzetteln«, kann sie »auf einen Punkt richten«, »zersplittern« oder »sinnvoll verteilen«, man kann mehr oder weniger rasch über sie »verfügen«. Aus diesen Momenten konstituieren sich auch gewisse Charaktereigenschaften. Jeder Mensch verfügt über ein festes energetisches Potenzial; oder in noch genauerer Fassung: jedes *Individuum ist* ein solches energetisches Potenzial. Es erlebt selbst das Maß dieser Spannkraft in der Kraft seines Wollens, in der Intensität seines Wünschens und seiner Interessen, in der Dynamik seiner Zu- und Abwendungen. Dieses Potenzial ist eine Art Fließ-Gleichgewicht, eine Konstante, gleichgültig, ob im Augenblick viel oder wenig Energien von dem Individuum gefordert werden. Es wäre etwa vergleichbar dem »Kriegspotenzial« eines Landes, das im Frieden wie auch während der Kriegsführung, also bei starkem Verbrauch an Kriegsmaterial, eine konstante Größe bleibt.
Wir glauben nun, jener spezifisch schizophrenen Residualstörung am nächsten zu kommen, wenn wir von einer *Reduktion des energetischen Potenzials* sprechen. Es ist eine Veränderung, die es beim Gesunden nicht gibt und nicht geben kann. Der Gesunde kann in gewissen Perioden seines Lebens die Energien brachliegen lassen oder verzetteln, aber das Potenzial als solches, das er selbst ist, bleibt immer dasselbe. Lediglich beim Hirngeschädigten wird man im Zweifel sein können, ob bei ihm nicht auch eine Reduktion des Potenzials eingetreten ist. In der Tat haben wir Stirnhirndefekte

gesehen, die in eigenartiger Weise an schizophrene Defekte erinnerten.

Für eine solche Reduktion des Potenzials ist wesentlich, dass nun in jedem ausgebildeten Spannungssystem, vom Verjagen einer Fliege bis zum Erreichen der gesteckten Lebensziele, ein Energiebetrag fehlt. Für jedes solche Spannungssystem im Sinne der Bedürfnisspannung (Lewin) ist die Spannung reduziert. Dies lassen besonders gut die Schilderungen des Falles 85 (S. 215) erkennen; alles sei »Kräfteverlust«, d. h. überall fehle es an Kraft, und er müsse haushalten. Er könne sich nicht mehr so freuen: auch freuen heißt affektdynamisch gesprochen, Spannungssysteme ausbilden. In besonders schweren Fällen entsteht so das »Syndrom der gebrochenen Feder«: Der Kranke vermag überhaupt keine Bedürfnisspannung mehr auszubilden und bleibt, wohin man ihn auch stellt, »stehen«, wie eine Uhr mit gebrochener Feder. Sobald man aber von außen den fehlenden Antrieb ersetzt, ihn antreibt, etwas zu tun, dann vermag er jede beliebige Tätigkeit eine kurze Weile auszuführen, bleibt aber sehr bald wieder stehen, wie jene Uhr, die ein paar Schläge macht, wenn man sie schüttelt.

Wir werden bei unseren folgenden Überlegungen, um einen handlichen Ausdruck für jene spezifisch schizophrene residuäre Veränderungen zu haben, von der »Reduktion des energetischen Potenzials« sprechen. Man könnte sich diesen sehr eigenartigen Umwandlungsprozess, dem das Individuum unterliegt, gleichnisartig vergegenwärtigen mit der energetischen Umwandlung, den etwa ein Stück Kohle im Verbrennungsprozess erfährt. Aus dem vorher stationären Zustand eines *hohen* energetischen Potenzials geht es – durch die Oxydation – über in einen stationären Zustand *reduzierten* energetischen Potenzials. Der Potenzialverlust kann geringfügig oder auch schwer sein. Die Oxydation selbst (der Umwandlungsprozess) entspräche in diesem Gleichnis dem psychotischen Schub. Die Schwere der psychotischen Erscheinungen steht dabei in keiner direkten Beziehung zur Schwere der energetischen Einbuße, ebenso wie es schleichende Oxydationen (bei geringer Sauerstoffzufuhr) gibt, die einen schweren Potenzialverlust zur Folge haben, und umgekehrt (bei reicher Sauerstoffzufuhr) heftige Stichflammen, die das Potenzial kaum angreifen.

Wir sind in der Beschreibung dieser spezifischen Veränderungen des schizophrenen Residualzustandes immer wieder nur auf Bilder und Gleichnisse angewiesen, weil wir das Ausmaß dieser energetischen Reduktion nicht quantitativ bestimmen können. Wenn wir auch fortwährend das Gleichnis der psychischen »Energie« gebrauchen, dürfen wir nicht vergessen, dass es nur ein Bild ist. Aber es ist in mancher Hinsicht beinahe schon mehr als ein bloßes Bild, trifft vielmehr in so vieler Hinsicht das Wesentliche, dass die Verwendung dieses Bildes unseres Erachtens unabweisbar ist, zumal es dem Physiker auch bei seinem Begriff der physikalischen »Energie« nicht sehr viel anders geht. Er arbeitet damit, ohne recht zu wissen, um was es sich eigentlich handelt.

B. DIE VERLAUFSTYPEN

Über die Mannigfaltigkeit schizophrener Verlaufsformen ist seit Jahrzehnten so ausführliches Material gesammelt und studiert worden, dass es müßig erscheinen mag, unsere relativ kleine Zahl von Fällen auch nach diesem Gesichtspunkt auswerten zu wollen. Eigentliches Ziel unserer Untersuchung war ja die phänomenologische Analyse der Erlebnisse während des Wahnes, nicht aber die Verlaufstypik, zumal längere Verläufe zu studieren die relativ kurze Beobachtungszeit bei unseren Fällen gar nicht erlaubte.

Es geht uns indessen nicht um die Verlaufstypen »der« Schizophrenie, vielmehr um das Problem der *Verlaufstypik des schizophrenen Schubes.* Denn auch hierbei zeigen sich recht verschiedene Verlaufsgestalten und wir finden relativ wenig systematische Beobachtungen in der Literatur zu dieser Frage.

Wir benützen noch einmal unseren Schulfall Rainer als eine Art Idealmodell des schizophrenen Schubes und untersuchen die Möglichkeiten der Abweichung von diesem Modell, einmal theoretisch und zum anderen empirisch. Dieses Idealmodell sieht also, in Phasen zerlegt, folgendermaßen aus:

Phase 1: Eine Monate bis Jahre dauernde prodromale Trema-Phase.

Phase 2: Akutes Einsetzen der apophänen Phase, unter Umständen in zwei Schritten, zunächst Apophänie des äußeren Raumes (abnormes Bedeutungsbewusstsein, Wahnwahrnehmung usw.), später des inneren Raumes (Gedankenausbreitung, Stimmen usw.).

Phase 3: Mehr oder weniger rascher Zerfall des situativen Feldes in rein bildhaftes (traumartiges) Erleben, als apokalyptische Phase bezeichnet.

Phase 4: Langsam einsetzende rückläufige Bewegung durch schrittweisen Abbau der Apophänie, die Phase der Konsolidierung, abschließend mit der kopernikanischen Wendung: völlige oder partielle Korrektur des Wahnes.

Diese Rückkehr endigt jedoch nicht beim Ausgangspunkt der integren Persönlichkeit, weil während des psychotischen Ablaufes eine Reduktion des energetischen Potenzials stattgefunden hat. Es resultiert somit ein Residualzustand, der sich von der Ausgangsstruktur unterscheidet; ein dauernder Strukturwandel hat Platz gegriffen.

Von diesem Idealmodell lassen sich nun *Abwandlungen* nach den verschiedensten Richtungen denken. Und zwar dadurch, dass sich die eine Phase auf Kosten der anderen verkürzt oder verlängert, eine also gewissermaßen das Hauptgewicht in dem Geschehensverlauf bekommt. Wir bilden – im Hinblick auf die empirischen Befunde – folgende Typen:

Typus 1: Der Prozess geht gewissermaßen über die Phase 1 nicht weit hinaus, er berührt Phase 2 lediglich an ihrem Umschlagpunkt, um nach einigen Wochen wieder zum Ausgangspunkt zurückzukehren. Dementsprechend ist auch der Potenzialverlust minimal.

Typus 2: Der Prozess durchläuft die Phase 1, tritt in die Phase 2 ein, um nach einigen Wochen wieder zum Ausgangspunkt zurückzukehren, ohne die Phase 3 erreicht zu haben. Auch hier ist der Potenzialverlust gering.

Typus 3: (Der Idealfall, den wir uns eben zum Modell gemacht haben.)

Typus 4: Die Phasen 1–2 sind so abortiv verlaufen, dass sie kaum in Erscheinung traten oder von der Umgebung übersehen wurden, sodass nun, ohne dass eine erkennbare Psychose durchgemacht wurde, ein nicht unerheblicher Residuärzustand eingetreten ist, mit einem so schweren Potenzialverlust, dass der Patient aus diesen Gründen aus dem sozialen Gefüge der Wehrmacht herausfiel.

Typus 5: Der Prozess geht anscheinend über Phase 1 nicht hinaus, erreicht aber schon hierbei eine so schwere residuäre Reduktion des energetischen Potenzials, dass nun schon eine Art Stillstand erfolgt.

Typus 6: Der Prozess erreicht lediglich die Phase 2, hat aber damit bereits eine so hochgradige Einbuße des energetischen Potenzials erlitten, dass auf dieser Stufe der Stillstand erfolgt.

Typus 7: Der Prozess erreichte, meist in mehreren Anläufen, die Phase 3 und damit einen so schweren Potenzialverlust, dass die Entwicklung nun auf diesem Punkt zum Stillstand kommt.

Sehen wir unser Beobachtungsgut nach diesen Möglichkeiten durch, so finden wir in der Tat alle diese Formen als Verlaufsvarianten vertreten. Scharfe Abgrenzungen sind natürlich niemals möglich, da es sich um Typenbilder handelt, aber die Zuordnung aller unse-

rer Fälle zu einem dieser Typenbilder ist ohne große Schwierigkeiten möglich. Die Beziehungen zu den bekannten schizophrenen Verlaufstypen liegen auf der Hand.
Die Tabelle 2 gibt einen Überblick darüber, wie sich die Fälle des Materials zahlenmäßig auf diese Typen verteilen.

Tabelle 2

Typus		Zahl der Fälle (= %)	meist bezeichnet als:
Typus 1	»Schübe«	8 Fälle	»Angstpsychose«
Typus 2		19 Fälle	»Beziehungspsychose«
Typus 3		31 Fälle	»schizophrener Schub«
Typus 4	»Prozessformen«	15 Fälle	»Dementia simplex«
Typus 5		8 Fälle	»Hebephrenie«
Typus 6		13 Fälle	»paranoide Schizophrenie«
Typus 7		10 Fälle	»katatone Schizophrenie«
Unklar		3 Fälle	
nicht schizophren		10 Fälle	

Nach Abzug der zehn Nicht-Schizophrenen und der drei unklaren Fälle, bei denen die Aufzeichnungen im Krankenblatt nicht ausreichten, um eine Zuordnung zu treffen, ist die Bezugsziffer 104 und damit können die Ziffern zugleich als Prozentziffern verstanden werden.
Wir wollen uns nun diese Typenformen im Einzelnen, wenn auch sehr zusammengefasst, näher ansehen. Wir können die Typen 1–3 als die eigentlichen *Schübe* bezeichnen, die Typen 4–8 als die verschiedenen *Prozesstypen.*

1. Die Schübe

Sie bilden 58 % des Gesamtmaterials, also die größere Hälfte. Es sind Verläufe, die mehr oder weniger zur Ausheilung kamen, wenn man von den leichten Residuen absieht, die eben wohl jeder durchgemachte Schub hinterlässt. Nicht uninteressant ist, dass 25 % dieses Materials, nämlich 15 Fälle, schon früher kurz dauernde psychotische Schübe oder mindestens psychoseverdächtige Zustände durchgemacht hat. In 75 %, nämlich bei 43 Fällen, handelt es sich aller Voraussicht nach um Ersterkrankungen.

Typus 1

Wir behandeln diesen Typus etwas ausführlicher, weil er diagnostisch nicht uninteressant ist und die Anschauungen über seine Zuordnung zur Schizophrenie vielenorts und wie wir glauben, nicht mit Unrecht, als durchaus fraglich angesehen wird. Es handelt sich insgesamt um acht Fälle, die fast alle unter der Diagnose *Angstpsychose* eingeliefert wurden und die ein so einheitliches Bild boten – die Uniformierung tat auch hier das Übrige – dass es sich erübrigt, sie einzeln zu besprechen, da jede Psychose der anderen glich. Die Psychose ist charakterisiert durch Angst, vielfach sogar Todesangst (Exekutionsangst), apophänes Erleben im engeren Sinn bestand nicht, wohl aber deutliche *Wahnstimmung,* diffuses Misstrauen, Beeinträchtigungsgefühl usw. Wir bringen zunächst nur ein Beispiel etwas ausführlicher:

Fall 3. (Hat einen hebephrenen Bruder in der Anstalt, ein anderer leidet an epileptischen Anfällen.) Über den Beginn unterrichtet das Protokoll auf S. 77. Seine charakteristischen Äußerungen während der Beobachtung im Lazarett, wo er ängstlich und in sich gekehrt sich absonderte, waren: »... ich weiß nicht, mir ist so komisch ... manchmal habe ich so Angst ... manchmal ist mir so, als ob jemand hinter mir her wäre ... nachts im Zimmer, als ob was los wäre ... das drückt so auf der Brust, das kommt so hoch ... es ist so, als ob der Geist langsam absterben tät ... kann keinen klaren Gedanken fassen ... wenn ich einen Brief schreiben will, weiß ich einfach nichts mehr, die Kameraden sind es, die mich so aufregen, das ganze Gebaren, da gibt's so viel, den ganzen Tag von morgens bis abends ... es gibt ja Leute, die haben ihre Freude daran, wenn sie andere ärgern können ...« usw. Patient lebt ständig in einer Atmosphäre einer ganz diffusen ungreifbaren Beeinträchtigung, ohne dass ein eindeutiges apophänes Erleben fassbar wäre. Er wurde nach monatelanger Beobachtung schließlich ohne wesentliche Veränderung als w. u. entlassen.

In ganz ähnlicher Weise charakterisieren sich die anderen Fälle. Alle fallen durch ihre ängstliche Verstimmung erstmalig bei der Truppe auf; jeder äußert immer wieder Exekutionsängste: In der Zeitung stehe, dass er erschossen werde, der Oberfeldwebel habe gesagt: »den da schießen wir vom Schießstand weg«, man habe davon gesprochen, wegen Zersetzung der Wehrmacht solle er erschossen werden, oder er äußert bloß Angst, er »könnte« erschossen werden. Einer der Kranken erklärte: man will mich heute durch die Stadt führen, das sei geredet worden: »Die Leute machen so Bemerkungen, wenn ich alls einmal auf den Balkon hinausgehe.« Hinzu kommen Selbstbeschuldigungen, man sei ein schlechter Mensch, ein Feigling, ein Drückeberger, habe immer Angst gehabt, aber die Angst kam von innen heraus: »Ich wollte mich nicht drücken und bin nur immer mehr zurückgekommen.« Im Vordergrund steht meist auch ein diffuses Gefühl der Beeinträchtigung. Der Kranke fühlt sich beobachtet, kann aber auf die genauere Frage danach mir angeben: »... weil sie immer hinter mir her sind.« (Wer?) Es sei einer gewesen, der aber bereits entlassen sei. Ein Kranker äußert, wenn er vom Klosett komme, dann schauten die anderen ihn immer so an, warum wisse er nicht. Man mache alles, um ihn zu ärgern. Er habe auch immer Angst gehabt, man gebe ihm Gift in den Kaffee, nur so aus Jux. Ein Kranker erweitert dieses Beeinträchtigungsgefühl auch auf die Frau, glaubt sich von ihr betrogen, hält die Briefe für nicht echt oder mindestens für verdächtig. Ein anderer Kranker bricht in Schluchzen aus: »Ich möchte genau so sein wie die anderen und da hält mich immer etwas zurück, ich weiß nicht, was das ist.« Ein anderer Kranker bezeichnet die Kameraden als »so komisch, so verändert«: »Ich habe immer so ein komisches Gefühl, als ob sie hinter mir her wären, als ob ich verfolgt werde.«

Bei allen besteht hochgradige Suizidgefahr, mehrere machten einen Suizidversuch. Ein Kranker schrieb an die Angehörigen: »Wenn ihr mich noch einmal sehen wollt, ehe ich ganz verblöde, dann kommt noch einmal hierher.« Ein anderes Mal erklärte er, weil er seiner Gedanken nicht mehr Herr werde, habe er Angst, ein Sittlichkeitsverbrecher zu werden.

Im äußeren Verhalten sind alle diese Kranken verquält, ängstlich, oft verzweifelt, sondern sich ab, gehen niemals aus sich heraus und sind durch Zuspruch nicht zu beruhigen. Bei einem Kranken war die Mutter mit einer Melancholie in der Anstalt, auf deren Krankenblatt sich der Vermerk fand: »Der Verdacht einer Spätschizophrenie ist nicht auszuschalten, schwerste Versündigungs- und Vernichtungsvorstellungen.« Es gelang, nach seiner Entlassung noch einen Bericht von der Frau zu erhalten, die ein deutliches Residuum beschreibt: Er sei wieder in seiner Firma beschäftigt, arbeite aber nur halbtags. In seinem Verhalten sei »ein krasser Gegensatz gegen früher« zu verzeichnen. Auf manches könne er sich nicht besinnen, er höre mitten im Redestrom auf, da förmlich der Faden gerissen sei. Er schaue dann hilflos drein. Schon das Kohleholen mache ihm Schwierigkeiten, klage ständig über Müdigkeit. »Angst vor einem ungewissen Etwas muss ihn behaften.« Sowie die Dämmerung hereinbricht, traue er sich nicht mehr hinaus.

Somit entsteht die Frage: Handelt es sich in diesen Fällen um eine *Depression oder um eine Schizophrenie*? Wir sind sicher, dass diese Fälle meist als Angstdepressionen diagnostiziert werden und nicht als Schizophrenien. Sie bilden aber eine Gruppe für sich, die sich von anderen Depressionen in manchen Richtungen unterscheiden und Beziehungen zum schizophrenen Formenkreis zeigen. Apophänes Erleben im engeren Sinne wird jedoch nirgends erreicht. Wahnerlebnisse sind sicher da, bleiben aber so unbestimmt und diffus, erschöpfen sich in einem diffusen Bedrohtheits- und Beeinträchtigungsgefühl, dass wir hier wirklich nur von einer *Wahngestimmtheit* oder Wahnbereitschaft sprechen können.

Wenn wir uns nun klarmachen, dass die Trema-Phase auch bei sicheren schizophrenen Verläufen durchaus den Charakter einer Angstdepression haben kann und dass diese »Depression« sich auch durch den ganzen schizophrenen Schub hindurchziehen kann, genau so wie ein anderes Mal eine manische Gehobenheit durch den Schub hindurchführt, dann scheint uns die obige Alternativfrage überhaupt nicht richtig gestellt zu sein. Die endogene Depression (Melancholie) kann, ebenso wie die endogene Manie, einen schizophrenen Prozess einleiten. Sie hört deshalb nicht auf, eine endogen-depressive oder manische Phase zu sein. Es wäre unseres Erachtens zweckmäßig, *das Alternative in der obigen Frage ganz fallen zu lassen.* Solange kein apophänes Erleben besteht, sprechen wir von Depression. Führt der Gestaltwandel des Erlebens wie in den Fällen von Angstpsychosen an den Übergang zur Apophänie heran, dann kann durchaus von einer Art isoliertem Trema gesprochen werden und entwickelt sich etwa zu einem späteren Zeitpunkt, bei einem neuen Anlauf nun eine echte apophäne Phase, dann sprechen wir eben von einem schizophrenen Schub, ohne dass deshalb die vorher gestellte *Diagnose einer endogenen Depression falsch gewesen wäre.*

Typus 2

Es handelt sich hier um eine Form des schizophrenen Schubes, die über eine Phase des Tremas hinaus ein oft hochgradig apophänes Erleben erreicht (ein Beispiel hierfür ist etwa der Fall 10, S. 95), der aber niemals die apokalyptische Erlebnisstufe erreichte. Unser Material enthält 19 derartige Schübe, deren Wesen in einem reichen Beziehungswahn sich erschöpft. Von diesen 19 Fällen hatten fünf früher psychotische Schübe durchgemacht, drei davon waren allerdings ganz abortive, kurz dauernde und fragliche Verstimmungen. Nur zwei waren echte und ähnliche Schübe, wie der nun durchgemachte.

Bei dieser Form der Erkrankung – ein blühender Beziehungs- und Bedeutungswahn mit dem Gefühl, alles drehe sich um den Kranken, reichlicher Wahnwahrnehmung und Gedankenausbreitung – wird besonders häufig die Frage der psychogenen Bedingtheit diskutiert, einmal, weil die Psychose die apokalyptische Erlebnisstufe nicht erreicht, und zum anderen, weil sie nach einigen Wochen nahezu ad integrum abheilen kann. Über die Neigung zu psychogenen Fixierungen in der Konsolidierungsphase haben wir bereits, gesprochen. Der Typus 2 repräsentiert also das, was anderweitig als *Beziehungspsychose* bezeichnet wird. Sehr viele der diesem Typus angehörenden Fälle wurden im vorigen wiederholt zitiert. Besonders charakteristisch ist vielleicht Fall 54, dessen apophäne Phase auf S. 105, dessen Konsolidierung auf S. 209 und dessen Residuen auf S. 218 Erwähnung fanden. Die Frage nach der psychogenen Bedingtheit des Wahnes im Sinne des sensitiven Beziehungswahnes wird kurz noch einmal im Anhang berührt werden.

Typus 3

Er fasst jene Schübe zusammen, die mit einer Trema-Phase beginnen, eine apophäne Wahnphase durchmachen, die schließlich bis zum Zerfall in der apohalyptiseben Phase sich weiterentwickelt. Hierbei kann bei einer foudroyanten Entwicklung die zweite Phase relativ kurz nur anklingen. Es sind insgesamt 31 Fälle. Davon waren neun schon früher einmal an psychotischen Schüben erkrankt. Unter diesen 31 Fällen findet sich auch unser Schulfall Rainer und zahlreiche, im vorstehenden Text ausführlich zitierte Fälle. Der Schub klingt wieder über die apophäne Phase rücklaufend langsam aus, Dieser Typus ist es also wohl, an dessen schizophrener Natur im allgemeinen nicht gezweifelt wird, selbst dann, wenn eine sehr gute Remission erfolgt. Infolge der guten Rückbildungsfähigkeit pflegt man hier die üblichen »Formen« der Schizophrenie nicht in Anspruch zu nehmen. Man spricht also nicht von paranoiden oder katatonen Schizophrenien, sondern ist sich seit langem darüber im Klaren, dass der schizophrene Schub sowohl paranoide, wie katatone Symptomatik enthalten kann.
Mit diesen drei Typen sind die echten, wieder abklingenden Schübe charakterisiert. Es sind Erkrankungsformen, die zwar vermutlich auch mit leichten residuären Veränderungen ausheilen, die aber außerordentlich zurücktreten, sodass hier in der Tat von der »Ausheilung« eines Schubes gesprochen werden kann.
Die hohe Zahl von 58 % Ausheilungen nach der ersten Erkrankung (sogar mit der Einschränkung, dass bei einem Viertel der Fälle kurze psychotische Manifestationen vorhergegangen waren) zeigt, dass der schizophrene Prozess in einem hohen Prozentsatz der Fälle zur Ausheilung kommen kann. Sicher werden viele der ausgeheilten Fälle neuerdings erkranken. Aber es kann keine Rede davon sein, dass es das Schicksal jedes schizophrenen Schubes ist, schließlich in der Anstalt zu enden. Diese völlig schiefe Anschauung aus einer Zeit, als Psychiatrie im Wesentlichen Anstaltspsychiatrie war, müsste endlich einmal fallen gelassen werden.

2. Die Prozessformen

Jener geheimnisvolle Vorgang, den wir als *Verlust des energetischen Potenzials* bezeichneten, ohne dass man vorläufig in der Lage wäre, ihn als somatische Veränderung am Substrat näher zu erfassen, ist nun leider nicht immer so geringfügig, wie in den eben besprochenen Schüben. Wenn er während einer Psychose einen höheren Grad erreicht, dann bleibt der Konsolidierungsprozess auf halbem Wege stecken. Es persistieren dann mindestens Reste der jeweiligen Phase, in der diese Rückbildung stehen geblieben war, weil die ganze psychische Entwicklung – eben infolge dieses Potenzialverlustes – zu einer Art Stillstand gelangt. Auf diese Weise entstehen andere Verlaufstypen, als wir sie in den Schüben kennen gelernt haben.

Typus 4

Er umfasst zunächst jene Fälle, die bei der Truppe nicht durch akute Psychosen aufgefallen waren, vielmehr durch eine Wesensveränderung, die auf einen früher durchgemachten Schub schließen ließen. Von den 15 Fällen dieser Gruppe war in neun Fällen in der Tat auch eine früher durchgemachte Psychose zu eruieren, die mit Sicherheit als ein schizophrener Schub angesprochen werden konnte. Bei den sechs anderen Fällen konnte aber eine solche vorherlaufende Psychose nicht ermittelt werden. Es war deshalb eine besonders wichtige Frage, wie man sich die Entstehung, dieser oft schweren Wesensveränderung, durchaus im Sinne eines schweren Potenzialverlustes, erklären sollte.

Wir geben deshalb nachstehend eine kurze Charakterisierung dieser sechs Fälle:

Fall 22. Nach Bericht der Eltern sei der 29-Jährige bis 1940, d. h. bis zur Einziehung, niemals psychisch aufgefallen. Eine vorhergehende Psychose wurde glaubhaft negiert. Er wurde vom Truppenarzt betreut wegen seiner vielen Kopf- und Rückenschmerzen; das Gedächtnis habe nachgelassen, der Schlaf sei schlecht, er könne nur denken, wenn er sich recht zusammennehme. Erstmalig aufgefallen und deshalb gleich eingewiesen wurde er, weil er ohne rechten Grund eines Tages dem Küchenunteroffizier an die Kehle gesprungen sei. In der ersten Schilderung heißt es: geordnet, orientiert, stumpf, antriebslos, spricht spontan überhaupt nicht, wirkt depressiv, geht aber hoch, wenn man ihm die Sache mit dem Küchenunteroffizier vorhält: das sei alles nicht wahr. Wird als »unklares depressives Zustandsbild« weiterverlegt. Bei uns ist er sofort recht auffällig. Auf die Frage nach der Kriegslage (1941): »Als wenn im Inland Krieg wäre.« (Wieso?) »In wirtschaftlichen Sachen und dergleichen da ist mir so allerhand aufgefallen«. (Was?) »Draußen in der Natur und alles, beim Bau und Wirtschaft und so Gebäudesachen und was alles so dazu gehört, alles ist verändert.« (Menschen auch?) »Ja im Charakter sind sie alle verändert, das ist so eine Sache ...« (vgl. auch Selbstdarstellung auf S. 218). Der Kranke ist äußerst lahm, völlig antriebslos, stumpf und leer.

Fall 49. (Schwester des Vaters schizophren.) Vom Truppenarzt wegen auffällig verändertem Wesen eingewiesen, bis dahin nicht auffällig gewesen, ist aber noch nicht lange Soldat. (Über die Vorgeschichte unterrichtet S. 50 u. 60.) Starkes Grimassieren, gespreiztes manieriertes Wesen, eigenartige Bemerkungen. »Wenn ich nach Deutschland gehe, geht der Krieg nie aus.« Zufällig wird einmal die Äußerung notiert: er habe immer Angst, mit anderen Kameraden zusammenzusein, dass sie seine Gedanken erraten. Auf besonderes Befragen: das sei schon einmal vorgekommen, dass man seine Gedanken lesen konnte: »Die passen zu viel auf und merken dann mit der Zeit, was los ist ...«

Fall 97 fiel als schwer veränderter Defektzustand bei der Truppe auf, doch ließ sich von ihm nichts über durchgemachte Psychosen erfahren. Eine geordnete Exploration war von Anfang an nicht möglich. Auf Fragen nach seinem Befinden. »Manchmal höre ich etwas, die Technik verstehe ich nicht. Wenn irgendwer was macht, und ich verstehe es nicht, da muss ich irgend etwas ... irgendeine Verständigung so ... wo ich laut spreche ... wenn sie Zeichen angeben ..., sie sind verschieden ... das liegt selbst in den Menschen ...« (Was für Zeichen?) »Das kommt, die sind verschieden ... dass man laut spricht und versteht ... das ist für mich schon interessant, sie wissen das sowieso schon ...«

Fall 98 war durch eine Reihe von etwas sonderbaren Handlungen bei der Truppe aufgefallen, ohne dass man schon an eine Psychose dachte. Wurde mehrfach gemeldet, weil man glaubte, er wolle sich von der Arbeit drücken, sei einmal durch einen Zaun gekrochen, hatte einen Zusammenstoß mit dem Kammerunteroffizier. War bei der Exploration gehemmt, todernst, starrer Blick ins Leere. Einmal meint er bei einer Frage: »Es ist ja ziemlich unangenehm, wenn die allergeheimsten Regungen beobachtet werden. Wenn ich eine Hemmung habe, dann merken es die anderen, genau wie ich selbst auch ... es gibt ja Hypnose, ich weiß ja nicht so genau Bescheid ... aber es ist doch nicht so, dass man besonders behindert ist durch Hypnose.« Zwischendurch unauffällige Äußerungen, aus denen die hier Wiedergegebenen herausgepflückt werden, weil sie Hinweise auf apophänes Erleben geben, das aber sonst kaum in Erscheinung tritt. Nur in seinem Verhalten absonderlich, durchaus als Defektzustand wirkend.

Fall 100 gab an, als er erstmalig ins Lazarett kam: das Denken sei bei ihm allmählich schwerfälliger geworden. Er ist ängstlich, unsicher, schüchtern, aufgeregt. Führt unverständliche Selbstgespräche. Will immer den Arzt sprechen und gesteht ihm dabei, er sei nicht krank, man wolle ihn nur kaputtmachen. Bei uns fällt er lediglich durch das Syndrom »der gebrochenen Feder«, die schwere Antriebsstörung auf. (Wie denken Sie sich die Zukunft?) »Wenn gar nichts anderes zu finden wäre ... zu finden wäre ... als Landarbeiter ... für die erste Zeit ... mal umsehen ... solange es geht ... erste Zeit nichts anderes ... nichts anderes ... man wird sehen ...« In ähnlicher Weise immer nur Satzfragmente, wiederholend und versandend, wenn man ihn nicht immer wieder in Gang setzt, wie eine Uhr, deren Feder gebrochen ist. Dabei kein Anhalt für aktuelles Wahnerleben.

Fall 111 war bis drei Tage vor der Aufnahme angeblich unauffällig. An einem Freitagabend sei er im Kino gewesen, am folgenden Morgen sprach er durcheinander (kein genauer Einweisungsbericht). Im Lazarett fällt er sofort durch den schweren Initiativeverlust auf, wirkt wie ein schwerer Defekt. Nur auf Befragen äußert er, er meine, er sei nicht mehr auf der Welt, er sehe Bilder, die er nicht zu deuten wisse, er wäre verrückt: wenn ich doch einmal bekannte Gesichter vorgestellt bekäme, dass ich wüsste, wo ich dran bin. (Stimmen?) »Was die Personen im Zimmer sprechen, ist alles nicht sachlich, meine immer, sind die verrückt oder bin ich es ...« Nur sein Geist sei noch hier. Ein anderes Mal: Sein Geist schlafe und deshalb glaube er manchmal, er sei gar nicht mehr auf der Welt, sei schon gestorben. Er betet viel und meint einmal, er sei ein großer Sünder und der Arzt sei der Richter, über ihn zu richten, aber alles äußerst lahm und unbeteiligt, sodass er in seinem Verhalten nicht stört, sondern meist antriebslos vor sich hinstarrend in der Ecke sitzt.

Alle diese Fälle zeigen, dass beinahe ohne fassbare psychotische Manifestation sich ein schwerer Residualzustand einschleichen kann, der als hochgradiger Potenzialverlust anzusprechen ist. Blickt man freilich genauer hin, so lassen sich doch gewisse Anhaltspunkte gewinnen, dass auch in diesen Fällen apophänes Erleben vorliegt. Aber man muss schon auf das hören, was zwischen den Zeilen klingt. Man kann dann hören, dass ein dumpfes Empfinden besteht, man könne die Gedanken erraten, die allergeheimsten Regungen werden beobachtet, das Wort Hypnose fällt irgendwann einmal, es wird von Zeichen gesprochen, die gegeben werden. Es besteht ein diffuses Beeinträchtigungsgefühl oder eine Entfremdung, als wäre alles neu und unbekannt. Über all dies wird weder spontan berichtet noch lässt es sich durch eingehende Exploration in reicherem Maß zu Tage fördern, vielmehr bleibt es blass und unscheinbar und in die Augen springt lediglich die Veränderung des Verhaltens im Sinne des Potenzialverlustes.

Diese Form des Prozesses hat in der heutigen Psychiatrie die Bezeichnung: *Dementia simplex.* Es ist eine wohl bekannte Variante, charakterisiert durch schweren Potenzialverlust, bei sehr geringfügigen, kaum merkbaren apophänen Erlebniszügen.

Typus 5

Es ist kein Zweifel, dass echte Apophänie, wie man sie beim Erwachsenen beobachtet, beim Kind nicht vorkommt. Sie ist offenbar von einem gewissen Differenzierungsgrad der Psyche abhängig, ein Problem, das übrigens niemals einer systematischen Untersuchung unterzogen wurde.

Wir machen nun die Annahme, dass insbesondere dann, wenn der Prozess sehr frühzeitig, noch vor Abschluss der Pubertät in Gang kommt (zu einer Zeit, in der die Struktur noch nicht ihre volle *Wahnfähigkeit* bekommen hat, unter gewissen Umständen vielleicht sogar bei späterem Beginn), die Psychose kaum über die Phase des Tremas hinausgelangt, dennoch aber schon ein so schwerer Potenzialverlust eintreten kann, dass eine weitere seelische Entwicklung in höchstem Maße in Frage gestellt wird. Denn zu jeder Entwicklung gehört eine Dynamik, die nichts anderes ist, als eben jenes energetische Potenzial, das im schizophrenen Prozess angegriffen wird. Ein psychisches Leben im Sinne einer Fortentwicklung, ein Setzen von und ein Gerichtetsein auf Ziele ist dann nicht mehr oder nur in stark vermindertem Umfang möglich.

Unser Material enthält insgesamt acht Fälle, die wir in diese Gruppe einreihen. Wir bringen nur einen paradigmatischen Fall.

Fall 6. Unehelich geboren, schlechte soziale und Schulverhältnisse. Wird 21-Jährig im Februar 1941 eingezogen, erkrankt im Mai 1941 an einer Blinddarmentzündung, ohne bis dahin allzu sehr bei der Truppe aufgefallen zu sein. Nach der Operation stört sein ungebärdiges Verhalten, er reißt Tapeten von den Wänden und schüttet den Kameraden Tee ins Gesicht, wirkt läppisch, frech und unbeherrscht. Dieses unsoldatische Verhalten steigert sich immer mehr, er ist distanzlos, zu keiner Disziplin zu bekommen, grimassiert, lacht grundlos, stellt infantil wirkende Fragen. In unserem Lazarett fällt sofort die Hypermotilität von fast choreiformen Charakter auf; er ist flegelhaft, in ständiger Erregung, umgetrieben mit Ansätzen zu Ideenflucht; ständiges Randalieren, Schimpfen, Aggression gegen die Umgebung, stereotype Bewegungen. Wahnerlebnisse werden nicht geäußert, auf Fragen nach Zukunftsziel keine vernünftigen Antworten. Insgesamt besteht ein offenbar diffuses Beeinträchtigungsgefühl. Die Erregung klingt im Laufe der Beobachtung ein wenig ab, im Ganzen aber bleibt das Bild unverändert, bis der Patient nach halbjähriger Beobachtung in sein Heimatlazarett nach Österreich verlegt wird.

Hier also ist die Grundgestimmtheit gereizt-euphorisch und als maniform imponierend, wie wir sie auch in gewissen Trema-Formen antreffen. Rasch aber, ohne dass erkennbar apophäne Erlebnisweisen auftreten, hat sich eine Persönlichkeitsumwandlung vollzogen, die zu einer fast völligen Entleerung des gesamten Spannungsgefüges der Persönlichkeit führte.

Die übrigen Fälle dieser Gruppe sind ähnlich. Bei allen finden wir einen frühen Beginn der manifesten Veränderungen zwischen 18

und 24 Jahren, bei vielen besteht der begründete Verdacht, dass die ersten Veränderungen noch in die Schulzeit zurückreichen, weil auffällig häufig die Schulleistungen schlecht waren. Wie ein roter Faden zieht sich durch die Vorgeschichte die Unfähigkeit zur Einhaltung der Disziplin, sodass es keinen Fall in dieser Gruppe gibt, der nicht mindestens eine Strafe bei der Truppe abzubüßen hatte. Ein Fall wurde uns vom Kriegsgericht wegen unerlaubter Entfernung zugewiesen, ein anderer war vorbestraft wegen sittlicher Verfehlungen an Kindern. Lediglich bei einem Fall fand sich deutliches apophänes Wahnerleben, aber auch hier war der Beginn des Prozesses sehr viel früher anzusetzen: Dieser Patient entstammte einer großen Geschwisterschaft von acht Kindern, die alle das Abitur und einen akademischen Grad erreicht hatten, während er der einzige Versager war, der von der Familie schließlich in eine Handwerkerlehre gebracht wurde, wo er zur Not seinen Unterhalt verdiente. Als er 31-jährig eingezogen wurde, fiel er durch seine linkische Art auf, kam ins Lazarett und machte dort eine kurze Wahnpsychose durch, mit deutlich apophänen Erlebniszügen.
Es handelt sich somit bei den Fällen dieser Gruppe um den klinisch längst bekannten und wohl beschriebenen Verlaufstypus der *Hebephrenie.* Die Grenzen gegenüber der Gruppe 4 sind nicht scharf zu ziehen.

Typus 6

Diese Gruppe enthält 13 Fälle, von denen vier schon früher einmal eine Psychose durchgemacht hatten. Hier beginnt der Prozess wie üblich mit einer Tremaphase, dann entwickelt sich, meist relativ akut, apophänes Wahnerleben. Nun aber erweist sich, dass die Konsolidierung auf sich warten lässt. Das Wahnerleben wird nicht abgebaut, im Gegenteil, es erstarrt in einer seltsam eintönigen Weise. Es zeigt sich, dass – umgekehrt wie beim Schub – es immer hoffnungsloser erscheint, mit dem Kranken in ein Gespräch über seine Wahninhalte zu kommen. War dies zu Anfang der Psychose vielleicht noch möglich, so ist nach einigen Wochen ein unvergleichlich viel stärkerer Abschluss gegen die Umwelt erfolgt. Alles erscheint enorm verhärtet, starre Termini bilden sich aus, alles wird formelhaft, Schwankungen oder Stimmungen werden kaum verzeichnet, meist macht sich ein gewisser Sprachverfall bemerkbar, indem bestimmte Ausdrücke zu dominieren beginnen, immer wiederkehren, während das grammatische Satzgerüst leidet. Wir bringen lediglich einen typischen Fall dieser Art.

Fall 35. Ein 35-jähriger Volksdeutscher aus Jugoslawien kam erstmalig 22-jährig (1928) nach Deutschland, arbeitete als angehender Landwirt in einem Gutshof, gehörte damals einem Freikorps an, zog dann wieder nach Jugoslawien, ging 32-jährig (1938) wieder nach Deutschland, um seinen Militärdienst zu absolvieren. Die aktuelle Thematik des überstrammen, der zivilen SS angehörigen Leptomorphen war diejenige des asketischen Lebens, um das Blut »rein« zu erhalten. Schon als junger Mann hatte er vegetarisch gelebt, viel Honig gegessen, nie geraucht, nie getrunken und hatte auch niemals Geschlechtsverkehr, weil er sich die Theorie gebildet hatte, wenn man tugendhaft lebe, würden die Kinder höherwertige Menschen, was man daran erkennen könne, dass bei tugendhaften Eltern das erste Kind immer besser geriete als die späteren. Bis zu seiner Erzeugung hätten die Eltern noch tugendhaft gelebt, dann aber begonnen, sich »auszutoben«. Dies merke man dann an den späteren. Der Kranke ist selbst der Älteste von sechs Kindern. Diese Idee vom »reinen« Blut, bekam natürlich Nahrung durch die NS-Rassenschlagworte, mit denen gerade die SS traktiert wurde. Auch bei der Truppe wurde er offenbar mit seinem »Blut-«fimmel aufgezogen. Er wäre gerne versetzt worden, fühlte sich bei seiner Einheit nicht wohl, er lebte, wie unter einem Druck. Da wurde »so eine Rederei« inszeniert. Was dahinter steckt, wisse er nicht. Es wurden jedenfalls Bemerkungen veranstaltet, man habe ihm sein Blut abgezapft, die ganze »Quelle« – das Lokal, wo seine Einheit im Quartier lag – »hat Blut von dir«, »es wird ein Bluthandel mit deinem Blut gemacht«. Anfangs beachtete er, wie er angibt, diese Rederei nicht, die nur hinter seinem Rücken veranstaltet wurde. Als aber dann sogar die Kinder auf der Straße davon anfingen, Bemerkungen und Zeichen machten, ganz fremde Menschen auf der Straße, wohin er auch kam, damit anfingen, konnte er sich dies am Schluss nicht mehr gefallen lassen. Da er zu gleicher Zeit Schmerzen im Rücken und im Hoden hatte, wurde ihm klar, dass diese Bemerkungen offenbar auf Wahrheit beruhten, und man ihm nachts in

> Narkose mit einer Spritze vom Rücken her ins Herz gestochen habe, um ihm Blut abzuziehen. Auch habe man in den Hoden und ins Gehirn gestochen, entweder weil dies wertvolle Organe bei ihm seien oder um ihn zu schädigen und unfruchtbar zu machen. Am 13.2.41 schrieb der Patient schließlich an seinen Hauptmann eine Beschwerde, in der er den ganzen Sachverhalt darlegte. Er äußerte darin, seine ganze Truppe habe Blut von ihm, man nenne ihn deshalb den »Blutspender«. Er glaubt, freiwillig ins Lazarett zu kommen, um sein Blut messen zu lassen, wie viel davon fehle. Aber wenn er herauskomme, werde er sich sofort beschweren, hier unter Verrückten eingesperrt zu sein. Sich zu beschweren, sei das Recht jedes Soldaten. Über die Gründe, warum man diesen Unfug mache, befragt, lässt er durchblicken, es gehe offenbar von höherer Stelle aus, macht geheimnisvolle Andeutungen auf politische Motive, in die er konfessionelle Dinge hineinmischt, ohne sich aber klar auszusprechen.
>
> Auf diesem Stand bleibt die Entwicklung stehen – bis heute. Wie eine Nachfrage ergab, befindet sich der Kranke heute noch in einer mitteldeutschen Anstalt. Seine heute nicht mehr zählbaren Beschwerdeschriften – in den ersten Jahren durchschnittlich täglich eine – haben immer noch dasselbe Aussehen. Sie legen Beschwerde ein wegen Gesundheitsuntergrabung und Zukunft! Vorleben einwandfrei, kein Säufer und nie geschlechtskrank! Zustand sei ein erzeugter! Er habe durch sein enthaltsames Leben sich sehr große Drüsen gezüchtet, nach dem Urteil ausländischer Ärzte, die größten, die sie je gesehen haben. Sei Südländer und habe größeres Temperament; ihn festzuhalten, sei seelische Erpressung … usw.

Wir sehen, wie die Wahnthematik sich wie immer aus der aktuellen Thematik des Lebens herausentwickelt und mit dem Einsetzen der Apophänie gewissermaßen fixiert wird. Fast zufällige Momente, wie etwa der Terminus »Blutspender«, der sicher zu jener Zeit, als bei der Truppe für die Blutkonserve geworben wurde, eine Rolle spielte, werden in das System eingebaut, rasch ist die Wahnstory ausgebildet. Die Apophänie hat das ganze Feld ergriffen, es besteht neben der Wahnwahrnehmung auch Gedankenlautwerden. Aber schon beinahe vom ersten Beginn an zeigen sich die Zeichen der Erstarrung. Die erste Beschwerde an seinen Hauptmann unterscheidet sich von den Tausenden von Beschwerden, die er inzwischen geschrieben hat, nur durch die damals noch geringere Verschrobenheit und eine größere Lesbarkeit. Die mündlichen Beschwerden gegen seine Festhaltung erstarren rasch zu Formeln. Es ist keine Kraft mehr dahinter. Sie werden regelmäßig vorgebracht, als gehörten sie hinzu, wie das Essen und Schlafen, aber der Kranke erwartet keine Erledigung. Er erwartet überhaupt nichts, denn er »wartet« nicht mehr. Zum Warten gehört Spannung, ein Gerichtetsein, Spannkraft. Er hat sehr bald nur noch die äußere Haltung des Beschwerdeführers, die zur Dauerhaltung geworden ist. Ein nahezu völliger Stillstand ist eingetreten, wie ihn jeder Anstaltpsychiater zur Genüge kennt. Es ist das typische Bild der *paranoiden Schizophrenie* mit einem leicht querulatorischen Einschlag.

Nicht alle unsere 13 Fälle dieser Gruppe sind so ausgeprägt und vielleicht haben wir in dem einen oder anderen Fall die Prognose zu ungünstig gestellt, und die Konsolidierung nicht abwarten können. Aber nach meinem Eindruck lässt sich die Prognose doch ziemlich sicher stellen, d. h. die Frage beurteilen, ob noch auf eine Konsolidierung zu hoffen ist oder nicht.

Typus 7

Diese schwerste Form schizophrenen Verlaufs ist charakterisiert durch einen oft sehr rasch, oft auch in Schüben erreichten apokalyptischen Endzustand – schwere Katatonie – mit einem so schweren Potenzialverlust einhergehend, dass die Entwicklung auf diesem Status stehen bleibt. Es mögen sich im Verlauf langer Prozesse noch gewisse Änderungen einstellen. Das im Einzelnen zu untersuchen, ist Sache langfristiger Beobachtung. Aber der katatone Endzustand ändert meist sein Zustandsbild auch nach jahrelanger Dauer nicht mehr erheblich. (Vgl. unten.)

Die zehn Fälle unseres Materials erheben gleichfalls nicht den Anspruch auf unbedingte Zuverlässigkeit, da die Beobachtungszeit nicht lange genug war. Drei von diesen zehn Fällen endeten durch Tod. Bei zweien handelt es sich um eine echte akute tödliche Katatonie, beim dritten war dies etwas unklar. Er starb in schwer katatonem Zustand an einer Pneumonie. Ein Beispiel von einem der Überlebenden sei angefügt:

Fall 74. Ein 27-jähriger Obergefreiter wird vom Truppenarzt überwiesen. Er gibt an, er habe sich nicht krankgemeldet, sondern sei einfach hierher geschickt worden. Erste Charakterisierung: schwere psychomotorische Hemmung, Tränen in den Augen, ist nur mit Mühe zur Antwort zu bringen. Die Frage nach Hypnosegefühl wird bejaht, will nichts Näheres sagen. Wird als depressives Zustandsbild weitergeleitet. In einem Zwischenlazarett wird beobachtet, dass er eine halbe Stunde völlig unmotiviert vor sich hinlachte. Bei der Aufnahme in unserem Lazarett ist er bereits kataton, verweigert das Essen, schlägt nach anderen Kranken, läuft ohne Hemd im Saal umher. Eine Exploration ist unmöglich.

Von nun an ändert sich das Bild nicht mehr. Der Patient steht im Hemd im Wachsaal neben seinem Bett, rührt sich nicht von der Stelle, unbewegter Gesichtsausdruck, grimassiert, leichtes Auf-der-Stelle-Treten. Bei Anrede fragender ratloser Blick, keine Antwort. Die Aufforderung, sich zu setzen, wird zögernd befolgt, bleibt am Bettrand in unbequemer Stellung sitzen. Andere Aufforderungen werden nicht befolgt. Nach einer Zeit steht er wieder auf, sieht ratlos umher, bleibt stehen. Den passiv erhobenen Arm lässt er sechs Minuten in der Stellung, dann langsames Absinken. In dieser Verfassung monatelang gleich bleibend. Nur einmal eine wenige Stunden dauernde Lockerung, in der man ihn sogleich exploriert: (Warum so lange nicht gesprochen?) »Ich habe nie viel gesprochen.« (Wie ging es in den letzten Monaten?) »Furchtbar viele Kopfschmerzen habe ich halt gehabt ...« (Was sonst gestört?) »Nein, eigentlich nichts, war noch nie unter so vielen Leuten ...« (Sind doch Soldat?) »Ja, das schon, aber doch nie in einem Lazarett ...« (Stimmen?) Wird abgelehnt. (Warum immer aus dem Bett aufgestanden?) »War Zufall und war es auch nicht ...« Patient folgt willig allen Anforderungen, wirkt aber ganz verloren und verträumt, ohne rechte Zuwendung. Nach wenigen Stunden hat sich der tiefe stuporöse Zustand wieder eingestellt, in dem der Patient, nunmehr gänzlich unbeeinflussbar, in seine Heimatanstalt verlegt wird.

Hier also erreicht der schwere Potenzialverlust, der nicht stärker denkbar ist, die Psychose in ihrer schwersten Ausprägung und damit ist ein völliger Stillstand so gut wie allen psychischen Lebens eingetreten, die *katatone Form der Schizophrenie* der klassischen

Psychiatrie. Sehr merkwürdig sind die Aufhellungen, die man bei solchen Kranken, etwa, auch nach einer Elektroschockbehandlung, erreichen kann. Sie zeigen fast stets, dass Wahnerleben im engeren Sinn etwa der Apophänie, längst nicht mehr besteht. Wenn überhaupt ein »Aufwachen« erreicht werden kann, *sind die Kranken ganz normal,* jedenfalls nicht apophän verändert. Die Psychose, im Sinne eines aktuellen »Umwandlungsprozesses«, ist längst zum Stillstand gekommen; ein stationärer Zustand wurde erreicht. Hat sich also aus unbekannten Reserven das Potenzial vorübergehend wieder auffüllen oder aufladen können, dann erscheint eine *ganz unpsychotisch wirkende »Normalpersönlichkeit«*. Damit hängen wohl auch die oft überraschend normalen Reaktionen alter Katatoner während des Luftalarms zusammen, der den Rest energetischen Potenzials vorübergehend konzentrieren konnte. Leider halten solche »Wunderheilungen« nicht lange an, d.h. das Potenzial ist sehr rasch wieder völlig erschöpft und der alte Zustand kehrt zurück. Gelänge es, eine Art energetisches Substitut zu finden, das dem Kranken von außen laufend zugeführt wird – analog einem fehlenden Hormon – dann hätte man seine Schizophrenie im wahren Sinne des Wortes »geheilt«, denn mehr fehlt dem Kranken in diesem stationären Zustand seines Prozesses meistens nicht. So schwer gestört der katatone Anstaltskranke auch erscheint, *es fehlt ihm nichts, als der »Treibstoff«, der Psychisches wieder in Gang bringen könnte.*

***

Das Ziel dieses Überblicks, der natürlich für die Systematik der schizophrenen Verläufe nichts besonders Neues brachte, war einmal, zu zeigen, dass wir schon zu Beginn der Erkrankung bereits sämtliche beschriebenen Verlaufsformen angelegt fanden, zum anderen, dass diese Tatsache kein Grund ist, an der Einheitlichkeit der Erkrankung zu zweifeln. Gewiss sehen die verschiedenen Verläufe, vom kurzen Schub einer Angstpsychose bis zum schweren katatonen Dauerzustand sehr verschieden aus. Aber es sind Abwandlungen ein und desselben Geschehens. Und welches biologische Geschehen würde keinen Varianten unterliegen? Worauf es uns vor allem ankommt, ist zu zeigen, dass man das, was bisher lediglich als *qualitative* Unterschiede angesehen wurde, in gewissem Sinne als *quantitative* Varianten auffassen kann, als ein stärker oder geringer, als ein Weiter- oder weniger weit-Vorgeschrittensein, als ein Mehr- oder Weniger-Betroffensein vom Potenzialabbau (vgl. Abb. 2).

Erst hierdurch nämlich erfährt die alte Kraepelinsche Vorstellung von der Einheitlichkeit des Prozesses eine neue Stütze. Denn wir wollen es uns nicht verschweigen: Selbst diese Grundannahme der klassischen Psychiatrie eines der Erkrankung zugrunde liegenden *»Prozesses«* ist in der letzten Zeit in einen spöttischen Zweifel gezogen worden.

Er wurde mit dem alchimistischen »Mercurius« der alten Chemie verglichen, der als geheimnisvoller Grundstoff der riesigen Variabilität aller Substanzen zugrunde liegend gedacht wurde.

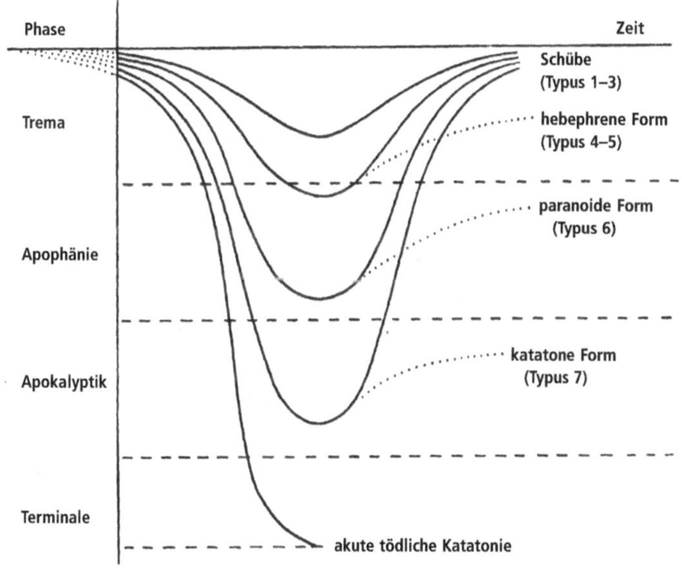

Abb. 2.: Schematische Darstellung der verschiedenen möglichen Verlaufsformen des schizophrenen Schubes bzw. der Dauerform. Die oberste, flachste Kurve könnte die ad integrum ausheilende zyklothyme Psychose darstellen

Wir glauben also, dass sich die sehr verschiedenartigen schizophrenen Bilder einem übergeordneten Prinzip einfügen lassen. Dies könnte dem Gedanken, es könne doch vielleicht einen »Prozess« geben – nämlich ein einheitliches physiopathologisches Geschehen, nach dem zu suchen es sich lohnen könnte – neue Nahrung zuführen. Dies aber ist aufgrund unserer Untersuchungen unsere Überzeugung: Die Hoffnung, das physiopathologische Substrat des schizophrenen Prozesses zu finden und die Leidenschaft, es zu suchen, darf durch den vielen Misserfolg nicht nachlassen. Philosophische und anthropologische Versuche sind so lange wertvolle Bereicherung, solange sie die Bemühung um eine physiopathologische Lösung des Problems nicht lähmen. Tun sie dies, dann bedeuten sie eine Gefahr. *Denn das Problem Schizophrenie ist für die Medizin kein philosophisches, sondern ein physiopathologisches Problem.*

Anhang

1. Kurzer Exkurs über nicht-schizophrene Wahnformen

Es hat nach unserer Ansicht den Schizophreniebegriff von Anfang an belastet, dass er mit dem Wahnbegriff mitunter nahezu identifiziert wurde. Als *»primärer«* Wahn wurde gerade der schizophrene Wahn bezeichnet, während andere Wahnformen als *»sekundär«* aufgefasst wurden, d. h. zurückführbar auf anderes Psychisches, z. B. auf Gemütsverstimmung oder auf erschütternde, kränkende, das Schuldgefühl erweckende und andere Erlebnisse, evtl. auch auf Trugwahrnehmungen oder Erlebnisse der Entfremdung der Wahrnehmungswelt bei verändertem Bewusstsein. Jaspers fasste alle diese nicht schizophrenen Wahnformen als »wahnhafte« zusammen und stellte sie den »echten« Wahnideen gegenüber. »Echt« waren die schizophrenen Wahnideen, so als wäre der Wahn eigentlich ein Vorrecht des Schizophrenen.

Betrachten wir einmal kurz diese unechten, also nicht schizophrenen Wahnformen – sie wären ein hochinteressanter Gegenstand einer gesonderten monografischen Bearbeitung – so finden wir sie u. a. bei epileptischen Erkrankungen, bei allen Arten von Gehirnerkrankungen, wie der Encephalitis, den Gefäßerkrankungen und Gehirnatrophien, bei der Paralyse, bei allen nur möglichen toxisch bedingten Gehirnstörungen, etwa durch Schlaf- oder Weckmittel oder tausendfältige andere Drogen, durch Stoffwechsel- oder endokrine Über- oder Mangelproduktionen, endlich auch in der Übermüdung und in besonders angespannten Affektlagen. Auch diese letzten beiden wahnbedingenden Faktoren betreffen *Somatisches,* d. h. die Hirntätigkeit, sodass wir zusammenfassend als eine der Grundbedingungen für die Genese dieses Wahns eine abnorme Hirntätigkeit annehmen müssen. Wir sprechen – um eine Bezeichnung für diese somatische Bedingung zu haben – vom *pathologischen Funktionswandel* des Gehirns.

Nun fehlen in dieser Reihe noch zwei wichtige Erkrankungen, bei denen wir gleichfalls eine ausgesprochene Disposition zum Wahn finden, nämlich die Depression und die Manie. Auch bei diesen Erkrankungen möchten wir nicht zögern, die besondere Bereitschaft zur Wahnentstehung einem pathologischen Funktionswandel des Gehirns zuzuschreiben, wenn auch die Hirnnoxe hier bisher völlig unbekannt ist.

Allen diesen Wahnformen ist nun in ihrer *Thematik* eines gemeinsam: es sind, würde man sie genauer analysieren, stets Erfüllungen von Wünschen und von Ängsten der Persönlichkeit im Sinne des *Träumens.* Ebenso wie im Traum einerseits die *Wünsche,* andererseits aber auch die *Ängste* erfüllt oder auf den Weg der Erfüllung gebracht werden, so ist dies nicht anders in diesen sekundären Wahnformen. Das träumende Subjekt beschäftigt sich mit den Gegenständen seines Hoffens und Fürchtens in der eigenartig entdifferenzierten metaphorischen Sprache des protopathischen Bewusstseinszustandes, ganz ähnlich, wie dies auch der Wahnkranke tut. Denn auch der Paralytiker oder der Maniker lebt in der traumartig übertriebenen Wunscherfüllung, wie der Depressive oder viele toxische Gehirnkranke in der traumartig verformten Erfüllung ihrer Befürchtungen leben. Daher der Versündigungs- und Verarmungswahn des Depressiven, der Exekutionswahn des Ängstlichen, der Liebeswahn oder Größenwahn in der Manie oder in entsprechenden toxischen Gehirnzuständen. Immer jedenfalls besteht bei diesem sekundären Wahn eine Beziehung, zur Thematik des Traumes. Ich wäre fast geneigt, folgende These aufzustellen: Im Zustand des *pathologischen Funktionswandels durch Hirnabbau* wird der Mensch jenes Thema zum Thema seines Wahns machen, von dem er zu diesem Zeitpunkt im Zustand des *physiologischen Funktionswandels des Schlafes* träumen würde. Wie es keinen Traum ohne die Protopathie des Schlafes (im Sinne eines Funktionswandels des Gehirns) gibt – wenn wir zunächst den Begriff Traum in seinem eigentlichen Sinne nehmen –, so gibt es auch keinen Wahn ohne die Protopathie im Sinne eines reversiblen pathologischen Funktionswandels des Gehirns. Dies und nichts anderes meint die These von der *Somatogenese des Wahns,* d. h. die Lehre von der Unverstehbarkeit der Wahngenese* (JASPERS, K. SCHNEIDER). Immer »verstehen« wir natürlich die *Thematik* des Wahns, z. B. im Sinne der Wunsch- oder Angsterfüllung – genau so wie wir durch FREUD lernten, die Träume zu »verstehen«, aber wir können die *Entstehung* des Wahns nicht verstehen. Ein Mensch wird nicht wahnkrank, weil er einen unerfüllten Wunsch mit sich herumträgt, doch er wird, falls er wahnkrank wird, sich in seinem Wahn den unerfüllten Wunsch erfüllen. Ein Mensch verfällt ja auch nicht deshalb in den Traum, *weil* er unerfüllte Wünsche hat, wird aber, *wenn* der Schlaf (d. h. der physiologische Funktionswandel des Gehirns) einsetzt, sich im Traum seinen Wunsch erfüllen.

Nun aber gibt es auch noch »Wachträume«, d. h. eine eigenartige Form traumähnlichen Erlebens, die nicht durch jenen Funktionswandel des Gehirns freigesetzt wird, wie man ihn zwischen das Wachen und das Schlafen setzen muss. Es gibt also ein »Träumen« ohne diesen Funktionswandel. Nicht von ungefähr setzen wir hier aber das Wort »Träumen« in Anführungszeichen. So kann es nun vielleicht auch eine Form des Wahnes geben, die ohne protopathischen Funktionswandel des Gehirns entsteht. Auch diesen »Wahn« werden wir dann zweckmäßig zwischen Anführungsstriche setzen, um diese sog. psychogenen Wahnformen vom eigentli-

---

* »Wo wirklich Wahn ist, hört das charakterogene Verstehen auf, und wo man verstehen kann, ist kein Wahn.« (K. SCHNEIDER)

chen Wahn abzutrennen. Denn ebenso wie der Wachtraum durch essenzielle Kriterien vom Schlaftraum zu scheiden ist und eben gerade eigentlich *kein* Träumen ist, so gilt dies auch vom psychogenen Wahn: er ist in Wirklichkeit eben eigentlich *kein* Wahn. Es mag vorkommen, dass »gesunde« Menschen, d. h. solche ohne protopathischen Funktionswandel des Gehirns, sich in eine Wunsch- oder Angstwelt hineinfantasieren, die einem blühenden Wahn außerordentlich ähnlich sieht. Diese hysterische oder neurotische Wahnproduktion hat mit dem Wahn im üblichen Sinn genau so viel (oder so wenig) zu tun, wie der Wachtraum mit dem Schlaftraum zu tun hat.

Neben seiner *thematischen* hat das Problem noch eine *formale* Seite, die nicht das *Was*, sondern das *Wie* betrifft. Zu der Wunsch- und Angsterfüllung, wie sie die Thematik auch des schizophrenen Wahns charakterisieren kann, tritt dort nun noch ein völlig neues Moment formaler Art hinzu: die *Apophänie.* Hierbei geht es nicht darum, *was* erlebt, vielmehr darum, *wie* es erlebt wird. Wir halten nun, in Übereinstimmung mit K. SCHNEIDER, die Apophänie nicht für eine spezifische schizophrene Form des Wahnerlebens, aber sie ist, wie wir meinen möchten, eine der wichtigsten Kriterien eben des schizophrenen Wahns. Wir finden sie aber auch mitunter bei einem bestimmten epileptischen oder toxischen Funktionswandel des Gehirns (GRUHLE, DE BOOR, JANZARIK u. a.). *Spezifisch* schizophren ist offenbar nur der energetische Potenzialverlust.

Nun gibt es auch hier, im Bereiche des Formalen, eine Analogie zum Wachtraum, das *paranoide Erleben des Psychopathen.* Auch er bezieht vieles auf sich, auch er deutet falsch, vermutet, wittert, argwöhnt, irrt sich fortwährend infolge seiner Fehldeutungen, verkennt Leute, verhört sich und lebt in einer veränderten, feindselig gegen ihn gerichteten Welt, deren Mittelpunkt er bildet. Aber dennoch ist dies kein Wahn, sondern nur eine Persönlichkeitsreaktion bei Selbstunsicherheit und Egozentrik mit ihren Folgen für die Erlebnisstruktur. Zwischen der *Eifersucht,* als einer solchen Persönlichkeitsreaktion und dem *Eifersuchtswahn* liegt eben der protopathische Funktionswandel, im Letzten ein somatischer und deshalb nicht verstehbarer Vorgang. Freilich bedarf es nicht viel, um den Schritt vom einen zum anderen zu vollziehen. Der Eifersüchtige kann schon durch die Alkoholintoxikation des Gehirns zu einem Eifersuchtswahnkranken werden, der Misstrauische durch den Altersabbau des Gehirns zu einem Paranoischen. Immer aber *muss doch eine Grenze überschritten werden, die letztlich im Somatischen liegt.*

Man hat in den letzten Jahren mehr und mehr die These von der *Verstehbarkeit, des Wahns zu* vertreten und zu stützen gesucht, ohne genügend scharf zwischen der Verstehbarkeit der Wahn*thematik*, die immer verstehbar ist und der Wahn*genese* zu machen, die nie verstehbar ist. Aber auch wo man ganz präzise diese Unterscheidung traf, glaubt man neuerdings ebenfalls vielenorts nicht nur zu verstehen, was der Kranke in seinem Wahn erlebt, sondern auch *dass* er wahnkrank wurde. Nur in dieser Form erscheint uns eine Diskussion überhaupt sinnvoll zu sein. Wir fassen dies generell zusammen als das Problem des *sensitiven Beziehungswahnes* (Kretschmer).

Wir haben aus unserem Material im Laufe der Bearbeitung fünf Fälle wieder ausgeschieden, weil Zweifel an der Diagnose Schizophrenie auftauchten, eben im Hinblick auf die Möglichkeit der Diagnose eines sensitiven Beziehungswahns. Nicht nur die Thematik, sondern das Auftreten des Wahns sollte hier also verständlich sein. Besondere Umstände, die dem Einsetzen des Wahns unmittelbar vorhergingen, bewirkten, dass weniger das Thema, als vielmehr die Entstehung in das diffuse Licht der Verständlichkeit gerückt erschien. Wir geben im Nachstehenden einen solchen Fall wieder:

Fall 106. Ein 41-jähriger Stabssignalmeister (im Zivilberuf Stadtinspektor), ein überaus rechtschaffener, penibler, etwas schwerlebiger Pykniker, war am 21.10.37 an einer Basedow-Struma operiert worden. Seither bestand volles Wohlbefinden. Er wurde am 24.5.1941 in einem akuten Angstzustand mit Verfolgungsideen ins Lazarett eingewiesen und mit der Diagnose Schizophrenie in die Heimat überführt. Die durch seinen dienstlichen Vorgesetzten sowie mit Hilfe seiner nachträglichen Selbstdarstellung soweit als möglich erhellte Vorgeschichte ergab: Seine bis dahin 13 Jahre währende Ehe war immer spannungsreich, weil die Frau nicht wirtschaften konnte und für die zwei Kinder und den Haushalt mit dem Geld nicht auskam. Es gab im Laufe der Jahre immer wieder Auseinandersetzungen, die schließlich dazu führten, dass er ihr 1938 die Schlüsselgewalt entzog. Am 1.3.41 erreichte ihn an seiner Dienststelle in Südfrankreich der »Scheidungsbrief« der Frau, in dem sie ihn bat, in die Scheidung einzuwilligen. Zwei Tage später fuhr er nach Hause, um wegen der Kinder zu retten, was zu retten war. Die Frau habe jedoch nicht mit sich reden lassen, sodass er vermutete, ein anderer Mann stecke dahinter. Einige Tage danach glaubte er sie in der Tat im Mondschein mit einem anderen Manne gesehen zu haben. Er reagierte darauf mit einem schweren Magenkrampf, heftigsten Bauchschmerzen, sodass er für sechs Tage sich in ein Heimatlazarett begeben musste. Der Ausspruch: »... wir hätten uns sicher wieder vertragen, aber fremde Leute im Haus haben dahinter gesteckt und gehetzt«, zeigt, dass von seiner Seite ein Versöhnungswille bestand. Dann musste er wieder zurück zu seiner Einheit. Am 10.5. kam ihm dort ein Notizbuch abhanden, in dem er sich wichtige geheime Nachrichten- und Erkennungssignale der Marine notiert hatte. Er suchte verzweifelt danach, konnte es aber nirgends finden. Er machte davon seinem Vorgesetzten Meldung, der, wohl spaßhaft, meinte: »Das kostet den Kopf.« Er habe das sehr ernst genommen und geantwortet: dann kann ich mir lieber gleich eine Kugel durch den Kopf jagen. Wenige Tage später erhielt er Urlaub für den Scheidungstermin, der am 16.5. stattfand. Der gegnerische Rechtsanwalt schlug ihm vor, einzuwilligen, und die Hälfte der Schuld auf sich zu nehmen. Da er merkte, dass er »schon recht mit den Nerven herunter war«, habe er in alles eingewilligt. Nach seiner Rückkehr zum Dienst verschlechterte sich sein Zustand rapide. Er machte »sonderbare Feststellungen«, z. B. dass ihm nach dem Zähneputzen übel wurde. Er vermutete Gift in der Zahnpasta, und gab sie in die Feldapotheke zur Untersuchung, wodurch er erstmalig seiner Umgebung auffiel. Dann stellte er fest, dass im Patronenrahmen seiner Pistole Sand war, sodass der Transport nicht funktionierte. Sofort vermutete er »einen ganz gemeinen Bubenstreich«; auch wurde ihm klar, dass das von ihm immer noch gesuchte Notizbuch offenbar entwendet worden war. Er machte wegen der Pistole bei der Feld-Gendarmerie Meldung. Als zwei Gendarmen in sein Quartier kamen, um ihn zur Aussage in die Gend.-Station zu bringen, habe er sofort gemerkt, dass sie ihn »woanders hinbringen wollten« und weigerte sich, mitzugehen, gab ihnen aber die Pistole auf ihren Wunsch hin mit. Nun glaubte er, alle nur möglichen harmlosen Leute seien hinter ihm her, hielt sie für verkappte SS, riegelte die Tür seines Zimmers ab, sodass jeder, der zu ihm wollte, erst seinen Namen nennen und einige Zeit mit ihm reden musste; er ließ nur ein, wen er an der Stimme erkannte. Selbst sein Vorgesetzter, zu dem er bisher Vertrauen hatte, musste vor der Türe umkehren. Schließlich gelang es einigen Kameraden, die er eingelassen hatte, ihn in ein Gespräch zu verwickeln und ihn, fortwährend auf ihn einredend, aus dem Zimmer bis ins Lazarett zu führen. Solange man ihn nämlich durch ein Gespräch ablenken konnte, konnte man ihn auch beeinflussen. Es kam vor, dass er dann plötzlich anhielt, indem er sagte: »jetzt kommt's wieder« und dann ging wieder alles durcheinander.

Im Lazarett akuter ängstlich-gespannter paranoischer Zustand. Am ersten Abend gelang es ihm, aus dem Abteilungsgebäude zu entkommen. Am Ausgang des Lazaretts sprach er erregt auf den Posten ein, er ließe sich nicht mit dem Auto wegschaffen, ließe sich auch kein Blut abnehmen, er wisse genau, was man mit ihm vorhabe, man wolle ihm ans Leben. Er rannte plötzlich weg ins Wachlokal und erklärte dort: »Unteroffizier vom Dienst, ich stelle mich unter ihren persönlichen Schutz.« War nur mit Mühe auf die Abteilung zurückzubringen, behauptete, dort stände ein Auto (was nicht der Fall war), mit dem man ihn wegbringen wolle. Von zwei Schwestern, die er zufällig in der Nähe sah, nahm er an, sie ständen zur Abholung bereit. Bei der körperlichen Untersuchung ließ er sich erst abhören, nachdem er das Schlauchstethoskop genauestens untersucht hatte. Er wird mit Sedativen im Bett gehalten, beruhigte sich etwas, kam aber an einem der nächsten Tage mit der Befürchtung, syphiliskrank zu sein, wobei er belanglose Hauteffloreszenzen zeigte. Eine genaue Befragung ergab, dass er seit einiger Zeit das Gefühl habe, unter »Hypnose« zu stehen. Als Beweis hierfür gibt er an, während des letzten Urlaubs zu Hause, abends vor seiner Abreise im Stuhle sitzend, mit dem Blick auf eine japanische Teetasse »hängen geblieben« und nicht im Stande gewesen zu sein, sich von seinem Platz zu erheben. Er vermute, dieses Unvermögen sei auf hypnotischen Einfluss zurückzuführen. Auch habe er seit ein paar Wochen »Flüstern« gehört, das sich in den letzten Tagen verstärkte. Was die »Stimmen« sagen, ist nicht zu erfahren. Es seien Verkrampfungen im Gange. Er glaube, weil er seit Herbst 1940 keinen geregelten Geschlechtsverkehr mehr habe, seien die Nerven zerrüttet.

Der Patient wird wegen Schizophrenieverdacht zu einer Sammelstelle nach Paris verlegt, wo er schon wesentlich gebessert erscheint. Er deutet dort an, dass ihm von den Kameraden ein Streich gespielt worden sei. Er könne es aber nicht beweisen, deshalb schweige er davon. Wird mit dem Verdacht auf Dissimulation in die Heimat verlegt. Bei der Aufnahme in unserem Lazarett ist er völlig geordnet, hat bereits gut korrigiert, gibt zu, Eigenbeziehungen gehabt zu haben und allerlei Harmloses auf sich bezogen zu haben: »Ich habe vermutet, ich solle vielleicht Versuchskarnickel sein wegen meiner Basedow-Geschichte. Wenn ich heute daran zurückdenke, muss ich das wohl für Einbildung halten.« Er kann sich auch nicht erklären, wie er auf Syphilis kam und habe überhaupt an Einzelheiten in Bordeaux keine rechte Erinnerung. (Hypnose?) »Das ist möglich, dass ich das sagte, wir hatten Anfang Mai eine Vorstellung von einem Hypnotiseur, der machte wirklich sehr interessante Sachen.« Er möchte die Behauptung nicht aufrechthalten, es sei eben ein Schwächezustand gewesen: »Die moralische Depression über die Scheidung muss das bewirkt haben.« (Flüsterstimmen?) »Habe keine Erinnerung, je davon gesprochen zu haben.« Der Patient wurde in völlig freiem Zustand nach Hause geschickt.

Es ist zunächst ersichtlich, dass hier kein echtes apophänes Erleben vorlag. Der Kranke befand sich in hochgradigem Angstzustand und in diesem verkannte er seine Umgebung im Sinne seiner Angsterfüllung; man wolle ihn beseitigen. In diesem Sinne erinnert er an die von uns geschilderten Fälle von »Angstpsychosen«. Dort war jedoch in allen Fällen jene charakteristische Wahnstimmung spürbar, die hier fehlt. Die »Hypnose« halten wir für hineingefragt, es bestand sicher keine Gedankenausbreitung oder Eingebung im Sinne einer Apophänie. Ebenso waren die »Flüsterstimmen« vermutlich kein echtes Gedankenlautwerden. Kann man aber nun den Wahn verständlich aus der Situation ableiten? Wir möchten diese Frage verneinen. Wahrscheinlicher ist, dass der einige Jahre zuvor an Basedow-Struma operierte Kranke dem affektiven »Stress« – um dieses Modewort der Einfachheit halber zu benützen – durch die Situation der gegen seinen Willen vollzogenen Scheidung nicht gewachsen war. Die im höchsten Maß angespannte Affektlage hat, wie wir glauben möchten, bei der gestörten hormonalen Konstitution jenen somatischen Einbruch bewirkt, der der Wahnentstehung zugrunde zu legen ist. Bedeutsam scheint uns, dass der Wahn dabei nicht die Ehescheidung zum Thema nahm, sondern die Notizbuchangelegenheit, weil diese im Augenblick der Erkrankung die größere Aktualität hatte.

Sehr ähnlich war Fall 25, ein schwerfälliger, primitiver Athlet von den Proportionen eines Anthropoiden, dem wenige Wochen vor seiner Einziehung seine Frau weggestorben war, sodass er seine zwei kleinen Kinder bei fremden Leuten unterbringen musste, als ihn die militärische Einziehung erreichte. Diese bedeutete für den beschränkten, 38-jährigen Kraftfahrer eine psychische Belastung besonderer Art, er vermochte die Dienstränge nicht zu unterscheiden, die Kommandos nicht zu verstehen, und eckte überall in der Kaserne an. Fünf Wochen nach seiner Einziehung wird er in einem ängstlich-psychotischen Zustand ins Lazarett überwiesen, bittet zitternd und zähneklappernd, ihn doch am Leben zu lassen, fragt, wann das Todesurteil vollstreckt würde. Auf die Frage nach Stimmen sagt er, er höre eine innere Stimme, die sage, er solle in den Keller kommen. Später bittet er, man solle ihm eine Spritze geben, betet laut mit gefalteten Händen. Bald klang im Lazarett die Psychose völlig ab. Auch hier nehmen wir bei dem affektiv sehr schlecht gesteuerten hilflosen Menschen einen Wahneinbruch auf dem Wege einer hormonalen Gleichgewichtsstörung an.

Zwei andere Fälle hatten eine sexuelle Thematik: Der eine *(Fall 16)* erkrankte ein halbes Jahr nach einem ersten und einzigen Bordellbesuch an einer Psychose mit Wahnstimmung: alle wüssten von der Sache, redeten so hinten herum, und behandelten ihn »wie einen Aussätzigen«, sprächen über ihn, weil er sich jedenfalls eine Geschlechtskrankheit zugezogen habe und »durch und durch vergiftet sei«. Er würde jedenfalls erschossen, etwas anderes komme nicht in Frage. Besserung nach Cardiazolbehandlung. Der andere *(Fall 14)* ein englischer Offizier aus einem Gefangenenlager, entwickelte einen Beziehungswahn mit dem Thema der Masturbation, über die, wie er meint, alle seine Kameraden hinter seinem Rücken tuschelten, obwohl er als englischer Offizier so etwas nicht tue. Auch von den Deutschen nehme er so etwas nicht an, höchstens von den Franzosen. Schließlich verweigerte er das Essen, weil er meinte, man würde durch Drogen seine Erregungszustände bewirken. Sobald der Patient aus dem Milieu des Lagers entfernt worden war, klangen die Ideen von selbst ab.

Wenn wir auch die Frage offen lassen möchten, ob hier nicht doch ein abortiver Schub abgelaufen ist, halten wir es für ebenso möglich, dass hier wahnähnliche paranoische Persönlichkeitsreaktionen vorlagen. Eine Gestaltanalyse einer solchen Reaktion habe ich früher einmal versucht*.

Der letzte Fall *(Fall 66)* endlich fiel dadurch auf, dass er auf einer Urlaubsreise aus Frankreich nach Hause, wo er sich – ein Jahr nach dem Tod seiner Mutter – verloben wollte, »damit meine Braut mir die Mutter ersetze«, den Anspielungen und Andeutungen der Mitreisenden entnahm, man wüsste um seine französische Hamsterware, die er in mehreren Koffern seiner Braut als Verlobungsgeschenk mitzubringen gedachte. Er ließ kopflos die Koffer im Coupé stehen, meldete sich in Köln beim Bahnhofsoffizier, wurde dort vernommen und fuhr dann ohne Koffer nach Kassel weiter. Alles schien ihm verändert: »Ich wusste einfach nicht, was los war«, sodass man ihn zu Hause sogleich ins Lazarett brachte. Hier zeigte er deutliches apophänes Erleben, konnte in Gedankensprache mit seiner Braut sprechen, war verworren und konsolidierte sich erst nach einer Cardiazolschockkur. Nachträglich war zu erfahren, dass er schon Wochen vor dieser Urlaubsfahrt merkte, dass man Anspielungen machte, um ihn zu ärgern, dass man sich »so komisch« über politische Dinge unterhielt, als wollte man ihn hineinlegen. Hier handelt es sich doch wohl um einen kurzen schizophrenen Schub. Der verständliche Zusammenhang von schlechtem Gewissen und Beziehungswahn liegt lediglich in der Thematik.

Zusammenfassend glauben wir also, dass der noch nicht präzise

---

* Conrad, Die Gestaltanalyse in der Psychiatrie. Stud. Gen. 5, 503 (1952)

genug gefasste Begriff des sensitiven Beziehungswahnes Verschiedenes deckt: paranoische Persönlichkeitsreaktionen, nicht-schizophrene Wahnformen mit besonders einleuchtender Wahnthematik, etwa dem der Wunscherfüllung (z. B. im manisch bedingten Liebeswahn) und endlich schizophrene Schübe. Es bedürfte einer sehr genauen Gestaltanalyse des situativen Feldes, um sich über das Wesen der jeweiligen Störung klar zu werden. Solche Feldanalysen des paranoischen, nicht-schizophrenen, also nicht apophänen Erlebnisfeldes wurden von der anthropologischen Phänomenologie neuerdings versucht. Wir halten diese Studien über gestörte Daseins-, Wohn-, und Rangordnung (ZUTT, KULENKAMPFF) für einen sehr bedeutsamen Ansatz.

2. Der Fall René (Sechehaye)

Die Frage der Verstehbarkeit der Wahngenese ist heute besonders aktuell geworden durch ein wenig sensationelle Berichte über Heilerfolge bei der Schizophrenie durch Psychotherapie. Versucht man, den Wahn, zunächst hypothetisch, als ein verfehltes Dasein, als Scheitern, als Nichtbewältigung gestellter Aufgaben zu »verstehen«, dann muss die notwendige Konsequenz der Versuch einer Psychotherapie sein. Gelingt es nun, mit Hilfe von Psychotherapie den schizophrenen Wahn zu heilen, dann könnte dies nicht mit Unrecht als Bestätigung der Richtigkeit des Ansatzes gebucht werden.

Eine Krise »nicht bestehen«, eine gestellte Aufgabe »nicht bewältigen«, an einem Schicksal »scheitern« –, all dies sind Umschreibungen für eine besondere Form psychischer *Entwicklung*. Wer etwa die Aufgabe, die eine disharmonische Ehe stellt, nicht bewältigt, wird sich scheiden lassen, zum Säufer werden oder sich eine Geliebte nehmen – oder magenkrank werden. Wer eine akute Ehekrise nicht besteht, wird sich in einem Wutanfall an seiner Frau vergreifen, Haus und Kind im Stich lassen oder sich das Leben nehmen – oder einen Herzanfall bekommen. Aber *Magenkrankheit* und *Herzanfall* stehen in der Reihe dieser Reaktionen ein wenig wie Fremdkörper. Während nämlich *Angriff* oder *Flucht* verstehbare psychische Reaktionen sind, sind Magensäureproduktion oder Herzanfall somatische, d. h. aber nicht verstehbare Reaktionen. Vielmehr wissen wir nur aus Erfahrung, dass vegetative Störungen gewisse Gemütsbewegungen zu begleiten pflegen. Dieses Wissen hat zu der recht ungenauen Formulierung geführt, als könnten wir schon diese somatischen Begleitreaktionen »verstehen«. In Wirklichkeit verstehen wir lediglich die Gemütsbewegung, deren somatische Begleiterscheinung die vegetativen Symptome sind.

Nun mag dies als eine Art von Abbreviation hingehen. Wichtig ist nun aber die Frage, ob man an die Stelle dieser vegetativen Magen- oder Herzstörung auch den Wahn oder gar den schizophrenen Wahn setzen kann. Dann erst bekäme die Forderung nach Psychotherapie der Schizophrenie ihre letzte Berechtigung, ähnlich wie glaubhaft von der Psychotherapie Ulkus- oder Angina pektoris-Kranker Gutes berichtet wird.

Inwiefern in jeder schizophrenen Psychose neurotische Verarbeitungen und Fixierungen stecken, die einer psychotherapeutischen Behandlung zugänglich sind, haben wir bereits besprochen. Das aber bedeutet keineswegs, die Schizophrenie als Ganzes sei eine besondere Art von maligner Neurose oder der somatische Niederschlag einer neurotischen Grundhaltung der Persönlichkeit.

Gerade diese Auffassung von der Schizophrenie als einer besonderen Art von Neurose spricht aus Berichten, denen zufolge Schizophrenie durch Psychotherapie einer echten Heilung zugeführt werden konnte; ein Ergebnis von so grundsätzlicher Wichtigkeit, dass eine kritische Prüfung solcher Mitteilungen Verständnis finden muss. Es würde die Grundvorstellungen über Art und Wesen der Erkrankung völlig in ihr Gegenteil verkehren. In der deutschen Literatur wird vor allem auf einen Fall immer wieder Bezug genommen. Es ist der Fall René von M. Sechehaye; (erstmalig publiziert 1947); – ja, es scheint vorläufig, als ob die These von der erfolgreichen Psychotherapierbarkeit sich beinahe ausschließlich auf diesen einen Fall stützen würde, sieht man von den Veröffentlichungen Rosens in den USA ab, die schon von amerikanischen Autoren einer scharfen Kritik unterzogen wurden. Hier aber scheint es sich in der Tat um eine bisher nicht bezweifelte schizophrene Erkrankung zu handeln, bei einem jungen Mädchen, das in sechsjähriger psychotherapeutischer Arbeit von ihrer schweren Psychose geheilt worden war.

Wir haben nun beim Studium des (in deutscher Sprache 1955 erschienenen) Buches ernste diagnostische Bedenken bekommen, dass es sich um eine Schizophrenie gehandelt hat*. Eine Diskussion dieses Falles scheint uns an dieser Stelle besonders lohnend, weil gerade in der Gegenüberstellung mit diesem Fall die im vorstehenden behandelten Thesen klarer heraustreten werden.

Wir möchten allerdings hier schon bemerken, dass die Diagnose »Schizophrenie« im französischen Sprachgebiet keine so scharfe Begrenzung und Definition erhalten hat, wie es in der deutschen Psychiatrie durch JASPERS der Fall war. Damit schon könnte es sich erklären, dass in der französischen Schweiz mit dieser Diagnose einfach anderes gemeint wurde, als nun im deutschen Sprachbezirk darunter verstanden wird. Umso wichtiger scheint uns aber die Klärung zu sein, um die Dinge nicht noch mehr zu verwirren.

Eine weitere Einschränkung der nachfolgenden Ausführungen liegt darin, dass wir uns an die vorgelegten Aufzeichnungen halten müssen. Wenn später etwa Krankenblattaufzeichnungen über die vielfach behandelte Kranke neues Material erbringen sollten, als es in den bisherigen Veröffentlichungen geschah, müssten unsere Anschauungen vielleicht einer Revision unterzogen werden. Wir halten aber die Annahme für berechtigt, dass die Autorin von sich aus alles, was im Sinne der Schizophreniediagnose spricht, zusammengetragen haben wird, da es ihr ja auf diese Diagnose wesentlich ankam.

Die Arbeit gliedert sich in zwei Teile: In einem ersten Teil gibt die Autorin die Krankengeschichte des Falles, von ihrem Standpunkt aus gesehen, wieder und zeigt die von ihr angewandte psychotherapeutische Methode der symbolischen Wunscherfüllung. In einem zweiten Teil berichtet die Kranke selbst über den ganzen Verlauf ihrer Krankheit. So wertvoll die Ausführungen der Autorin auch für den *Therapeuten* zweifellos sind, wird für die rein *diagnostische* Frage, entsprechend unserer phänomenologischen Blickrichtung vor allem der Selbstbericht der Kranken von Wichtigkeit sein; in unserem Zusammenhang schon deshalb, weil wir ja selbst ein

---

* Vgl. übrigens auch RÜMKE: Die klinische Differenzierung innerhalb der Gruppe der Schizophrenien. Nervenarzt, 28, 49 (1958)

großes Erlebnismaterial Schizophrener vorgelegt haben und deshalb ein Vergleich nahe liegt. Den Erlebnisbericht von René als »Tagebuch« zu bezeichnen, ist im Übrigen etwas missverständlich, denn er ist nicht in Form eines Tagebuches geschrieben. Doch müssen wir annehmen, dass ihm Tagebuchskizzen zugrunde liegen.
Die genaue Durchsicht dieses Erlebnisberichtes enthält nun unseres Erachtens *kein einziges sicheres Merkmal für schizophrenes Erleben,* scheint uns hingegen vom Anfang bis zum Schluss eine einzige Bestätigung, dass es sich um eine schwere Neurose mit kleinen und großen hysterischen Produktionen gehandelt hat. Dies möchten wir in kurzen Strichen belegen:
Sicher ist, dass René von frühester Kindheit eine Erziehung durchmachte, die einer Neurose Vorschub leisten musste, ja eine solche geradezu erzwang: Das Kind war unerwünscht, bevor es kam, wurde von der Mutter gehasst, als es gekommen war, gleichwohl verwöhnende Erziehung durch das wohl situierte Milieu, früh einsetzende Zwistigkeit zwischen den Eltern, die vor dem Kind ausgetragen wurden und schließlich zum Bruche und zur Trennung führten, was auch eine schwere Verschlechterung der wirtschaftlichen Lage mit sich brachte. Es wird niemanden wundern, dass unter diesen Umständen schon bei der Fünfjährigen die ersten Zeichen der Bedrängnis aufkamen. Eine schwere Umfinalisierung (KÜNKEL) hatte eingesetzt. Die Kranke schildert diese Zustände als »Irrealitätsgefühl«: Alles erschien ihr unermesslich viel größer, weiter, fremder, unwirklicher. Dies trat ein, wie sie selbst berichtet, als sie erfuhr, dass der Vater eine Geliebte hatte. Die bis dahin gesicherte Kinderwelt war – brutal und vorzeitig – zusammengebrochen, bevor die Reife bestand, die große Erwachsenenwelt in ihrer Weite und Fremdartigkeit zu erfassen. In diese Zeit fallen auch Angstträume (Nadel im Heu) und Angstfantasien (Rabenköpfe), die auf eine lebhafte kindliche Fantasie hinweisen, aber nichts Schizophrenes enthalten.
Nachdem die Patientin als gute Schülerin mit mehreren Preisen die letzte Klasse der Primarschule erreicht hatte, kommt es zu Zuständen, die sie etwa folgendermaßen schildert: »Während der Schulstunden, mitten in der Stille der Arbeit, hörte ich die Geräusche der Straße: eine Tram fuhr vorbei, Leute redeten, ein Pferd wieherte,

ein Auto hupte und es schien mir, dass jedes dieser Geräusche in der Unbeweglichkeit wie ausgeschnitten war, getrennt vom Gegenstand, der es hervorbrachte, und *ohne jede Bedeutung* ...« Diese Schilderung, die Dinge »ohne jede Bedeutung« zu sehen, wiederholt sich nun mehrmals und charakterisiert das Erleben eben im Sinne des »Irrealen«. Nach unserer Erfahrung würde der Schizophrene genau das Gegenteil berichten: »Eine Tram fuhr vorbei, Leute redeten, ein Pferd wieherte, ein Auto hupte – das alles bedeutete etwas, ich wusste nur nicht, was es bedeutet; aber alles bezog sich irgendwie auf mich.«

Die Kranke spricht von »inbrünstiger Exaltation« in einer Hinwendung zur Natur, dem Wind und dem Wald. Dies gehört in die Welt des 15–16-jährigen pubertierenden Mädchens, die inzwischen mit einem tuberkulösen Infekt in ein Sanatorium gekommen war. Dort schildert sie nun ein Erlebnis, das für sie selbst anscheinend den eigentlichen Psychosebeginn anzeigte: das Auftreten »maßloser, schrecklicher Angst«, die sie plötzlich überfällt, obwohl man schon vorher zahlreiche Erwähnungen von »grauenhafter Angst«, »schrecklicher Furcht« gehört hatte. Nun aber war erst die wirkliche Angst da, als draußen in der Neujahrsnacht der Wind heulte: »Ich schlief nicht in der Nacht, um ihm zuzuhören, um an seinem Heulen und Klagen, seinem verzweifelten Schreien teilzunehmen. Meine ganze Seele weinte und seufzte mit ihm und immer mehr wuchs in mir der Glaube, dass der Wind eine Botschaft brachte, die ich erraten sollte. Aber welche? Ich wusste es noch nicht.«

Es ist die romantische Schilderung der sturmbewegten Emotionen eines pubertierenden Mädchenherzens, aber nicht die Schilderung eines Schizophrenen. Dieser würde etwa hören, dass das Rauschen der Äste draußen ganz unnatürlich klang, so als ob man es irgendwie gemacht hätte, um ihm Furcht zu machen oder ihm zu drohen. Wahrscheinlicher aber würde er dieses Ferne gegenüber dem viel Näheren der Veränderung seiner nächsten Umgebung kaum bemerken.

Trotz dieser »maßlosen«, »schrecklichen« Angst vor dem Sturm geht in den nächsten Tagen das beherzte 16-jährige Mädchen in diesen bösen Wald, um ohne besondere Notwendigkeit eine Freundin in einem nahe gelegenen Sanatorium zu besuchen, verirrt sich dabei aber im Nebel, der offenbar (trotz des Sturmes) sehr dicht war. Da ging ihr nun (in ihrer Angst) der Sinn der Botschaft des Windes auf: »Der eisige Wind vom Nordpol wollte die Erde zerbrechen, in die Luft sprengen. Vielleicht auch war er eine Warnung, ein Zeichen, dass die Erde explodieren würde ...« Hier also wurde das *Weltuntergangserlebnis* geboren, das sicher kein schizophrenes Weltuntergangserlebnis ist, sondern die Fantasterei einer jugendlichen Neurotica. Denn dieser »Weltuntergang« war ausgedacht, war ein Ausdruck ihrer schweren neurotischen »Weltangst«, aber nicht jenes so spezifische Erlebnis, wie es eben nur der Schizophrene richtig zu schildern vermag,

Sie blieb weiter im Sanatorium und »spielte die Blöde«: sie schrie und lachte, und machte Späße, um sich die Angst zu vertreiben. Hier beginnen, wie wir glauben, die ersten echten hysteriformen Verhaltensweisen, die ihr auch später hellen, unerträgliche Spannungen zur Entladung zu bringen. (Die ganze Selbstschilderung ist als diejenige einer schweren Hysterica von größtem Wert.) »Abgesehen von meinen Erregungskrisen war ich normal ...« Die Kranke bemutterte die anderen Kranken, um eine Rolle (die Rolle der Mutter) zu spielen. Nach Hause zurückgekehrt, war sie dann zwei Jahre »ein fleißiges, verantwortungsbewusstes, junges Mädchen, die mit wenig Geld allein einen Haushalt von sechs Personen führte, ihre jüngeren Schwestern erzog und dabei eine sehr gute Schülerin war«. Man könnte vielleicht annehmen, ein schizophrener Schub war nun abgeheilt. Aber über eine Konsolidierung wird nichts berichtet, im Gegenteil nahmen die Irrealitätszustände zu, »grauenhafte Angst« schüttelte sie und sie hatte fortgesetzt »Erlebnisse«, etwa von der Art: »Die Sonne leuchtete vom blauen Himmel, und wärmte uns den Rücken. Ich aber sah eine unermessliche grenzenlose Ebene mit unendlichem Horizont. Bäume und Hecken waren aus Karton und wie Theaterkulissen über die Ebene verstreut ... und ich, ich war mit meiner Freundin in diesem Raum ohne Grenzen verloren ...« Dieses surreale Welterlebnis, in dem man unschwer Gemälde von S. Dali und anderen Surrealisten wiedererkennt, wird *gleichzeitig* mit der warmen Sonne und dem blauen Himmel erlebt. René vermag, also offensichtlich hin- und herzuschalten, von der freundlichen Sonne zur Irrealität und von dort wieder zurück, etwa in der Art: ihr erlebt die warme Sonne am blauen Himmel, ich aber ...

Gerade diesen »Überstieg« kann der Schizophrene nicht vollziehen.

Nun aber verwandelt sich noch die Freundin, wird fremd und irreal: »... zwar erkannte ich sie gut, wusste ihren Namen und alles, was sie betraf und doch erschien sie mir fremd, irreal, statuenhaft ... ich sah ihre Augen ... verstand ihre Worte und doch fühlte ich, dass eine Fremde mich begleitete ...« Wie anders der Schizophrene; er würde sagen: »Ich merkte, das war gar nicht meine Freundin, sie hatte sich nur so zurechtgemacht, damit ich es nicht merken sollte ...«

René: »Ich machte verzweifelte Anstrengungen, um diese unsichtbare Mauer die uns trennte, zu durchstoßen ...«

Der Schizophrene: »Ich merkte sofort, dass es gar nicht meine Freundin war, ließ mir dies aber nicht merken ...« Nach diesem vergeblichen Versuch der Annäherung schweigt René, »einsamer und isolierter denn je«. Ein anderes Mal in ähnlicher Weise: »... und ich, ich war hier drinnen verloren, isoliert, kalt, nackt unter dem Licht und ohne Ziel. Eine eherne Mauer trennte mich von allen Menschen und Dingen. Da stand ich mitten in dieser Trostlosigkeit in unsagbarer Verzweiflung. Niemand brachte mir Hilfe. Ich war allein, in vollkommener Einsamkeit.«

Keiner unserer 107 Schizophrenen hat im apophänen Wahn jemals unter der *Isolierung* gelitten. Im Gegenteil, jeder litt unter der furchtbaren ständigen *Einmischung* der Dinge und Menschen, die noch bestand, wenn er alleine im Zimmer war. Das quälende Niemehr-allein-Sein war es, das ihn zur Verzweiflung trieb. Hingegen ist das Erlebnis der Einsamkeit und Isolierung die typische, echt neurotische Erlebnisform, zumindestens in der hier geschilderten Form. Sie trennt sich von der Freundin, »gebrochen vor Müdigkeit und todtraurig«, um heimzukehren und mit »leerem verzweifeltem Herzen« das Abendessen zu kochen.

Hervorgehoben sei schon an dieser Stelle, was sich aber durch die ganze Darstellung hindurchzieht: der ununterbrochene Appell an das Mitleid des Lesers und die Häufigkeit des Wortes »Ich«, das mitunter zweimal hintereinander steht, während das so typische schizophrene »Man« völlig fehlt: »... eine solche Furcht, dass ich zu schluchzen begann ... eine grauenhafte Angst packte mich ... es waren qualvolle Momente ... meine ganze Seele weinte und seufzte ... eine schreckliche Angst würgte mich ... die Furcht in mir wuchs bis zum Paroxysmus ... ich litt grauenhaft ... die Angst wuchs und wurde immer höher, unsagbar, grausig ... meine Verzweiflung war grenzenlos ... unerträgliches grauenhaftes Schuldgefühl ließ mich vor Schmerz heulen ... eine namenlose grenzenlose Verfehlung drückte mich ...« usw. usw. Es findet sich in der ganzen Selbstdarstellung buchstäblich keine Seite, in der nicht mindestens ein, oft aber ganze Reihen solcher Superlative stehen. Unter meinen 107 schizophrenen Selbstberichten hat auf diese Weise kein Einziger berichtet, obwohl zahlreiche Kranke schwerste Suizidversuche begangen hatten. Sie alle waren viel zu sehr von ihrer veränderten Welt gefangen, als dass sie zu so viel Selbstbemitleidung in der Lage gewesen wären.

Es folgt nun der erste Einbruch der *Regression,* ein Mechanismus, den wir seit FREUD als neurotischen Mechanismus zur Genüge kennen, bei Schizophrenen aber kaum jemals gefunden haben. Eine Puppe Riquette beginnt eine Rolle zu spielen, zunächst nicht anders, als Puppen es im Dasein pubertierender Mädchen eben tun.

Nun folgt ein wichtiges Bekenntnis. Unter der Wirkung der Angst sagt sie: »Ich möchte verrückt werden, um dieser Angst zu entgehen.« Die häusliche Situation gab der Neurose fortwährend neue Nahrung: eine Mutter, die die jüngeren Schwestern vorzog, und ihr stets die Liebe vorenthielt, auf die sie Anspruch zu haben glaubte. In dieser Lage erfolgt die erste Begegnung mit der Analytikerin, auf die sofort – wie könnte es anders sein – eine ungeheure *Übertragung* erfolgt: »Bei ihr allein fühlte ich mich in Sicherheit wenn sie ihren Arm um meine Schultern legte ...«

Von nun an folgt ein fortgesetztes Werben um die Liebe der »Mama«, der endlich gefundenen Mutterliebe. Sehr vieles ist verständlich aus dem Wunsch heraus, »mein kostbares Inselchen der Realität in der wüstenartigen Welt meine Seele« nicht zu verlieren.

Sie erfasst nun auf einmal, dass ihre Angst ein *Schuldgefühl* verdeckte, wegen ihrer frühzeitigen Masturbation und ihrer Menschenfeindlichkeit: »Ich spürte in mir eine unendlich große, schreckliche Schuld.« Der Schizophrene würde an dieser Stelle sagen: »Man wollte mir zu verstehen geben, dass man mich für einen Masturbanten hielt, wollte mir eine Schuld zuschieben.« René aber fühlt sich selbst maßlos schuldig und suchte den »Verfolger«. Zum ersten Mal hören wir hier plötzlich von einem Verfolger, aber keineswegs im Sinne eines paranoiden Erlebens. Vielmehr entdeckt sie sogleich, »dass der Verfolger niemand anders war, als die elektrische Maschine«, die in ihren Fantasien »alles mit elektrischem Strom lud und spannte, bis alles in einer grauenhaften Explosion in die Luft springen würde«. Diese Maschine nennt sie das »System«, von dem sie bestraft wurde. Dieses System war »eine große Welteinheit, umschloss alle Menschen; jeder war für jeden anderen verantwortlich. Somit hatte jede Handlung eines Menschen Folgen für andere Wesen. Alle Menschen standen untereinander in einer schrecklichen Abhängigkeit, unter dem Zeichen der Schuld. Alle gehörten zum System, aber nur wenigen war das bewusst. Das waren die, welche ›beleuchtet‹ waren, wie ich ...«

Dies also war der Kern ihres »Wahnes«: Eine hochgeistige Auslegung des menschlichen Daseins, durchtränkt mit religiösen Einsichten des östlichen Christentums, eines Dostojewski würdig, angeblich im Kopf der 16–17-jährigen »Schizophrenen« entstanden. Ich kenne keine schizophrene Selbstdarstellung mit einer solchen Durchrationalisierung eines halbreligiösen Weltbildes. Es wird erkennbar, dass die in der Terminologie der Schizophrenen häufig vorkommenden Begriffe wie Apparate, Maschinen, elektrischer Strom, hier an ganz falscher Stelle stehen. Der Schizophrene verwendet sie zur unmittelbaren Erklärung für Gedankenausbreitung, Gedankenlautwerden oder alle von ihm als »gemacht« bezeichneten Erlebnisse. Hier aber stehen sie als rationale Erklärung für das Ganze, ohne im mindesten Beziehungen zu ihrem unmittelbaren Erleben zu haben.

Ähnlich geht es auch mit den schon lange erwarteten »Stimmen«: »Innerliches Hohngelächter« und Sätze, die »spöttisch wiederholten, was ich erzählte«. Unsere Kranken hörten, meist ohne Hohngelächter, dass ihnen banale Dinge vorgesprochen wurden.

Es folgen lange Schilderungen, in denen immer die andern ihrer Seele beraubt, maskenhaft, hampelmannartig, mechanisch, irreal sind, sie aber, René, das einzig fühlende und bemitleidenswerte Herz in dieser Welt voll Larven. Es sind gänzlich unschizophrene Fantasien, frei nach Breughel; der Schizophrene fühlt sich selbst als

Automat, als Marionette, die »dirigiert«, »ferngelenkt«, »gesteuert«, »hypnotisiert« wird, dessen Gedanken gelesen werden, der preisgegeben ist.

Alle diese Zuspitzungen sind offenbar notwendig, um sich der »Mama« zu vergewissern, was zwar immer wieder, aber nicht auf die Dauer gelingt. Sobald »Mama« da ist, setzt sofort die Regression mit Macht ein. Es ist dabei nicht recht klar, wer damit angefangen hat, denn auch »Mama« leistet mit ihrem: »die kleine René braucht jetzt keine Angst zu haben, Mama ist da, um sie zu schützen« der Regression der Kranken auf der Stufe des Kleinkindes Vorschub. Die »kleine« René spricht von sich in der dritten Person, erfindet eine kindliche Symbolsprache und verständigt sich durch primitive Zeichnungen. Das alles hat so unverkennbar neurotisches Gepräge, dass ein Verweis auf den Text genügt.

Das »System« gab nun Befehle, z. B. »meine rechte Hand oder das Haus, in dem ich mich befand, zu verbrennen«. Sie führte manche der Befehle aus und widerstand anderen, hatte dabei aber den »Eindruck des Künstlichen, Komödiantischen«. Diese halbe Selbsteinsicht, in Wirklichkeit Theater zu spielen, findet man nicht selten bei Hysterikern, während der Schizophrene nur von den andern das unmittelbare Erlebnis hat, sie spielten Theater und bauten um ihn herum eine Kulisse auf, die so natürlich aussieht, als wäre sie echt. Die Dinge um René herum aber sind niemals in diesem Sinne »aufgestellt«, bedeuten auch nichts (im Sinne der Wahnwahrnehmung) und stehen auch untereinander nicht in Beziehung. Vielmehr gerade umgekehrt: sie sah alle Dinge »so scharf umrissen, zusammenhanglos, mineralisch glatt, so beleuchtet, so gespannt, dass sie mir grauenhafte Angst einflößten ... die Dinge begannen zu existieren es war ihre Existenz, die mich so beängstigte«.

Ich halte es für ziemlich unwahrscheinlich, dass eine 17- oder 18-Jährige, ohne Sartre gelesen zu haben, den Begriff Existenz in dieser Weise verwendet. So viel mir bekannt, hat Sartre in seinem Roman »Der Ekel« erstmalig den Begriff »Existenz« in dieser Form in die Literatur eingeführt. Im Jahre 1930 war aber dieses Werk noch lange nicht erschienen, sodass zuminestens diese Stelle des »Tagebuches« wohl erst später durch Überarbeitung entstand. Es lässt sich etwa auch datieren: 1938 wurde die Kranke (26-jährig) geheilt ans der Behandlung entlassen. Im selben Jahr erschien »la nausée« von J. P. Sartre.

Von nun an wird in der Tat die Schilderung immer literarischer und erinnert manchmal leider sogar an einen schlechten Kolportage-Roman; vgl. etwa das zweite Gesicht, man würde sie zu Hause erwarten, um sie in die Klinik zu holen; sie kehrte hellseherisch zur »Mama« zurück, um der »Verhaftung« zu entgehen. Während dieser ganzen Zeit »grauenhaftester Erlebnisse« tat sie als Sekretärin Dienst. Auf den » Befehl« des »Systems«, musste sie eines Tages ihre rechte Hand am Ofen verbrennen – ganz genau wie eine der ersten Schizophrenen Binswangers, der Fall »Ilse« (erschienen 1945) –, was aber gottlob der just eintretende Chef nicht bemerkte; leider scheint er es doch bemerkt zu haben, denn es erfolgte hierauf Klinikeinweisung. Das »System« bekommt nun rasch den Charakter des »schwarzen Riesen« (Künkel). Es ist an allen bösen Streichen Schuld, gibt Befehle, Dummheiten zu machen, sodass sie sich »buchstäblich entzweigerissen« fühlt, also wahrhaft gespalten, wie es sich für eine Schizophrene gehört: »Auf der einen Seite mein Verstand, der das System akzeptiert hatte und daran glaubte, auf der anderen Seite .... der Selbsterhaltungstrieb«, der sich gottlob dem Befehl, sich zu verbrennen, meistens widersetzte. Zwei Seelen wohnten, ach, in ihrer Brust, ein Erlebnis, das bekanntlich der Schizophrene, trotz seines Namens, niemals hat.

Die Verlegung in die geschlossene Abteilung wird mit voller Klarheit, sehr vernünftig erlebt. Nichts von Wahn, nichts davon, alles sei zu ihrer Beobachtung aufgestellt, die andern seien gar keine Kranken, sondern nur zur Beobachtung da usw., wie wir es von unseren Kranken immer wieder hörten. Vielmehr die völlig klare und vernünftige Beurteilung des unpsychotischen Menschen, der sich in einer psychiatrischen Wachabteilung findet. Nun ist die Angst zum ersten Male echt und natürlich, nämlich die Angst vor dem wirklich Schizophrenen: »Ich war nur noch Verteidigung gegen Gefahren.« Die Verschiedenartigkeit der Briefe, die sie einerseits an Bekannte, andererseits an »Mama« schrieb, scheint den dortigen Ärzten aufgefallen zu sein. Sie haben Verdacht »geschöpft – wir hoffen, auch Verdacht hinsichtlich der Diagnose – man hielt sie für eine »Heimlichtuerin» und »Profitmacherin«, die ein »doppeltes« Spiel trieb.

Bald wieder nach Hause entlassen, verfiel sie in einen Zustand der Gleichgültigkeit. Hier könnte man nun zum ersten Male an einen schizophrenen Antriebsverlust denken: »Ein Fleck von der Größe eines Pfefferkorns konnte mich während Dreiviertelstunden beschäftigen, ohne dass ich das Bedürfnis empfinden hätte, die Augen von dieser mikroskopisch kleinen Welt abzuwenden ...« Aber doch, wie anders beim Schizophrenen! Sie erlebt die Zeit als Dreiviertelstunden, erlebt das Beschäftigtsein. Der antriebslose Schizophrene würde auch so dasitzen können, aber nichts von der Zeitspanne und nichts von der Beschäftigung erleben. Es wäre Nichts, Leere, er könnte uns nichts von der Zeit erzählen. Nur der *Außenstehende* würde ihn so beschreiben, wie René *sich selbst beschreibt.* Sie sieht sich also fortwährend von außen zu. Es gelingt ihr jener »Überstieg«, den der Schizophrene niemals vermag. Sie hat übrigens inzwischen auch psychiatrische Erfahrungen gesammelt, sodass ihr manches zu Nutze kommt. So wird es auch mit den stereotypen Bewegungen sein, die sie selbst als »meine Bewegungsstereotypien« bezeichnet.

Ihre Rolle zu Hause hat sich nun in die eines echten Aschenputtels verwandelt; die eitle, hoffärtige Mutter bevorzugt die beiden jüngeren Schwestern, von denen sie gehasst wird und sie muss die schmutzige Arbeit tun. Endlich gelingt es ihr, unter die Fittiche der »Mama« zurückzukehren, womit sofort die Regression wieder einsetzt. Durch Davonlaufen und Sichverstecken jagt sie Mama gehörigen Schrecken ein, zeichnet wie ein kleines Kind, kann sich nicht mehr im Raum orientieren und verirrt sich unentwegt, weil sie die Himmelsrichtungen »einzig nach meiner Person als Zentrum« orientierte. Dies ist die einzige Bemerkung, die auf ein Zentrierungserlebnis hinweist, das aber natürlich nichts mit der echten *Anastrophé zu* tun hat: dem Gefühl, dass sich alles um sie drehe, wie wir es von unseren Kranken hörten. Das »System«, von ihr nun als Antipiol bezeichnet, hat den Charakter des bösen Zauberers im Märchen angenommen, der die schöne Prinzessin gefangen hält, wie wir überhaupt, je stärker die Regression fortschreitet, in eine *Traum- und Märchenwelt* gezogen werden. Sie warf Gegenstände gegen den bösen Zauberer Antipiol, »aufrichtig gesagt, sah ich niemanden und hörte auch keine Stimme«; dennoch rief sie zornig:

»Nein, nein, ich will nichts mehr hören!« Hierzu sagte sie: »Mein Zorn war völlig echt und spontan …« Wann gebraucht man solche Formulierungen? Doch nur, wenn der Zorn eben nicht ganz echt ist oder wenn nicht volle Aufrichtigkeit besteht. Die Hände erschienen ihr in Katzenpfoten verwandelt, sodass sie »grausam hineinbiss«.

Aus dieser Kindermärchenwelt des Aschenputtels oder gestiefelten Katers, durchmischt mit SARTREschen und KAFKAschen Impressionen kann sie mir noch die symbolische Wunscherfüllung herausführen. Das »Wunder mit den Äpfeln« geschieht, die ihr von Mama als Mutterbrust angeboten werden. Nun ist das Zauberwort gesprochen und langsam, Schritt für Schritt, mit immer neuen symbolischen Wunscherfüllungen wird die verzauberte Prinzessin dem bösen Geiste Antipiol von der guten Fee entrissen, ein Wiedergeburtsprozess, der sehr eindrucksvoll die Heilung einer schweren Hysterie darstellt – *aber eben keiner Schizophrenie.*

Fassen wir unsere diagnostischen Bedenken zusammen, so ist es zunächst das *völlige Fehlen echten apophänen oder apokalyptischen Erlebens.* Es bestand offenbar niemals jenes so überaus charakteristische abnorme Bedeutungsbewusstsein, das mit vollem Recht von JASPERS und seinen Mitarbeitern in den Mittelpunkt der Schizophreniediagnose gestellt wurde. Es fehlt weiter völlig das *Erlebnis der Anastrophé,* jenes nicht minder charakteristische Erlebnis, alles drehe sich um den Kranken. Sie bleibt in der Lage, sich von außen zu betrachten, also den *»Überstieg« zu* vollziehen. Es besteht vom Anfang bis zum Ende eine gleich bleibende Tendenz *zur Selbstbemitleidung* und zur *Ich-Betonung,* wie man sie in dieser Form nur beim Neurotiker findet. Und es vollzieht sich vom ersten Augenblick an ein Kontakt zur Analytikerin, den das »Wahnerleben« von Anfang an ausklammert. Es fehlen alle Zeichen eines *energetischen Potenzialverlustes* und schließlich folgt die Psychose auch keinem *Verlaufsgesetz:* Von einem oder mehreren Schüben kann nicht gesprochen werden, für ein echtes paranoides oder katatones Zustandsbild fehlt jeder Anhaltspunkt. Alle an Schizophrenie erinnernden Ausdrücke wie »Irrealität«, »Weltuntergang«, »System«, »elektrischer Strom«, »Maschine«, »Stimmen«, »Theater«, »Bedeutung«, »Befehle«, »Stereotypien«, usw. – bei oberflächlichem Lesen vielleicht an die Selbstschilderung Schizophrener erinnernd – sind im Sinne der Schizophrenie *falsch verwendet*, sie meinen gar nicht das, was die Psychiatrie im Hinblick auf die Schizophrenie darunter versteht. So gebraucht etwa der Psychiater den Ausdruck »System« oder »Systematisierung« des Wahns, hier aber ist es die Kranke, die ihn für ihr »Wahnsystem« selbst gebraucht, usw. Die Ausdrücke erscheinen fast wie laienhaft falsch verstandene Begriffe der psychiatrischen Fachsprache.

Es braucht nicht hinzugefügt zu werden, dass auch im ersten Teil der Darstellung des Falles durch die Therapeutin dieser Eindruck nicht anders wird. Da die Autorin, soviel mir bekannt ist, keine Ärztin, vielmehr eine medizinisch nicht vorgebildete Psychotherapeutin ist, konnte von ihr eine Sicherung der Diagnose gar nicht erwartet werden. Sie beruft sich deshalb auch mehrfach auf das Urteil von Psychiatern, die den Fall gesehen haben: Drei konsultierte Ärzte diagnostizieren eine »deutliche Schizophrenie«, ein anderer: »paranoide Wahnidee mit beginnender Ausführung derselben«, ein Dritter sieht den Fall der 18-Jährigen »sehr ernst« an und findet seine Diagnose eines »schizophrenen Zerfalls« bestätigt, da er schon früher einmal gesagt hatte: »Es handelt sich um eine beginnende Schizophrenie (das Alter, in dem sich oft eine Hebephrenie entwickelt); sie geht dem in diesen Fällen üblichen Zerfall entgegen.« Sehr viel mehr wird über das Problem der Diagnose nicht gesagt. Vor allem *fehlt jede Diskussion der Diagnose* in dem hier vermuteten Sinne. Man wird also unseres Erachtens doch recht zurückhaltend sein müssen, gerade diesen Fall zum einzigen Kronzeugen der Psychotherapierbarkeit der Schizophrenie zu machen. Für das Problem der Neurosenbehandlung – insbesondere aber der Behandlung der schweren, malignen Hysterie, um die es sich unserer Überzeugung nach gehandelt hat – behalten die Ausführungen der Autorin und insbesondere ihre neue Methode der symbolischen Wunscherfüllung ihren sicherbleibenden Wert. Aber die Welt des Schizophrenen ist – leider – eben doch eine ernstere Welt, als diejenige des verzauberten Aschenputtels, das durch eine gütige Fee dem Leben zurückgegeben werden konnte.

C. ZUSAMMENFASSUNG UND AUSBLICK

Überblicken wir kurz den Gang unserer Überlegungen, möchten uns folgende Punkte wesentlich scheinen: Unsere Untersuchung hat zum Gegenstand die *Erlebnisse* schizophrener Kranker, sowohl der Form wie dem Inhalte nach. Damit reiht sie sich ein in die Reihe *phänomenologischer* Studien am Schizophrenieproblem. Diese Reihe beginnt im deutschsprachigen Schrifttum mit JASPERS, setzt sich fort mit GRUHLE, K. SCHNEIDER, MAYER-GROSS, BÜRGER-PRINZ, entfaltet sich mit STORCH, v. GEBSATTEL, E. STRAUSS, KUNZ, erblüht in den »Studien zum Schizophrenieproblem« von BINSWANGER, KUHN, BOSS und endigt bei den Ansätzen zu einer phänomenologischen Anthropologie von ZUTT, v. BAEYER, WAGNER, KULENKAMPFF, MÜLLER-SUUR, TELLENBACH, HÄFNER, WINKLER usw. Wir knüpfen indessen nicht an diesem Ende des bisherigen Weges phänomenologischer Forschung an, sondern an seinem Anfang, wie etwa auch in der Musik die eigentliche »Moderne« nicht bei den letzten Blüten der Romantik, sondern bei ihrem Ursprung, etwa bei J. S. Bach anknüpfte.

Phänomenologische Untersuchungen haben stets eine große Schwierigkeit zu überwinden, nämlich die *Fülle* des sich anbietenden Erlebnismaterials. Die Schwierigkeit liegt immer im Zuviel, kaum jemals im Zuwenig. Eine notwendige Forderung ist deshalb diejenige nach *Beschränkung.*

Die Beschränkung auf ausgelesene Einzelfälle (BINSWANGER, KUHN u. a.) krankte seit jeher daran, dass Individualtypisches nicht vom gesuchten Krankheitstypischen geschieden werden kann. Es geht letztlich ja nicht um die Individualität »Ellen West« usw., *sondern um das Problem Schizophrenie.* Deshalb scheinen uns auch sehr hochdifferenzierte Ausgangsfälle nicht immer geeignet, weil sie durch ihre Ausgeformtheit das Krankheitstypische eher verbergen als enthüllen.

Wir wählten deshalb ein nach der speziellen Form der Erkrankung unausgelesenes Kollektiv frischer schizophrener Schübe und legten Wert darauf, Erkrankte aus allen sozialen Schichten zu bekommen. Wir setzten die Beschränkung an einer anderen Stelle an, indem wir das Erlebnismaterial »uniformierten« dadurch, dass alle Kranken unseres Materials Soldaten des Kriegsjahres 1941/42 waren, sofern sie mit ihrer Frischerkrankung in einem bestimmten Heimatlazarett zur Aufnahme kamen. Dieser Trick erwies sich als überaus fruchtbar, weil eben durch die Uniformierung das Krankheitstypische enorm verstärkt wurde, während das Individualtypische zurücktrat. So erst wurde, wie durch eine Verstärkerwirkung, manches sichtbar, was bei der Fülle verschiedenartigster »Weltentwürfe« eines zivilen Klinikmaterials unsichtbar zu bleiben pflegt.

Eine weitere Beschränkung, die wir uns auferlegten, war diejenige auf den *frischen Schub.* Wir packten also das Problem der Schizophrenie nicht, wie es so häufig geschieht, vom sicheren Ende – dem Endzustand – aus an, sondern an seinem oft recht unsicheren Anfang. Durch die Tatsache jedoch, dass alle unsere Ausgangsfälle aus dem straffen militärischen Situationsgefüge kamen, war eine gewisse Garantie gegeben, über den allerersten Beginn der Psychose genügend reichlich Erlebnismaterial zu bekommen, da schon leichte Abweichungen von der Verhaltensnorm dort viel früher auffallen mussten als im zivilen Sektor. Nur wo der Schub sofort in Dauer- oder Endzustände, überging, mussten wir uns auch mit diesen auseinander setzen.

Die Erlebnisanalyse unseres Materials ließ sehr rasch zwei Momente in den Vordergrund treten, die, im unmittelbaren Zusammenhang zueinander stehend, den Gestaltwandel schizophrenen Erlebens charakterisieren: das Erlebnis des abnormen Bedeutungsbewusstseins – von uns als *Apophänie* bezeichnet – und dasjenige, im Mittelpunkt zu stehen, so als ob sich alles Weltgeschehen um den Kranken drehen würde – von uns Anastrophé genannt. Diese stets in Zusammenhang auftretenden Erlebnismomente scheinen uns den *Kernpunkt schizophrenen Erlebens* zu bilden. Sie sind Ausdruck einer tief greifenden Störung des Wechsels von Bezugssystemen beim Kranken.

Was damit gemeint ist, ließ sich etwa am Beispiel der *Bewegung* klar machen. Wir können Bewegung als solche immer nur von einem in Ruhe befindlichen Bezugspunkt aus erleben, etwa in Bezug auf die »ruhende« Erdoberfläche. Dieser Bezug kommt uns gewöhnlich nicht zu Bewusstsein, er scheint uns selbstverständlich und tritt nur zuweilen in gewissen Bewegungstäuschungen deutlicher in

Erscheinung. Für uns, als auf der Erdoberfläche uns Bewegende, ist dieser ruhend erlebte Bezugspunkt unerlässlich. Dennoch kommen wir oft in die Lage, absichtlich den Bezugspunkt zu wechseln, wenn wir uns etwa in der Eisenbahn als »in Ruhe« Befindliche erleben (uns also selbst zum Bezugspunkt für Bewegung innerhalb des Zuges machend), um im nächsten Augenblick beim Blick aus dem Fenster uns doch wieder als in sausender Bewegung befindlich zu finden. Diesen *Wechsel des Bezugssystems,* den wir unaufhörlich, gewissermaßen mit spielerischer und elastischer Wendigkeit vollziehen, nennen wir (nach einem Ausdruck von BINSWANGER) den »Überstieg«. Wir vermögen jederzeit den Bezugspunkt (hier: für Bewegung) in uns hinein oder aus uns heraus zu verlegen. Wir können uns praktisch jederzeit als in Ruhe oder auch als in Bewegung erleben, zum Beispiel als mit unserer Erde durch den Weltraum Stürzende.

Was hier am Beispiel der Bewegung dargetan wurde, gilt im weitesten Bereich für das Erleben schlechthin. Obwohl jeder Einzelne der Mittelpunkt seiner »Welt« ist, ist er doch jederzeit des »Überstiegs« fähig: sich selbst von »außen« oder von »oben«, aus der »Vogelperspektive«, als Wesen unter anderen Wesen, als Erdbewohner unter anderen Erdbewohnern, als Straßenbahnbenutzer unter anderen Straßenbahnbenutzern usw. zu erleben, seine »Welt« mit der allgemeinen Welt der andern zur Deckung zu bringen. Er vermag also das *Bezugssystem beliebig zu wechseln.*

Diesen Wechsel kann man bei jeder Gelegenheit realisieren: Jemand ruft auf der Straße. Man erlebt zunächst – als Mittelpunkt seiner eigenen Welt – sich selbst angerufen, sich selbst »gemeint«, d. h. man erlebt den Ruf auf sich gerichtet, auf sich bezogen. Ein Blick zum Fenster hinaus belehrt uns, der Ruf galt gar nicht uns, sondern einem anderen. In diesem Augenblick rückt er in einen anderen Bedeutungszusammenhang. Ein *Wechsel des Bezugssystems hat stattgefunden.* Wir sind aus dem Mittelpunkt herausgerückt, haben den Überstieg vollzogen, uns neben den anderen gestellt, der mit uns in der uns gemeinsamen Welt vorhanden und angerufen ist. Derselbe Vorgang ist ebenso in umgekehrter Richtung möglich, mit dem Aha-Erlebnis: ach, *mir* gilt dieser, bisher von mir nicht beachtete, weil auf andere bezogene Ruf!

Der Schizophrene hat nun in seiner Psychose diese Möglichkeit des »Überstiegs« verloren. Er vermag nicht mehr, jenen Wechsel zu vollziehen, den wir soeben – beim Blick aus dem Fenster – vollzogen, indem wir sagten: ach, das gilt uns nicht. Deshalb »gilt« von nun an alles ihm. Wohin auch sein Blick, sein Aufmerksamkeitsstrahl hintrifft, »gilt« es ihm. *Dies und nichts anderes ist das Wesen der Apophänie.*

Die Unmöglichkeit zum »Überstieg« lässt ihn zu einem *Gefangenen im Ich* werden, auf das er in einer Art von »Reflexionskrampf« ständig zurückgewendet sein muss, wodurch jene Kehrseite des Erlebens entsteht, alles, schließlich das gesamte Weltgeschehen, würde sich um ihn drehen. *Hierin liegt das Wesen der Anastrophé.* Apophänie und Anastrophé gehören als zwei Seiten ein und desselben Phänomens zusammen. Sie sind voneinander nicht trennbar, auch wenn nicht immer beide in der Selbstdarstellung der Kranken gleichermaßen Ausdruck finden. Sie sind die Anzeichen eines tief greifenden *Strukturwandels* des Erlebens.

Ich habe bei meinen Bemühungen um die Gestaltanalyse hirnpathologischer Störungen versucht, das Prinzip schärfer herauszuarbeiten, das *dieser Art von Veränderungen höherer psychischer Leistungen* zugrunde liegt. Ich glaube, es in einer Störung der differenzialen und integralen Gestaltfunktion gefunden zu haben. Der Leistungsabbau läuft über charakteristische Stufen. Am Beginn steht immer ein Phänomen, das wir als den *Verlust der Freiheitsgrade* beschrieben, bestehend in der Unmöglichkeit, jeweils das Bezugssystem beliebig zu wechseln. Der Aphasische hat etwa die Freiheit verloren, Wortbedeutungen in verschiedener Art zu erfassen, der Alektische kann sich vom Wortbild nur anmuten lassen und Worte so lesen, wie der Gesunde in Physiognomien liest, der Agnostische hat keine Freiheit beliebiger Auffassungen von Gestalten. Er könnte niemals willentlich den Wechsel der Auffassung, etwa bei der Figur auf S. 91 vollziehen. Sie alle haben einen *Verlust der Freiheitsgrade* erlitten. Der Wahn als eine solche Unfähigkeit zu beliebigem Wechsel des Bezugssystems gehört also in diese Reihe hirnpathologischer Störungsformen, freilich auf einem wesentlich höheren »Niveau« (im Sinne on JACKSON). Bestand dort immer noch das Problem von Werkzeug oder Ganzheitsstörung, so ist hier die

Frage in letzterem Sinne entschieden. Unsere Bemühungen um eine Phänomenologie der aphasischen Sprachstörungen hatten von Anfang an auf eine Erweiterung der Ergebnisse bis auf das Niveau der Wahnphänomene abgezielt, wie ich dies in meiner ersten programmatischen Veröffentlichung bereits zum Ausdruck brachte*. Nach meiner Überzeugung ist nur *auf dem Wege der Hirnpathologie* ein fruchtbarer Zugang zum *Wahnproblem* möglich.

Dies zeigt sich auch in dem phasischen Verlauf des Wahnabbaues, der in seinem Typus – natürlich auf höherem »Niveau« – den Abbauschritten hirnpathologischer Leistungen entspricht.

Der apophäne Erlebnismodus bricht kaum jemals plötzlich und gänzlich unerwartet über das Individuum herein, sondern bereitet sich langsam vor, in einer Vorphase der Erkrankung, die wir als das *Trema* bezeichnen. Im Trema erscheint der »Überstieg« bereits gefährdet. Und eben dieses macht den Zustand zu dem, was er ist. Das psychische Gesamtfeld erscheint von Barrieren umgeben, die Freiheit wird mehr und mehr eingeengt, ein Notzustand ist entstanden, der *Notfallsreaktionen* erforderlich macht. Es sind die so oft unverständlichen, »sinnlosen« Handlungen und Entgleisungen, die dem Ausbruch der Psychose vorhergehen können. Die Bodenaffektivität (Lewin) steigt immer weiter an, ein Spannungszustand tritt ein, der als Unruhe, Druckgefühl, Depression oder Angst erlebt wird. Die Unmöglichkeit des Überstiegs wird als *Kluft* erlebt, die das Individuum vom »Anderen« trennt. Daraus folgt häufig die spezifische Tönung von *Schuld,* da es gerade das Spezifikum des Schulderlebens ist, sich durch eine unsichtbare Kluft vom anderen getrennt zu erleben. So entsteht auf diesem Boden auch das Gefühl der Beeinträchtigung und des Misstrauens als Weisen des eines »Überstiegs« nicht mehr fähigen, auf sich selbst zurückgeworfenen Ichs. Der Ausbruch der Apophänie wird endlich eingeleitet durch die »Wahnstimmung«, eine Änderung der *Physiognomie des psychischen Gesamtfeldes,* die wir als Ausdruck der Infragestellung interpretierten. Die erste Manifestation des schizophrenen Wahns tritt ein in dem Augenblick, wo der »Überstieg« gänzlich unmöglich geworden ist.

---

* Conrad, Über den Begriff der Vorgestalt und seine Bedeutung für die Hirnpathologie, Nervenarzt 18, 289 (1947).

Dieses schrittweise anlaufende Geschehen geht mit dem Ausbruch apophänen Erlebens weiter seinen Gang. Als Zeichen eines langsamen Destruktionsprozesses des Wahrnehmungsfeldes kommt es zu einem immer stärker werdenden *Vordrängen der »Wesenseigenschaften«* (MATUSSEK) gegenüber den Gefügeeigenschaften, das langsam alle Bereiche des aktuellen Wahrnehmungsfeldes einbezieht. Die *Wahnwahrnehmung* der klassischen Psychopathologie ist Wahrnehmung von »Wesenseigenschaften« in apophäner Beleuchtung. Phänomene der Bekanntheit (Personenverkennung usw.) und der Entfremdung sind typischer Ausdruck dieser Dominanz physiognomischer Eigenschaften. Das anastrophe, d. h. in den Mittelpunkt seiner Welt zurückgeworfene Ich, des Überstiegs längst nicht mehr mächtig, erlebt sich wirkend auf »Welt« (Omnipotenzerlebnis) im selben Maße, wie es »Welt« auf sich wirkend erlebt.

Aber nicht nur der Außenraum wird von der Apophänie ergriffen, oft zugleich – mitunter auch erst in einem weiteren Schritt – erscheint auch der Innenraum apophän verändert: jeder »Einfall« erscheint in der Apophänie als »Eingebung«, die Gedankeninhalte erweisen sich als »offen«, für jedermann ablesbar. Je mehr dieser Destruktionsprozess zunimmt, desto mehr dominieren im Wahrnehmungsfelde die Wesenseigenschaften so sehr, dass der Wahrnehmungszusammenhang sich zu lockern beginnt. Zugleich steigert sich das Erlebnis der Gedankenausbreitung in die Form sinnlich wahrnehmbarer »Stimmen«, die nicht mehr als eigene Produktionen anerkannt werden können. Wie das Angetroffene auf das Ich, so wird das Vergegenwärtigte auf Welt bezogen erlebt, d. h. der Welt zugänglich: *die Scheidewand zwischen Welt und Ich ist durchlässig geworden.* Bis zu diesem Punkt aber ist eine Art Zusammenhang des Ganzen erhalten geblieben, d. h. die gegenständliche Welt ist als Kontinuum noch vorhanden.

Endlich aber zerreißt im weiteren Fortschreiten dieser Situationszusammenhang, der bisher auch einen Kontakt mit dem Kranken noch ermöglichte. Die Phase der Apokalyptik beginnt. Die Lockerung des Wahrnehmungszusammenhangs ist soweit fortgeschritten, dass die »Wolke von Wesenseigenschaften« freigesetzt wird, die jedes Ding enthält; eine Überflutung von »Wesen« ist die Folge, eine völlige Asyntaxis von Bildern überschwemmt das Gesamtfeld, das damit dem Erlebnisfeld des Träumenden außerordentlich ähnlich wird. Alles aber bleibt weiter im Zeichen der Apophänie und der Anastrophé. Damit geht auch die Ordnung aller Denkzusammenhänge verloren, ein Sprachverfall setzt ein, vom Ich völlig unabhängig gewordene »Stimmen« beherrschen das innere Feld.

Schreitet der Prozess nicht bis in die terminale, zum Exitus führende Phase weiter, kommt es nun zu einem langsamen *Konsolidierungsvorgang*. Ebenso wie auf dem Wege zum Kulminationspunkt die apophäne Phase durchlaufen werden musste, bis die apokalyptische erreicht wurde, so muss auch auf dem rücklaufenden Weg wieder apophänes Erleben durchlaufen werden. Im Jargon der Klinik heißt dies: Zur katatonen Psychose wird immer eine kurze paranoide Erlebnisphase durchschritten, die auch nach der Lösung katatoner Psychosen kurz wieder erscheint, bis es zu einem Abbau des Wahnes kommt. Damit erweist sich *das katatone phänomenologisch als eine Steigerungsstufe des paranoiden Erlebens.*

Die Konsolidierung kann bis zur »kopernikanischen Wendung« führen, die darin besteht, dass plötzlich dem Kranken der »Überstieg« wieder möglich geworden ist. Auf einmal vermag er jene Wendung wieder zu vollziehen, die ihm ermöglicht, sich selbst von außen zu betrachten und damit zu erkennen, dass die Veränderung nicht draußen, in der Welt, wie er bisher wähnte, sondern in ihm selbst gelegen war.

Damit wäre die Psychose »ausgeheilt«, wenn nicht *Residuen* zurückbleiben, die wir in einer zugleich mit der Psychose einhergehenden *Reduktion des energetischen Potenzials* zu sehen glauben. Dieser Potenzialverlust – die vielleicht spezifischste schizophrene Veränderung – kann sehr geringe Grade, kann aber auch schon nach dem ersten Schub ein sehr starkes Ausmaß haben. Von diesem Ausmaß wird es abhängen, ob überhaupt die Konsolidierung bis zu jener Norm, d. h. zur kopernikanischen Wendung sich zu entwickeln vermag. Ist dies nicht der Fall, dann bleibt die Konsolidierung irgendwo stecken, ein Stillstand erfolgt, wodurch dauernde paranoide oder katatone Verlaufsformen entstehen können. Hatte sich das ganze psychotische Geschehen kaum über die erste Phase des Tremas hinaus entwickelt, dabei gleichwohl aber schon zu schwerem Potenzialverlust geführt – was der Fall ist, wenn der Prozess sehr frühzeitig, schon in der Zeit der Pubertät beginnt –, dann resultieren die schizophrenen Unterformen der Dementia simplex und der Hebephrenie, evtl. der kindlichen Schizophrenie.

***

Daraus ergibt sich nun eine ganze Reihe von Konsequenzen. Zunächst glauben wir, dass man unter den hier entwickelten Gesichtspunkten nicht mehr von einem »sinnlosen Nebeneinander« schizophrener Symptome sprechen kann. Die über das Trema anlaufende apophäne Erlebnisstruktur und ihr Fortschreiten bis zu Apokalyptik lässt alle schizophrenen Phänomene aus dem Wesen dieser Veränderung verständlich erscheinen. Daraus ergibt sich aber weiter, dass nicht recht einzusehen ist, warum an der *Einheitlichkeit der Erkrankung* gezweifelt werden müsste. Uns will scheinen, dass die Konzeption Kraepelins von der nosologischen Zusammengehörigkeit jener verschiedenen Biotypen, des Hebephrenen, paranoiden und katatonen Verlaufstypus, wie auch des abheilenden Schubes durchaus richtig gewesen war. Orientiert man den Begriff Schizophrenie an jenen aufgewiesenen phänomenalen Kriterien, insbesondere an denjenigen der Apophänie, der Anastrophé und des energetischen Potenzialverlustes, dann könnte unseres Erachtens die Diagnose Schizophrenie überall in der Welt einheitlich gestellt werden. Gewiss wird es immer zweifelhafte Fälle geben, insbesondere dann, wenn wir zu wenig Erlebnismaterial vom Kranken erhalten und deshalb die Frage offen lassen müssen. Solange man aber die Diagnose anstatt auf Erlebnisfaktoren auf Verhaltenskriterien stützt und alle Arten »verrückten« *Verhaltens*, gleichgültig welche *Phänomene* ihnen zugrunde liegen, als »schizophren« bezeichnet, wird niemals Einheitlichkeit in der Diagnosestellung zu erzielen sein[*]. Am Beispiel des Falles René (Sechehaye) haben

* Ein sehr bedeutsames Werk des Jahres 1957 über »Die Schizophrenie« definiert den Ausdruck »Schizophrenie« als: eine Psychose, »die mit charakteristischer Denkstörung, Verhaltensweise (mangelnde Anpassung), Willenskraft (Gefühl des Dirigiertwerdens; Fehlen des Antriebs), Affekt (Unausgeglichenheit) und Sinneswahrnehmung (Wahnvorstellungen) einhergeht. Andere sekundäre Symptome, wie Halluzinationen oder Katatonie können vorhanden sein oder nicht.«

wir zu zeigen versucht, inwiefern es sich hier *nicht* um eine schizophrene Psychose gehandelt haben kann.

Freilich ist nicht zu leugnen, dass bei gewissen (seltenen) hirnorganischen Prozessen mitunter ähnliche Mechanismen beobachtet werden können (z. B. bei epileptischen oder toxischen Psychosen). Aber gerade das bestärkt uns in der Überzeugung, dass auch dem schizophrenen Erleben ein hirnbedingter *Funktionswandel* zugrunde liegen muss, wie dies etwa KLEIST, freilich von anderen Voraussetzungen aus, immer gefordert hat. Wir konnten in unserer Analyse mehrfach darauf verweisen, dass der Veränderung eine *Entdifferenzierung der Funktion* zugrunde liegen müsse. Schon das Vordrängen der Wesenseigenschaften fanden wir allenthalben bei der Analyse des Leistungswandels Hirngeschädigter, also bei der Aphasie und Alexie, der Agraphie und Agnosie, Störungen der differenzialen und integralen Gestaltfunktion charakterisierten auch den amnestischen Kranken des Korsakow-Syndroms. *Das Wahnerleben selbst scheint uns alle Züge des Gestaltwandels zu tragen,* d. h. einen Verlust der epikritischen bei Übrigbleiben der protopathischen Leistungsformen. Auch die Verwandtschaft des apokalyptischen Erlebnismodus mit dem Traum spricht in diesem Sinn; niemand wird zögern, das Träumen als Folge einer veränderten Hirnleistung zu bezeichnen. Endlich trägt auch die Reduktion des energetischen Potenzials den Charakter einer hirnorganisch bedingten Störung und ist dem stirnhirnbedingten Antriebsverlust auffällig ähnlich.

Bedenken wir schließlich, dass die Erkrankung offenbar den zentralsten Kern des Erlebens selbst angreift, der den Menschen vom Tier unterscheidet: das *Ich und die reflektierende Fähigkeit des »Überstiegs«*, dann gewinnen wir daraus einen gewissen Hinweis, wo die Veränderung am Substrat zu suchen sein wird: Es muss sich um einen Funktionswandel jener Anteile der zerebralen Organisation handeln, durch die das menschliche von den höchsten Primatengehirnen sich unterscheidet, die also speziell dem Menschen

---

Wer sich daran hielte, müsste jeden mangelhaft angepassten, unausgeglichenen Menschen ohne Antrieb und mit Wahnvorstellungen schizophren nennen.

eigentümlich sind. Dies ist nicht unbedingt topisch oder gar lokalisatorisch, sondern unter Umständen rein quantitativ zu verstehen. Es scheint, uns deshalb keineswegs aussichtslos, das Problem *der Krankheit Schizophrenie* auf dem Wege physiopathologischer Forschung einer Lösung näher bringen zu wollen, wenn auch die bisherigen Versuche vorläufig zu keinem greifbaren Resultat geführt haben. Das Ergebnis unserer Analyse ermutigt aber, weiter nach dem physiopathologischen Substrat des *Prozesses* zu suchen.

D. SCHRIFTTUM

Bash, K.W., Lehrbuch der allgemeinen Psychopathologie. Grundbegriffe und Klinik. Stuttgart 1955.

Betz, K., Über sensitive Wahnbildungen nach Ehebruch. Arch. Psychiatr. 181, 294 (1949).

Betzendahl, W., Eine paranoische Episode. Entstehung und Ausgleich. Allg. Zschr. Psychiatr. 113, 98 (1939).

Binswanger, L., Der Fall Ellen West. Eine anthropologisch-klinische Studie. Schweiz. Arch. Neurol. 53, 255 (1944); 54, 69 (1944); 55, 16 (1945).

Ders., Studien zum Schizophrenieproblem. Der Fall Jürg Zünd. Schweiz. Arch. Neurol. 56, 191 (1946); 58, 1 (1947); 59, 21 (1947).

Ders., Studien zum Schizophrenieproblem. Der Fall Lola Voss. Schweiz. Arch. Neurol. 63, 29 (1949).

Ders., Studien zum Schizophrenieproblem. Der Fall Susanne Urban. Schweiz. Arch. Neurol. 69, 36 (1952); 71, 57 (1953).

Ders., Wahnsinn als Lebensgeschichte, Phänomen und als Geisteskrankheit. Mschr. Psychiatr. 110, 129 (1945).

Ders., Die daseinsanalytische Forschungsrichtung in der Psychiatrie. Schweiz. Arch. Neurol. 57, 209 (1946).

De Boor, W., Zur Frage der Kombination von genuiner Epilepsie mit Schizophrenie. Nervenarzt 19, 279 (1948).

Bürger-Prinz, H., Über Bewusstsein und Unbewusstsein. Stud. Gen. 4, 429 (1951).

Conrad, K., Über den Begriff der Vorgestalt und seine Bedeutung für die Hirnpathologie. Nervenarzt 18, 189 (1947).

Ders., Über differenziale und integrale Gestaltfunktion und den Begriff der Protopathie. Nervenarzt 19, 314 (1948).

Ders., Strukturanalysen hirnpathologischer Fälle I–IX. Dtsch. Zschr. Nervenhk. 158, 344 (1947); 158, 372 (1947); 159, 132 (1948); 159, 188 (1948).

Ders., Arch. Psychiatr. 179, 502 (1948); 180, 54 (1949); 181, 53 (1949).

Ders., Schweiz. Arch. Psych. 181, 398 (1949).

Ders., Schweiz. Arch. 63, 141 (1949).

Ders., Über Erregungsnachdauer und Refraktärphase im Gestaltwandel höherer Leistungen. Arch. Psychiatr. 190, 195 (1953).

Ders., Über einen Fall von Minutengedächtnis. Zur Symptomatologie des amnestischen Symptomenkomplexes. Arch. Psychiatr. 190, 471 (1953).

Ders., Zur Psychopathologie des amnestischen Symptomenkomplexes. Gestaltanalyse einer Korsakowschen Psychose. Dtsch. Zschr. Nervenhk. 170, 25 (1953).

Ders., Die Gestaltanalyse in der Psychiatrie. Stud. Gen. 5, 503 (1952).

DEMBO, T., Der Ärger als dynamisches Problem. In: Untersuchungen zur Handlungs- und Affektpsychologie. Psycholog. Forsch. 15 (1931).

DUNKER, K., Zur Psychologie des produktiven Denkens. Berlin 1935.

DERS., On problem solving. Psych. Res. Monogr. 58, (1945).

EWALD, G., Psychosen bei akuten Infektionen bei Allgemeinleiden und bei Erkrankung innerer Organe. Handbuch der Geisteskrankheiten, Band 7.

EY, H., Etudes psychiatriques. Strukture des psychoses aigues et destructuration de la conscience. Paris 1954.

FISCHER, F., Zeitstruktur und Schizophrenie. Zschr. neur. 121, 544 (1929) u. 124 (1930).

GRUHLE, H. W., Über den Wahn bei Epilepsie. Zschr. Neurol. 154, 395 (1936).

DERS., Über den Wahn. Nervenarzt 22, 125 (1951).

HÄFNER, M., und St. WIESER, Faktorenanalytische Studien zur Formalgenese bestimmter Formen von Schizophrenie. Arch. Psychiatr. 190, 394, (1952).

HÄFNER, H., Über Wahnwahrnehmung und Bedeutungsstrukturen und ihre Beziehung zur emotionalen Einstellung. Zschr. exper. angew. Psychol. 1, 568 (1953).

HOFER, G., Beitrag zur Frage der paranoischen Wahnbildungen. Arch. Psychiatr. 188, 401 (1952).

DERS., Zum Terminus Wahn. Fortschr. Neurol. 21, 93 (1953).

HOFFMANN, O., Ein paranoisches Wahnsystem bei einem Eineiigen. Arch. Psychiatr. 111, 397 (1940).

HUBER, G., Das Wahnproblem (1939–1954). Fortschr. Neurol. 23, 6 (1955).

JANZARIK, W., Der Wahn schizophrener Prägung in den psychat. Episoden der Epileptiker und dic schizophrene Wahnvorstellung Fortschr. 23, 533 (1955).

DERS. Die »Paranoia« (Gaupp). Arch. Psychiatr. 183, 328 (1949).

DERS., Die zyklothyme Schuldthematik und das individuelle Wertgefüge. Schweiz. Arch. Neurol. 80, 193 (1957).

DERS., Zur Problematik schizophrener Psychosen im höheren Lebensalter. Nervenarzt 28, 535 (1957).

JASPERS, K., Allgemeine Psychopathologie. 4. Aufl. Berlin 1946.

KATZ, D., Gestaltpsychologie. 2. Aufl. Basel 1948.

KARSTEN, A., Psychische Sättigung. In: Untersuchungen zur Handlungs- und Affektpsychologie Psychol. Forsch. 10 (1928).

KEHRER, F. A., Kritische Bemerkungen zum Paranoia-Problem. Nervenarzt 22, 121 (1951)

KISKER, K. P., Zur Frage der Sinngesetzlichkeit. Schweiz. Arch. Neurol. 76, 5 (1955).

KLEIST, K., Episod. Dämmerzustände. Leipzig 1926.

DERS., Gehirnpathologie. Leipzig 1934.

KOLLE, K., Psychiatrie. Ein Lehrbuch für Studierende und Ärzte. 4. Aufl. München 1955.

DERS., Der Wahnkranke im Lichte alter und neuer Psyehopathologie. Stuttgart 1957.

KRANZ, H., Das Thema des Wahns im Wandel der Zeit. Fortschr. Neurol. 23, 58 (1955).

KRETSCHMER, E., Der sensitive Beziehungswahn. Ein Beitrag zur Paranoiafrage und zur psychiatrischen Charakterlehre. Berlin 1950.

DERS., Medizinische Psychologie. 2. Aufl. Stuttgart 1956.

DERS., Grundsätzliches zur modernen Entwicklung der Paranoialehre. Nervenarzt 21, 1, (1950).

KULENKAMPFF, C., Entbergung, Entgrenzung, Überwältigung als Weisen des Standverlustes. Zur Anthropologie der paranoischen Psychosen. Nervenarzt 26, 89 (1955).

DERS., Über den Vergiftungswahn. Nervenarzt 26, 1 (1955).

DERS., Über Wahnwahrnehmungen. Ihre Interpretation als Störung der »Wohnordnung«. Nervenarzt 24, 326 (1953).

KUHN, R., Daseinsanalyse eines Falles von Schizophrenie. Mschr. Psychiatr. 112, 233 (1946).

DERS., Daseinsanalytische Studie über die Bedeutung von Grenzen im Wahn. Mschr. Psychiatr. 124, 354 (1952).

LEWIN, K., Vorsatz, Wille und Bedürfnis. Psychol. Forsch. 7 (1926).

DERS., Die psychologische Situation bei Lohn und Strafe. Leipzig 1931.

DERS., Prinziples of topological psychology. New York 1936.

DERS., Field Theory and Experiment in Social Psychology. Conception und Methodes. Amer. Zschr. Soc. Psychol. 44 (1939).

LOPEZ-IBOR, J., Psychopathologische Arten der Wahnideen. Acta exe. Neurol. Psych. 2 (1941).

MATTUSEK, P., Psychotisches und nichtpsychotisches Bedeutungsbewusstsein. Nervenarzt 19, 372 (1948).

DERS., Untersuchungen über die Wahnwahrnehmung. 1. Mitteilung: Veränderungen der Wahrnehmungswelt bei beginnendem schizophrenem Wahn. Arch. Psychiatr. 189, 279 (1952).

DERS., Untersuchungen über die, Wahnwahrnehmung. 2. Mitteilung: Der abnorme Vorrang von Wesenseigenschaften. Schweiz. Arch. Psychiatr. 71, 89 (1953).

MAYER-GROSS, W., Selbstschilderungen der Verwirrtheit. Die oneiroide Erlebnisform. Psychopath. klin. Untersuchungen, Berlin 1924.

DERS., Klinik, Erkennung und Differenzialdiagnose. In. Handbuch der Geisteskrankheiten. Bd. 5. Berlin 1932.

DERS., Psychopathologie des delires. Paris 1950. Congrés internat. Psych. I.

METZGER, W., Psychologie. 2. Aufl. Darmstadt 1954.

DERS., Grundbegriffe der Gestaltpsychologie. Schweiz. Zschr. Psychol. 13, 3 (1954).

MÜLLER-SUUR, H., Überblick über die psychiatr. Theorienbildungen in kritischer Hinsicht auf ihren Ganzheitscharakter. Fortsch. Neurol. 17, 31 (1949).

DERS., Über Wahn und Erkenntnis. Psychiatr. neurol. Wschr. 45, 270 (1943).

DERS., Das Gewissheitsbewusstsein beim schizophrenen und beim paranoischen Wahnerleben. Fortschr. Neurol. 18, 44 (1950).

DERS., Die Wirksamkeiten allgemeiner Sinnhorizonte im schizophrenen Wahnerleben. Fortschr. Neurol. 22, 38 (1954).

MÜNCH, F., Über primitive Beziehungsreaktionen (Paranoische Primitivreaktionen). Arch. Psychiatr. 186, 390(1951).

PAULEICKHOFF, B., Versuch einer begrifflichen Abgrenzung des Wahneinfalles. Nervenarzt 24, 199 (1953).

DERS., Die zwei Arten von Personenverkennung. Fortschr. Neurol. 22, 192 (1954).

DERS., Versuch einer begrifflichen Abgrenzung des Wahneinfalles. Nervenarzt 24, 199 (1953).

DERS., Statistische Untersuchungen über Häufigkeit und Thema von Wahneinfällen bei der Schizophrenie. Arch. Psychiatr. 191, 341 (1954).

RICHTER, D., Schizophrenie. Stuttgart 1957.

RÜMKE, H. C., Psychopathologie des delirs. Paris 1950. Congrés internat. de psych. I.

DERS., Die klinische Differenzierung innerhalb der Gruppe der Schizophrenien. Nervenarzt 29, 49 (19, 58).

SATTES, H., Über die Erkenntnisse im Wahn. Nervenarzt 24, 199 (1953).

DERS., Über Wahnbildung ohne Ich-Beziehung. Arch. Psychiatr. 181, 110 (1948).

SCHEID, W., Über Personenverkennungen. Zschr. Neurol. 157, 1 (1937).

SCHMIDT, G., Der Wahn im deutschsprachigen Schrifttum der letzten 25 Jahre (1914–1949). Zbl. Neurol. 97, 113 (1940).

DERS., Zum Wahnproblem. Zschr. Neurol. 171, 570 (1951).

DERS., Liebeswahn. Fortschr. (1957). Neurol. 18, 623 (1950).

SCHNEIDER, C., Die schizophrenen Symptomenverbände. Berlin 1942.

SCHNEIDER, K., Notiz über Ichstörungen und Entfremdungen. Fortschr. Neurol. 17, 343 (1949).

DERS., Die Untergrunddepression. Fortschr. Neurol. 17, 429 (1949).

DERS., Zum Begriff des Wahns. Fortschr. Neurol. 17, 26 (1949).

DERS., Psychiatrie heute – Eine Rede. Stuttgart 1952.
DERS., Klinische Psychopathologie, 3. Aufl. Stuttgart 1950.
DERS., Über den Wahn. Stuttgart 1952.
SCHULZ-HENCKE, H., Die Struktur der Psychose. Zschr. Neurol. 175, 409 (1943).
SECHEHAYE, M. A., Die symbolische Wunscherfüllung. Darstellung einer neuen psychotherapeutischen Methode und Tagebuch der Kranken. Bern Stuttgart 1955.
STECK, M., Psychopathologie des Wahns. Schweiz. Arch. Psych. 67, 86 (1951).
STORCH, A., Die Daseinsfrage des Schizophrenen. Schweiz. Arch, Neurol. 59, 330 (1947).
DERS., Tod und Erneuerung in der schizophrenen Daseinsumwandlung. Arch. Psychiatr. 181, 275 (1949)
DERS., Existenzphilosophische Richtungen in der modernen Psychopathologie (Erwiderung auf DE ROSA). Nervenarzt 23, 253 (1952) und DE ROSA, Nervenarzt 23, 421 (1952).
STORCH, A., und C. KULENKAMPFF, Zum Verständnis des Weltuntergangs beim Schizophrenen. Nervenarzt 21, 102 (1950).
STÖRRING, G. E., Halluzinatorische und wahnähnliche Erlebnisse bei eidetischer Veranlagung. Mschr. Psychiatr. 129, 261 (1955).
STRAUSS, E., Vom Sinn der Sinne. Ein Beitrag zur Grundlegung der Psychologie. Berlin 1956.
DERS., Die Ästhesiologie und ihre Bedeutung für das Verständnis der Halluzination. Arch. Psychiatr. 182, 301 (1949).
WEITBRECHT, H. J., Zur Typologie depressiver Psychosen. Fortschr. Neurol. 20, 247 (1952).
DERS., Offene Probleme bei affektiven Psychosen. Nervenarzt 24, 187 (1953).
WIECK, H. H., Zur allgemeinen Psychopathologie. Fortschr. Neurol. 25, 1 (1957).
WILMANNS, C., Morde im Prodromalstadium der Schizophrenie. Zschr. Neurol. 170, 583 (1940).
ZUTT J., Der ästhetische Erlebnisbereich und seine krankhaften Abwandlungen. Ein Beitrag zum Wahnproblem. Nervenarzt 23, 163 (1952).
DERS., Über Daseinsordnungen. Ihre Bedeutung für die Psychiatrie. Nervenarzt 24, 177 (1953).
DERS., Das Schizophrenieproblem, Nosologische Hypothesen. Klin. Wschr. 34, 679 (1956).

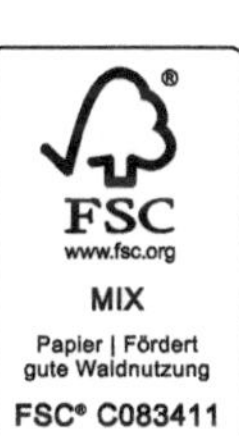

Zeitfracht Medien GmbH
Ferdinand-Jühlke-Straße 7
99095 Erfurt, Deutschland
produktsicherheit@kolibri360.de